轩园医教录

——医案得失与方药心悟

赵学道 著

中国中医药出版社

·北 京·

图书在版编目（CIP）数据

轩园医耘录：医案得失与方药心悟 / 赵学道著 . —北京：中国中医药出版社，2020.4（2020.11重印）
ISBN 978 - 7 - 5132 - 5910 - 1

Ⅰ . ①轩… Ⅱ . ①赵… Ⅲ . ①中医临床—经验—中国—现代 Ⅳ . ① R249.7

中国版本图书馆 CIP 数据核字（2019）第 270746 号

中国中医药出版社出版

北京经济技术开发区科创十三街 31 号院二区 8 号楼
邮政编码　100176
传真　010-64405750
河北品睿印刷有限公司印刷
各地新华书店经销

开本　880×1230　1/32　印张 12　字数 238 千字
2020 年 4 月第 1 版　2020 年 11 月第 2 次印刷
书号　ISBN 978 - 7 - 5132 - 5910 - 1

定价　49.00 元
网址　www.cptcm.com

社 长 热 线　010-64405720
购 书 热 线　010-89535836
维 权 打 假　010-64405753

微信服务号　zgzyycbs
微商城网址　https://kdt.im/LIdUGr
官 方 微 博　http://e.weibo.com/cptcm
天猫旗舰店网址　https://zgzyycbs.tmall.com

如有印装质量问题请与本社出版部联系（010-64405510）

自　序

　　余出生于中医世家，幼受庭训，耳濡目染父母业医之事。1966年初中毕业，即被分配到"广阔天地"再学习去了，因而亦无缘于"围墙"之教育。自此，昼日劳作，夜晚习医。1970年应招从事卫生工作。1988年，国家设立高等教育自学考试。历经3年，取得中医专业大专学历。总算为日后晋升，勉为充其数也。

　　本书所录医案，乃往昔诊疗得失案例之实录。余闲暇嗜于随笔，积年累月，资料较为详全者千余案，几经筛选而杂遢成篇。

　　医案以病位、病证分类汇集。尚六经辨证，本经方论治（间亦有时方案例）。涉及内、妇、外、五官等科常见、疑难及奇病怪症，计160余案。盖不图求其全，不为计其数，只为拓展"六经辨证"之视野，延伸经方临床之半径。诸案之诊疗皆为实录，不做溢美之效颦，力求言简明了，少闲嫌之词；着力辨证要点、治法思路、选方时序、药效评价，以企总结经验、认识教训之初衷尔。

　　辨治病证最终落实之处，便是选方遣药的处置，以"处方"的形式告罄。

　　处方的调配列出，源于医者对方剂的选择化裁，无众多方剂的学习则无选方之能；无相类方剂的比较则无择优之选。故此，作为医者，对方剂的学习、验证、研究应视为终身之学。

余临证闲暇，对"出方率"较高的方剂，习惯采取分类学习、相类比较、反复验证的做法，以提高对方剂的认识。间或亦有所得，点滴积集而已。

是书，选取"经方"54首，"时方"16首，以相类方剂组列，按"方义思考""方药功效"等内容随方予以讨论。通过思考药物性味的相互作用的群体关系，及由此作用于机体所产生的综合效应的探讨学习，以期对学习、运用方剂有所裨益。

工作于基层，临床病证繁杂，穷于应诊，故所学既无专一科，更无独到之处。从医四十余年，几经历练，怎奈愚钝如余，才疏学浅。是书虽几易其稿，仍有词不达意、文不显理之嫌，故疏陋之处亦尚必有之。期祈斧正，则吾甚幸。

赵学道

2015年11月

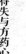

目　录

医案得失篇

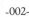

轩园医耘录
——医案得失与方药心悟

轩园医耘录
——医案得失与方药心悟

目
录

轩园医耘录
——医案得失与方药心悟

医案得失篇

一、外感病证

1. 表郁发热——桂麻各半汤治"失表"发热案

隋某，女，33岁，已婚农民。2010年11月15日初诊。

主诉：身沉滞，头闷瞀，寒热时作，午后则发热，迁延两月有余。

起因经汛涉雨，遂即恶寒、头身痛。经村医治之反增寒栗，午后发热。复以"输液、抗炎"处之，寒栗虽去，但身重恶寒仍在，午后发热频频而作，体温38℃以上。家人惧，乃赴乡镇、县、地市医院，屡经相关理化检查无病灶发现。后又采血样去省级医院复查亦无异常。中、西药迭进，病症依然在。饮食、睡眠可，二便、经带正常。舌黯边略紫、津液黏滞，苔白密。脉数细右紧。

纵观舌、脉、症、因，此乃邪乘虚袭。太阳卫表郁闭，营卫失和而身重恶寒、发热。若其时汗之当解，无奈日久卫闭热郁。见舌黯紫、脉数紧、身重恶寒，表未解故也。午后发热乃机体自救，借阳明之旺时而宣发，以求出路耳。治之，汗解最速。拟方桂枝麻黄各半汤。

麻黄（先煎）10g　桂枝15g　杏仁10g　甘草10g
生姜20g　大枣15g　白芍15g

2 剂，水煎服。日 1 剂，分 3 次饭后服。

2010 年 11 月 18 日：服上药，每晚令其小汗出，将息如法。药尽，诸症大减，午后体温 37.5℃。舌淡红、尖边略黯、津液适中，少白苔。脉躁，右弦细。舌脉之变显现卫闭已解。拟方桂枝加葛根汤和营卫，通经输。

桂枝 20g　白芍 20g　甘草 15g　生姜 30g

大枣 20g　葛根 20g

3 剂，水煎服。

2010 年 11 月 22 日：刻下，除时有身重滞不舒外，别无所苦。舌淡红、边略黯、津液适中，苔少白。脉细，左偏弱。卫表已解营卫和，当以食谷养之可矣。怎奈病程日久，病人自感仅服些小药物恐复作矣。于是，疏方柴胡桂枝汤倍芍药，疏达枢机令气血调和，倍芍药者疏达阴滞之用，以病热日久故也。至于左脉弱者，热伤阴津尔，不需治，食谷养之可矣。

柴胡 25g　黄芩 10g　姜半夏 10g　党参 10g

甘草 10g　生姜 20g　大枣 15g　桂枝 15g

白芍 30g

3 剂，水煎服。日 1 剂，分 3 次服。

嘱药尽不复诊。1 个月后其母因病来诊，果如。

按：该患者患病初即为外感风寒，恰值行经，有可能病为"热入血室"，若其时，小柴胡汤和之可望得愈。怎奈经治病反增重，可知有"失表"之误。虽历经两个月多方治疗，但病症依然在表，以恶寒身重故知也。方选桂麻各半者，是因"阳气怫郁在表"，怫郁者，遏郁

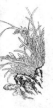

也，卫阳不得宣发矣。"如此可小发汗"。

感冒者，小病也，医者多不屑一顾也。殊不知，感冒亦可为百病之祸，迁延不愈，随机体之虚而变证尤加。失表者，即失救表也，失治也。经训有曰："善治者，治皮毛……""常须识此，勿令误也"。

将息如法者，调养休息奉仲师之法也（见《伤寒论》桂枝汤条），不可小觑，谨奉者，可收事半功倍之效。

脉躁者，躁动不安之象，次于数脉。由数变躁，病势减；较原脉变躁，恐病愈加也。

2. 恶风头痛

于某，女，51岁，市直机关干部。2003年1月8日初诊。

1个月前因外感接受"输液"治疗，愈后遗留头隐痛至今。终日恶风怕冷，甚则夜间亦须戴帽就寝。天冷风大时，戴帽亦感冷风吹彻头骨，遂即头昏而痛，难耐至极，若保暖处之则缓。

舌象无异常。脉缓弦中取。病症显系太阳证，恶风、头痛、脉缓是也。唯头恶风怕冷势剧，应系前症失治，卫阳郁遏所致。今予仲师桂枝加葛根汤和营卫、解阳郁以通经输。

桂枝 20g　白芍 20g　甘草 10g　葛根 20g
生姜 15g　大枣 15g

2剂，水煎服。日1剂，分3次饭后服，将息遵法。

2003年1月11日：头痛恶风寒顿减大半。唯时作小咳，据悉昔有喘咳，时作时止 1 年，亦系因外感遗留。遂处方桂枝加葛根加厚朴杏子合方。

桂枝 15g　白芍 30g　甘草 10g　葛根 20g

生姜 15g　大枣 15g　川朴 10g　杏仁 10g

三七粉（冲）5g

3 剂，水煎服。

2003 年 1 月 14 日：小咳亦除。头症已无大碍，复拟桂枝加葛根汤 3 剂，以善其后矣。

按： 本案头痛畏冷怕风之势虽剧，但不得以阳虚论治，因舌、脉之象未变故尔。以恶风、头痛、脉缓，乃知卫阳郁困，表失温通，以先其时之治有失，营卫不和之证仍在而已，因而书与桂枝加葛根汤。二诊合厚朴杏子方，增量白芍复加三七，意在疏达阴滞、畅利血脉，恐留瘀后遗，因其喘咳经年日久故尔。

3. 伤暑变证——藿朴夏苓汤处之

程某，女，37 岁，医院护士。2006 年 7 月 29 日初诊。

少神乏力，身疲懒言，头晕耳鸣，心烦焦躁，懊恼不已，欲泣无泪，苦不堪言 10 余天。曾自行静滴抗生素，口服维生素，始似少效，继则非但无效，反见脘痞闷塞，少食不美，时有恶心，舌见黯润苔白，脉滑中取。

此乃暑湿郁泛，困阻中阳，气失升降。舌润、脉滑，其征一也；发病时节及其见症，其征二也。拟方藿朴夏苓汤，祛暑化湿利浊，加威灵仙借其宣风通气，斡

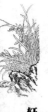

旋中焦升降之机。

藿香 10g　川朴 10g　　姜半夏 15g　茯苓 15g

杏仁 10g　生薏苡仁 20g　草豆蔻 10g　猪苓 15g

泽泻 15g　通草 5g　　　淡豆豉 15g　威灵仙 10g

3 剂，水煎服。日 1 剂，分 3 次服。

2006 年 8 月 1 日：上方 3 剂尽，大效。原方复进 3 剂，痊愈。

按： 暑伤阳气，暑碍脾胃，诸如见症是其常。今增烦躁、懊恼、哭笑皆非是其变。治之无他，谨守病机，祛暑化湿可矣，以其舌、脉之象故尔。该病之初，想必症见轻微，或以藿香正气服之。若见脾胃证者，六合汤亦可。怎奈小题目大做文章，非其治也。

4. 日晡所潮热

辛某，男，61 岁，退休干部。2009 年 8 月 18 日初诊。

日晡所发潮热 4 日。1 周前因感冒，自服药乏效。即入市医院"输液"治疗 5 日，症未减反见体温日渐增高。近 4 日，每日午后 2 时许即发身热如潮，体温 39.5℃左右。后汗出，热渐退，口渴欲饮，饮水后缓解，次日届时再发。院方令其住院，彼因疗效不佳，自行停药，要求中药治疗。

患者平素体质好，有饮酒史，食可，二便一般。舌黯红边著、尖红、少津，苔白。脉洪略数，寸关大。此患，大热、大渴、脉洪大，白虎汤证谛也。遂处方。

石膏 35g　知母 15g　甘草 15g　粳米 30g

2 剂，水煎服。日 1 剂，分 3 次服，饭后半小时服。

2009 年 8 月 21 日，欣喜告曰：服药当日午后即未发热，2 剂尽，病霍然。

按： 病入阳明，潮热口渴，药用白虎，清泄内热。热去津生，烦渴自解，潮热悉退。仲师制方，效若桴鼓，历经千年，经久不衰。

二、五官病证

5. 唇燥顽症——柴桂姜汤获愈

王某，男，11 岁，学生。1983 年 3 月 5 日初诊。

口唇四周燥痒，终日搔之。皮色晦黯，燥裂渗有血迹，迁延两年，近加重 3 月有余。舌淡红、津中（即津液适中，下同）。苔薄白，脉缓关弦。

唇病燥痒历两年之久，搔之皮皲色晦，湿病变故也。脾窍为口，其华在唇，荣华外露最为先知，其因一；脾主湿，运化津液，湿郁津阻浸淫伤脾，其因二；脉缓弦，缓主脾湿，弦为肝郁，其因三。证乃气滞湿郁，方取柴胡桂枝干姜汤疏达郁滞、化湿散热。

柴胡 24g　黄芩 10g　桂枝 10g　干姜 6g

甘草 6g　牡蛎 6g　花粉 12g

4 剂，水煎服。日 1 剂，分 3 次服。

1983 年 3 月 25 日：唇周外观明显好转，燥痒大

轩园医耘录
——
医案得失与方药心悟

减，色泽亦见黯红。舌象同上，脉缓，继服上方4剂。

1983年4月4日：唇周皮色基本正常，燥痒除，原方再进4剂。

1983年4月13日：痊愈。为巩固疗效，上方间日进服4剂，以图全功。

按：湿郁亦遏阳，阳不宣通，郁而积热，故见唇燥皲裂、血迹斑斑。方用柴胡、黄芩疏达少阳之枢，以解其阳遏之滞；配干姜、甘草温兴太阴之里，以化其湿浸之郁；用牡蛎、花粉散结、散瘀、散热以调其津；桂枝者，可升可降，斡旋于中。阳气宣通，湿祛津液布化，是故病愈。

6. 茧唇

徐某，男，52岁，渔民。1997年6月26日初诊。

下唇肿胀、溃烂、结痂，反复不已1年。诊时见下唇色晦暗，肿胀外翻，溃烂，结痂丛生，时时隐痛。食眠可，二便调，口苦。舌黯红、尖略红、津中，苔薄白中显腻象。脉缓弦，右偏虚大。拟方柴胡桂枝干姜汤，疏达气机之郁滞，温化湿浊之浸淫，加三七粉、生蒲黄以增祛瘀生新之力。

柴胡30g　桂枝15g　黄芩20g　干姜10g

牡蛎15g　花粉20g　甘草15g　三七粉（冲）10g

生蒲黄（包）15g

3剂，水煎服。日1剂，分3次服。

1997年6月30日：唇痂开始脱落，唇色已见黯红，上方再进3剂。

1997年7月4日：持续收效。舌淡红偏黯、津中，苔薄白。脉缓，右弦虚、左虚。拟方柴胡桂枝汤合蒲灰散加生地，着力疏达郁滞、化湿散瘀，兼以和胃。

柴胡 25g　黄芩 15g　姜半夏 10g　甘草 10g

生姜 10g　大枣 10g　桂枝 10g　　白芍 15g

党参 15g　生蒲黄（包）15g　　滑石 5g

生地 40g

4剂，水煎服。

1997年7月10日：唇痂已脱净，唇色黯红而润，已恢复常态。舌黯红、津中，苔黄白而腻。脉缓虚右著。郁火渐清，湿象显见，拟方枳芍散合苓桂术甘加味、疏滞化湿、健脾升阳散阴火，以资巩固。

枳实 15g　白芍 25g　苍术 15g　薏苡仁 40g

栀子 10g　茯苓 25g　桂枝 15g　甘草 10g

三七粉（冲）10g

4剂，水煎服。

半年后访之，愈后未复发。

按：该患者，海上作业无昼夜，风雨寒湿有辛苦。海鲜日日啖，酒肉穿肠过，是其发病之外因，引发机体脏腑失和，少阳火郁，脾不化湿。火郁蕴湿，湿郁化火，互为因果，柴胡桂枝干姜汤正对此证矣。若只着眼肿、痛、烂，注重火郁而不虑其湿，非其治也。三诊方增生地而舌苔见腻，既是闲药，亦是败笔。若只知其湿郁化火而不顾气机宣达，亦非其治也。选方遣药有先后，病症辨识有主次，实为不易。

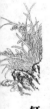

7. 舌痛顽症——半夏泻心除病

张某，女，48岁，农民。2005年11月24日初诊。

舌体烘热，如火燎灼，干燥痛，口不喜饮，时急时缓两年有余。素往食、眠好，二便一般，已绝经两年。舌黯淡、胖润，苔白中略腻。脉弦细中取，右偏细、左偏弦。拟方半夏泻心汤，平调寒热、升降阴阳。

黄连10g　黄芩15g　姜半夏15g　甘草10g

党参15g　干姜15g　大枣15g

3剂，水煎服。

2005年11月29日：上方服之，小效。舌脉同前，拟上方加茯苓15g、白术15g，即成理中合半夏泻心汤。强化脾土兴中阳，以消阴霾之火。

2005年12月5日：上方4剂尽，病减七八。舌淡红润，苔薄白。脉弦细，左偏著。再拟二诊方4剂，穷追残寇。

2005年12月12日：诸症近望愈期。舌淡红润、苔薄白。脉右弦细中取。仍拟二诊方6剂，服2剂休息2～3日再服，以期全功。

按： 此案初诊予半夏泻心虽效不显，增入苓、术则效彰。可见，虽是烘热如火燎灼，"口内无实火"非虚言也。此湿郁阴霾之火，当以温脾兴阳化湿除之。

8. 咽痛

案1　赵某，女，45岁，农民。2008年3月28日初诊。

反复咽痛、燥闷两月余,屡经"抗菌""消炎"等药治之未效。刻症:咽闷塞,口燥舌烦痛,悬雍垂肿胀、色黯紫,咽峡、腭弓黯红而肿。舌黯殷、边殷、津中,苔白而少。脉躁数,右弦、左细滞。

病由外感而起,邪居咽部不得发散,反复进用"消炎""去火"剂病症依然。寒凝遏郁阳热,壅居咽部燥痛。治宜发散太阳,开门逐邪,疏达少阳,宣通气机、上下内外,表里通和,气血畅利,邪除病愈。方用东垣升阳散火合桂枝汤。

葛根20g 升麻10g 柴胡15g 羌活10g

独活10g 防风10g 党参15g 白芍30g

甘草10g 生姜10g 大枣10g 桂枝15g

3剂,水煎服。日1剂,分3次服,忌食辛辣凉腻之品。

2008年3月31日:上方3剂尽,症大减。舌淡红边略黯、津中,少苔。脉右弦左虚。邪凝松散症即减,病机向愈,舌脉改善。拟方:桂枝加芍加葛加苓术加升麻,实为桂枝等方与升麻葛根四方合一也。调和营卫,驱散残邪,疏达郁滞,通行津液,散风胜湿。

桂枝15g 白芍30g 甘草10g 生姜15g

大枣15g 葛根20g 茯苓15g 白术15g

升麻10g

3剂,水煎服。

2008年4月3日:诸症已衰其八九。舌淡红、边略黯、津液适中,苔薄白略少。脉右关弦,左关虚。近表之邪几尽,脉见关部弦著,中焦有余邪,当清之。拟

方柴胡桂枝汤加大黄、冬瓜仁、生薏苡仁，疏达枢机、通腑祛邪。

柴胡 35g　黄芩 15g　党参 15g　甘草 10g

姜半夏 15g　生姜 15g　大枣 15g　桂枝 15g

白芍 30g　大黄 5g　冬瓜仁 10g　生薏苡仁 30g

4 剂，水煎服。

2008 年 4 月 10 日：上方 4 剂尽，病愈，咽部已复常态。舌淡红、边略黯红，苔薄白。脉右略弦细。舌、脉已趋正常，理应停药告愈，怎奈病久恐留残邪。再拟桂枝等方合半夏干姜散，宣达气血、健脾和胃、化湿布津，方为万全之策。

桂枝 15g　白芍 30g　甘草 10g　干姜 10g

姜半夏 15g　茯苓 15g　白术 15g　葛根 20g

4 剂，水煎服。服 1 剂休息 1 日。

药尽告愈。

按： 脉滞者，滞塞不利也，似涩非涩，脉行不够流畅。气机郁滞多见之。

案 2　孙某，女，38 岁，农民。1985 年 10 月 31 日初诊。

咽肿痛伴发热、吞咽困难 5 天。病由外感起，经治未效，咽峡、软腭红肿，双侧扁桃体肿大。舌质红，苔白黄。脉滑数，右寸关著。拟方清热解毒、消肿止痛。白头翁汤主之。

白头翁 16g　黄柏 24g　黄连 24g　秦皮 24g

3 剂，水煎服。日 1 剂，分 3 次饭后服。

1985 年 11 月 3 日：咽痛已除，咽部红肿大消。舌质红，苔白。脉略滑，两关、右寸略大。再进上方3剂，一鼓作气而愈。

按：白头翁汤乃仲师治痢之方。临证移用于上焦病，收效颇捷。当以实热之证为治，速泻阳明挫其锐，以求邪之出路。又如，成年女性，范某，左目烘热胀痛40余日。舌、脉、症呈实象，白头翁汤进服3剂，胀痛顿除，继以四逆散获愈。仅赘记于此而已。

9. 音哑

毕某，女，35岁，教师。2007年9月27日初诊。

感冒后音哑半月。两周前外感咽痛，经用"消炎""清音"等中、西各药，非但不效，反渐增重。咽干，以至音哑声嘶，不得登堂讲课。舌黯淡、胖润边有齿印，苔白。脉缓。拟方桂枝加厚朴杏子汤加芍增葛，取其桂加朴、杏宣太阳之表，利肺系之痰湿，加芍药增其疏达郁滞之力，用葛根疏经通络，缓咽喉邪凝之结。

桂枝15g　白芍30g　甘草10g　生姜15g

大枣15g　葛根20g　川朴10g　杏仁10g

2剂，水煎服。日1剂，分3次服。

2007年9月29日：上方2剂尽，病衰大半。舌黯淡、胖、边齿（边有齿痕）、津中，苔白。脉右略弦、左略虚。效不更方，加姜半夏10g以散阴结，进2剂而获愈。

按：本案起病仅为感冒。所谓音哑者，乃是只见咽痛、咽干妄用清润苦寒之剂，以致喉间络脉被凝滞而不得舒缓，声门痉急何以震动发声？药用桂枝加味之剂，辛温解肌、宣通营卫，肺气利而声门和，是为愈。

10. 鼻渊

高某，女，33 岁，已婚农民。2009 年 10 月 12 日初诊。

反复鼻塞、流涕、喷嚏，伴前额头痛，鼻音浓重或失嗅，时缓时急 1 年有余。

舌淡红润、尖黯红、边齿痕，苔白。脉细紧右著。拟方桂枝汤合姜夏散，水煎 3 剂。症虽有减，但不理想。怎奈寒凝郁闭日久较重，方轻力缓药不胜病。当行解表疏郁、温寒散凝、通阳化饮之小青龙汤。

麻黄（先煎）10g　桂枝 15g　白芍 15g　干姜 15g
甘草 10g　细辛 5g　姜半夏 15g　五味子 5g
3 剂，水煎服。

2009 年 10 月 20 日：药尽症减过半，头额痛已除。舌淡红润、尖略黯红，苔白略腻。脉右弦细。表郁已解，内寒见缓，方应继续温阳通卫暖脾肺、宣通气机化湿浊。

干姜 20g　甘草 15g　茯苓 20g　姜半夏 20g
陈皮 10g　桂枝 20g　川附子（久煎）15g　生姜 10g
4 剂，水煎服。

药尽，大好，照方再进 4 剂。

2009 年 11 月 2 日：诸症近愈。近期虽天气突寒，但鼻腔仍畅通舒服。舌淡红润、边略黯，苔白。脉右略弦细。拟下方进退之。

桂枝 15g　白芍 15g　甘草 10g　生姜 15g

大枣 15g　川附子 (久煎)15g　干姜 20g　姜半夏 20g

茯苓 15g

6 剂，水煎服。间日服之。

2009 年 11 月 16 日：诸症近望愈期，为巩固疗效，再进末诊方 6 剂，间日服之。半月后欣曰：鼻畅通，语音润亮，遂停药告愈。1 年后访之无恙矣。

按：肺主皮毛，开窍于鼻。脾肺同为太阴，土沃生金。肺气郁闭，宣肃不利，外则鼻窍受累不畅，里则脾湿运化失助。舌润边齿，脉细紧，证显表为寒凝郁闭，里有痰饮内蓄。治宜解表通阳、温寒化饮，方取小青龙汤。服药已，脉"紧象"去则知表郁已解，舌象依然在，可知寒饮显现为主。故行温中散寒化饮之剂，脾肺同治，以图全功。至于舌尖黯红乃卫阳郁遏，不可以"火热"辨治，因有舌润之象可据，随着脉"紧象"去之，则自行改善尔。

鼻渊日久，治之棘手。若见鼻治鼻，永无宁日。经曰："必伏其所主，而先其所因。"

11. 鼻齆

高某，女，53 岁，退休职工。2009 年 11 月 18 日初诊。

鼻塞浊涕满溢，非咯不出。鼻音浓重，语音不畅。终日经口呼吸，失闻香臭。辗转 30 余年，近 10 年加重。常伴齿缝渗血，尤以夜间为著。口唇焦色紫黯，面晦暗，身畏寒。入冬即易冻伤手足，稍食凉品则脘中冰冷。大便干，数日一行。舌黯红、尖边殷红、少津无

苔。脉右细，左弱、两尺微。

辨其脉、症当属阳衰寒凝，观其舌尖边殷红、少津，无苔，虽是阴津枯少，但不得以热论。遂拟方温中兴阳以驱阴寒之积，附子理中加味。

干姜 20g　甘草 15g　党参 20g　桂枝 15g

川附子（久煎）30g　肉桂（后入）10g

砂仁 5g　白芍 15g

4 剂，水煎服。日 1 剂，分 3 次空心服。

2009 年 11 月 23 日：上方 4 剂显效，去白芍增生姜 20g，以强化温通宣阳之力。

2009 年 12 月 11 日：上方进服至 12 剂时，鼻腔排出黯紫血条两枚，齿龈渗血大为减少。鼻孔遇热则能通气，口唇亦见黯红，食增且美。舌黯红、津中，少苔。脉右细弦，左弱，两尺弱著。上方继服 6 剂，加三七粉 5g 冲服，以增温通鼻络之力。

2010 年 1 月 4 日：诸症大好，口唇显淡红，面已润泽，鼻可闻香臭。舌淡红、边略黯红、津中，少白苔。脉右细弦，尺细，左尺弱。依照原方进退。

桂枝 20g　党参 20g　甘草 15g　干姜 20g

肉桂（后入）10g　生姜 20g　川附子（久煎）30g

砂仁 10g　姜半夏 20g

煎服法同上。

2010 年 2 月 23 日：近日鼻孔又排出数枚黯紫血条，天气虽冷鼻气亦通畅。药进已 60 余剂，病愈指日可待。上方去半夏加白芍 20g，疏郁滞通血痹。间或加入山萸肉 20g，补肝肾而敛阳。

2010年4月14日来云：病已愈矣。为巩固疗效，前方进退，嘱间日服之，10余剂告愈。

按：该患服药盈百剂，温中兴阳不离其纲，终以得愈。然而，舌尖边殷红、少津无苔，似与姜、附之辛温燥热有悖。须知，阳气虚衰，阴寒凝积，既可使鼻络痹阻，又可迫使津液无力上承运布，故见鼻塞、唇焦、舌红无苔。随着姜、附剂的进入，而舌象亦见改善。古人谓"附子致津液"诚不虚言。

12. 耳鸣——桂枝新加合方而治

修某，女，36岁，教师。2010年5月14日初诊。

耳中鸣响状如吹风，先右后左鸣响不已，半年有余。素往睡眠欠佳，体质怯弱。舌淡红、边略黯、津中，苔少白。脉躁细，左略滑。拟方桂枝新加汤增味，通阳和营卫、化湿降浊以升清。

桂枝 20g　白芍 30g　甘草 15g　生姜 30g

大枣 15g　党参 15g　茯苓 30g　白术 30g

姜半夏 20g

水煎服。日1剂，分3次服。

2010年5月20日：进服1剂，耳鸣顿失。4剂尽，眠亦大佳。继服原方4剂，以资巩固。

按：桂枝新加汤，仲师云其治"发汗后身疼痛"，桂枝加芍药生姜各一两、人参三两是也。今复加苓、术、夏，促成桂枝新加合小半夏加茯苓又有四君意。温阳补气、升清降浊而已，是故为愈。

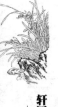

13. 睑废

张某，女，41 岁，农民。1985 年 1 月 5 日初诊。

右眼上睑下垂闭合，虽用力不得开启，辗转半年有余。起因精神不爽所致。刻下：时时叹气，常欲眠睡。舌黯淡润，苔白。脉细右关弦。拟方柴胡桂枝汤倍芍药疏达枢机、畅心志、通络脉、缓痉急。

柴胡 35g　　黄芩 15g　甘草 10g　党参 15g

姜半夏 15g　生姜 15g　大枣 15g　桂枝 15g

白芍 30g

4 剂，水煎服。

药尽，眼睑紧缩感大减，但仍开启不利，嗜睡顿消，少作叹气。乘胜追击，继服上方 4 剂。

1985 年 2 月 5 日：刻下，诸症虽然已大减，但眼睑仍开启不利。近日若高兴时则眼睑自行开启。舌淡红、津中，苔白。脉缓，右关弦虚、左细。拟方芍药甘草汤加赤芍、葛根，解痉急以舒缓经络之痹。

白芍 30g　赤芍 15g　甘草 15g　葛根 25g

3 剂，水煎服。

药尽大效，眼睑开启近乎常态，效不更方，再进 3 剂。

1985 年 2 月 17 日：诸症已愈，为巩固疗效，改拟四逆散加葛根，宣散气机、通经活络。

柴胡 15g　枳实 15g　白芍 30g　甘草 15g　葛根 25g

3 剂，水煎服。

药尽告愈。

按：由是观之，柴胡桂枝倍芍药虽可疏达二阳、调畅气机，但仅改善伴随症状而已，缓急解痉则不力。芍药甘草汤本是舒痉急之方，增赤芍、葛根强化通血痹之力，是故为愈。余曾用小剂芍药甘草汤加葛根治愈外力致伤左眼睑废的6岁女童。赘记于此。

14. 眼睑肿痒——藿香正气弄巧

修某，女，46岁，农民。2008年2月28日初诊。

先由情志不遂，后又食用海产品，致发双眼上睑瘙痒、红肿。反复肿痒，搔之不已半年余。状如睑上卧蚕，色黯褐，粗糙，远观如双眉。素往带下量多色白。查其舌黯淡润、边黯著，苔白。脉细略滑。拟方藿香正气散，健脾化湿、祛浊辟秽。

藿香10g　大腹皮10g　苏叶10g　甘草10g
桔梗15g　陈皮10g　茯苓20g　白术15g
川朴10g　姜半夏15g　神曲15g　白芷10g
生姜10g　大枣10g

3剂，水煎服。

2008年3月7日：上方3剂尽，睑肿痒大消。近日食用淡水鱼，症发如前。舌黯淡润、边黯、齿痕，苔白。脉滑中取，左细，关沉。上方虽效佳，但症复发后，舌、脉变化显现湿浊增著之象，继用上方恐药不胜病。改拟桂枝加葛根加苓、术、薏苡仁，宣阳兴中以利气行、健脾祛湿而化浊止痒。

桂枝15g　白芍15g　葛根20g　甘草10g
生姜15g　大枣15g　茯苓25g　白术15g

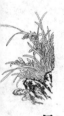

生薏苡仁 30g

3 剂，水煎服。

2008 年 3 月 12 日：睑部症状全消如常人，停药告愈。

按：藿香正气散为解暑湿、和脾胃之经典名方。今移用于目疾，其据有三：舌淡润、脉滑，脾虚湿不运；睑肿痒、带下量多，湿之症也；先情志不遂而后食用海产品致病，其中必有胃肠不和之因。服药得效及食复足以为证。至于二诊更方桂枝加味者，乃着力兴阳升清、暖脾化湿而已。

15. 钉翳

姜某，女，74 岁，农民。1982 年 6 月 13 日初诊。

左目红赤胀痛，黑睛内生白翳点如粟粒大，状如鱼目突起。流泪、畏光，目不易睁半月有余。痛剧目欲脱，引左侧头痛如裂。耳鸣如蝉，咽痛，口渴欲饮。便燥溲赤，身发寒热。舌黯紫，苔白腻。脉弦，右洪有力。此肝胆热盛，上冲于目，予以家传验方救目见光散，清肝胆之火热、泄阳明之腑实。

夏枯草 24g　生地 16g　龙胆草 16g　玄参 24g
荆芥 10g　菊花 10g　栀子 10g　柴胡 10g
黄芩 12g　大黄 12g　蒲公英 12g　甘草 6g
芒硝（冲入药汁）6g

2 剂，水煎服。日 1 剂，分 3 次饭后服。

1982 年 6 月 15 日：上方 2 剂尽，目痛大衰，可得安眠。诸症均已大减，寒热除，继服上方 2 剂，以追穷寇。

1982年6月17日：症衰大半，食增、眠好。目赤退其大半，黑睛白翳点似乎不见。舌淡红，苔白黄相兼。脉右弦略洪、左弦细。拟上方去芒硝加木贼草12g，减大黄为6g，水煎3剂。

1982年6月21日：刻下目症近愈。上方去大黄，加丹参18g，水煎3剂。

1982年6月25日：病愈，为巩固疗效，拟方小柴胡汤化裁，进服3剂以告痊愈。

柴胡12g　黄芩10g　丹参15g　姜半夏10g

甘草10g　栀子6g　枳实10g　木贼草12g

生姜12g　大枣12g

水煎服。

按："钉翳，病证名，见《银海精微》……本症来势迅猛，初起黑睛生翳，根脚如钉深入，目赤疼痛，牵连头痛，羞明泪出。失治则……可成蟹眼。若赤痛羞明等症消退，黑睛则遗留钉样带根脚之白翳。"（《中医大辞典》）

目病"钉翳"，发病速，症凶险。失治，翳点迸裂易致盲。本方验过数案，多三两剂可大挫病势之锐。病见缓，依舌、脉、症，加减可矣。

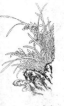

三、心系病证

16. 胸痹

刘某，男，46岁，农民。1999年3月21日初诊。

夜间（21时～次日1时）胸闷憋气5天，剧则取坐位方缓。5年前曾发此症，经治好转。素体健，无他疾。血压150/110mmHg，心音低钝，心电图正常，血糖、肝功均正常，血脂略高，腹部彩超示"轻度脂肪肝"。舌淡红略黯、津润，苔薄白腻。脉缓滞，右弦、左虚弦。

舌黯润、苔腻，痰瘀之象；脉缓滞而弦，气滞之征。痰瘀易气滞，气滞助痰瘀，互为因果。络脉阻滞，心脉不畅故而胸闷憋气。治宜开气滞、化痰瘀。拟方如下：

苍术15g　生薏苡仁30g　枳实15g　白芍25g
丹参30g　三七粉（冲）5g　香附15g　五灵脂10g
当归15g　甘草10g　延胡索15g　冬瓜仁10g
水煎服。

1999年4月21日：上方进4剂，10天内仅有一次夜间胸闷，原方复进4剂，未再发作，感觉良好。舌淡红、边黯、津润，苔薄白。脉右弦虚、左弦。仿上方进退，强化辛温散结、活血化瘀之力。

苍术 15g　　生薏苡仁 30g　　枳实 15g　　白芍 25g

三七粉（冲）5g　　山药 20g　　鸡内金 10g　香附 15g

五灵脂 10g　　当归 15g　　　干姜 15g　　姜半夏 15g

6 剂，水煎服。

1999 年 5 月 4 日：上方进 6 剂。近期自我感觉良好，偶发胸闷 1 次，势缓，时间很短。舌淡红、边黯红、津中，苔薄白、中略腻。脉弦虚中取。拟前方简约之。

苍术 15g　薏苡仁 30g　　　香附 20g　　五灵脂 15g

当归 15g　三七粉（冲）5g　丹参 30g　　姜半夏 15g

干姜 15g

10 剂，水煎服。

1999 年 5 月 29 日：上方间日进服 10 剂，近月未见胸闷发作。血压 130/90mmHg，舌淡红、边略黯红、津中，薄白苔。脉右弦虚。拟方缓图。

香附 20g　五灵脂 15g　　当归 20g　　三七粉（冲）5g

丹参 30g　姜半夏 15g　　干姜 15g　　甘草 10g

葛根 25g

10 剂，水煎服。间日进服。

1999 年 6 月 24 日：自感病愈，为巩固疗效，末诊方照服 6 剂，以求远期疗效。

按： 此案，初诊以疏达郁滞、通利血络为先。冬瓜仁之用，取其宽肠理气先锋导向之意。症见缓，以温散痰瘀为上。鸡内金之用，取其消磨瘀积之力。恢复时，温散和络、调气化瘀处之，以求效佳久远。

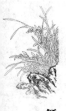

17. 心烦惊惕——柴胡加龙牡镇之

李某，女，69岁，农民。2007年9月11日初诊。

反复心烦、心悸、少寐、惊恐不安，时缓时急，逐年渐剧，已10年矣。屡治效鲜，近半年尤剧。夜晚不能独自居家，常梦中惊叫而醒，恐慌不能自已。昼日症大缓，生活劳作一如常人。平素体健，食好，二便调。可骑自行车往返10余里来院诊病。患者自述此病为情志不遂后又被惊吓所致。舌黯、少津，苔白密。脉躁数，中取弦细。

病由情志不爽，少火内郁，泛炎无出。惊吓外来，复伤胆气平和。犹如雪上加霜，焉能不扰心神。神志失宁，则烦、悸、惊、恐等俱见。治当"火郁发之"。然邪居日久，化火趋内，欲犯阳明，舌少津、脉躁数为其征。故当二阳并治，借阳明之出路，力挫病势之锐。效法仲师柴胡加龙骨牡蛎汤化裁。

柴胡25g　黄芩10g　姜半夏10g　茯苓20g

大黄10g　龙骨15g　牡蛎20g　桂枝10g

白芍20g　生姜10g　大枣10g　生蒲黄（包）15g

3剂，水煎服。

2007年9月18日：药尽大效，原方复进3剂。刻下，病症大势已去。舌淡红、边黯红，苔少白。脉右弦细。证已显现热郁散解之象，舌由黯变淡红、边黯红，脉躁数已除，均为佳兆。拟方小柴胡合增液汤，疏达枢机、清热生津，以宁心志。

柴胡25g　黄芩10g　党参10g　甘草10g

姜半夏10g　生姜10g　大枣10g　生地20g

麦冬15g　　玄参15g

3剂，水煎服。

2007年10月5日：药进3剂，自觉良好。舌淡红、边黯略红、津中，少白苔。脉缓和，右弦细。拟方柴胡桂枝汤加牡蛎、茯苓、炒枣仁，着力宁心安神处之。

柴胡25g　黄芩10g　甘草5g　姜半夏10g

党参10g　桂枝15g　白芍15g　生姜10g

大枣10g　牡蛎20g　茯苓20g　炒枣仁15g

4剂，水煎服。

2007年10月22日：自谓已愈，为巩固疗效，末诊方去桂、芍，加小麦30g，百合20g，仿甘麦大枣百合汤之意，嘱进3剂。半年后，因家务事，症见小复，速来院予以桂枝加龙牡、甘麦大枣、酸枣仁汤等化裁调治获愈。

2010年7月16日：其夫因病来诊，云及愈后未复发，现仍每日下田劳作。

按： 苔密者，非腻苔，较正常薄苔致密也。多见气机郁滞不畅之证。

18. 怔忡

焦某，女，53岁，医院护士。2007年5月29日初诊。

反复心慌不安，时作恐惧。剧则独居室内惕惕如人将捕之，已迁延2月矣。舌黯淡、润，苔薄白。脉虚

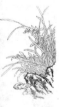

结，右寸弱涩、左脉虚大。

舌淡润，水湿也，阳不温。脉结寸弱涩，气虚滞涩不利也。证系阳虚水泛，心神不宁。治宜兴阳健脾、化饮镇水、安定心神。因其病尚轻浅，仅拟桂枝加黄芪汤合生脉饮化裁可矣。

党参 15g　五味子 10g　麦冬 10g　黄芪 20g

桂枝 15g　甘草 10g　　白芍 15g　干姜 15g

茯苓 20g

水煎服。

2007 年 6 月 11 日：4 剂尽，大效，守方复进 4 剂。刻下自感已愈。舌淡红、边淡黯、津中，苔少白。脉右细，左寸略虚。仿原方进退以固疗效。

党参 15g　甘草 10g　黄芪 20g　　桂枝 15g

白芍 15g　干姜 15g　姜半夏 15g　茯苓 20g

三七粉（冲）5g

6 剂，水煎服。间日服之。

获愈。

按：怔忡者，虚故也。惊自外来，恐由内生。阳虚无力施布，水湿不化而成阴霾，上凌作祟，心神失宁，故恐惧不安。兴阳益气、化饮镇水。阳光明媚，阴霾自散，神安心宁，欣欣向荣也。

19. 心悸如饥——黄芪建中安之

姜某，女，30 岁，农民。1984 年 7 月 8 日初诊。

每心下有饥空感，则作心悸、气短，虽食之仍感饥饿、脘空无物。身疲乏力，头眩晕，时缓时急，反复不已 2 年。素往经水后期，色黯淡、量少，经期欲眠善卧。舌黯淡润，苔白。脉细弱，关略虚。拟方黄芪建中汤加龙、牡，建中益气、敛正宁心。

桂枝 24g　白芍 48g　甘草 18g

饴糖（由市售高粱饴代之）6 枚

黄芪 36g　龙骨 24g　牡蛎 24g　生姜 24g

大枣 24g

水煎服。日 1 剂，分 3 次服。

1984 年 7 月 25 日：上方 4 剂尽，效佳，继服 4 剂。诸症近望愈期，身倍感轻、爽。舌同上，脉缓和有神，右脉仍有细感。照方再进 4 剂。

1984 年 7 月 31 日：病已愈，为巩固疗效，原方再进 4 剂，以收全功。

按： 中虚，宗气无赖，故心胸空感，动悸不安。黄芪建中者，建中益气也，加龙、牡敛正宁心。守方进服 16 剂获愈，是以有是证则用是药而已。

"龙骨、牡蛎均为强壮性的收敛药，而有作用于烦惊、不眠，以及幻觉等神经证，尤其有治胸腹动悸的特能。"（《经方传真》）

20. 不寐

案 1　杨某，女，35 岁，农民。2003 年 6 月 22 日初诊。

每于夏季病发不寐已 5 年矣，但入秋天凉爽必自愈。此次发病半月，症见反复颠倒不眠，稍眠即醒。舌黯淡润，苔薄白。脉缓，两寸、左关虚。拟方苓桂术甘

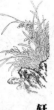

加味，兴中化湿、升清降浊。

　　茯苓 20g　桂枝 15g　白术 15g　甘草 10g

　　泽泻 15g　龙骨 15g　牡蛎 20g　炒枣仁 20g

　　姜半夏 10g

　　水煎服。日 1 剂，分 3 次服。

　　2003 年 6 月 29 日：上方 3 剂尽，病霍然，照方复进 4 剂，间日服之，停药观察，愈矣。2009 年夏，因其子患病来诊访之，云其母自病愈后数年夏季安然入眠。

　　按：该患舌、脉之象乃湿郁之征也，病发于夏湿之节，此同气为病也。湿阻阳困，心神烦扰不宁故而不眠。药用苓桂术甘加味兴中健脾，湿化浊去清阳升，心宁怡和眠自安。

　　案 2　刘某，男，40 岁，养殖工人。2003 年 8 月 26 日初诊。

　　反复不眠、脘腹嘈杂，时缓时急 3 年，近加重 2 个月。素体一般，食可，二便自调。舌黯红、津中，苔白。脉弦虚中取。拟方小柴胡加生地、丹参、白芍、炒枣仁、牡蛎。

　　2003 年 9 月 1 日：上方进 3 剂，竟无寸效。舌、脉同前。脘腹症与初诊有过之而无不及。细思之，"脘腹嘈杂"之主诉已明言"胃不和则眠不安"。此中阳不和，清浊升降失序。改拟半夏泻心汤加味，升降阴阳、辛苦散结，以和脾调胃。

　　姜半夏 15g　黄连 10g　黄芩 15g　干姜 15g

　　甘草 10g　　党参 15g　大枣 15g　牡蛎 20g

　　炒枣仁 20g

3 剂，水煎服。

2003 年 9 月 4 日：药尽，眠佳腹舒。舌淡红，边略黯、津中，苔薄白。脉虚右著。效不更方，再进 3 剂。药尽而愈。

按：本案初诊之误，在于只见舌黯红即辨为火郁之象，而未虑及脾胃不和之因。以为轻车熟路，信手拈来，药味杂乱，故无寸效。所可幸者，迷途知返，遵"胃不和则眠不安"之旨，处半夏泻心汤 6 剂得愈。该非难辨治之案，录此为训也。

案 3 于某，女，54 岁，农民。1993 年 3 月 12 日初诊。

不眠时伴胁痛或有缓时，1 年有余。病由情志激发，起病缓，未介意，渐增剧。近周来终日昏昏沉沉，夜眠仅 1～2 小时，剧则彻夜不眠。口苦、口黏、身重、烦热、背烘热。时作无端哭笑，语言失序，不能理家务。大便干，7～8 日一行，时稀不爽有黏冻，小便多黄。舌黯红，苔白略黄。脉弦数右著，左寸关弦虚。

此证乃少阳遏郁，枢机不利，郁而滞热，外不得宣散，内逼趋阳明，三焦不和，心神失宁。拟方四逆散合三物黄芩汤、栀豉汤加大黄，疏达枢机以散郁开滞，通泻阳明以清泄积热。急则治标，迅挫病势之锐，速还心神之宁。

柴胡 24g	枳实 24g	白芍 24g	甘草 24g
生地 32g	黄芩 18g	苦参 18g	栀子 18g
淡豆豉 32g		大黄 12g	

4 剂，水煎服。日 1 剂，分 3 次饭后服。

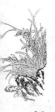

1993 年 3 月 20 日：药尽，虽入眠困难，但可眠 4～5 小时。诸症遂减，效不更方，原方再进 4 剂（栀子减为 12g，淡豆豉减为 24g）。

1993 年 4 月 1 日：持续收效。舌尖边黯红。脉略滑，右略弦中取。上方去黄芩、苦参，加龙骨、牡蛎各 24g，水煎 6 剂，间日服之。

1993 年 4 月 9 日：刻下，入眠较快，每晚可眠 5～6 小时，午间亦可眠 1～2 小时。欣喜不已，食增且美，诸症均除。舌淡红、尖略黯红、津中，苔白。脉右略弦。拟方百合地黄、甘麦大枣、栀子豉合方。清热养阴、宁心安神。

百合 15g　生地 24g　甘草 15g　小麦 30g

大枣 15g　栀子 6g　淡豆豉 12g　龙骨 24g

牡蛎 24g

6 剂，水煎服。间日服之。

1993 年 4 月 20 日：其子来院告云：痊愈也。

21. 多寐

案 1　孙某，女，47 岁，个体经营者。2008 年 5 月 19 日初诊。

时时欲寐又不寐，但又不欲醒起。头昏沉，身疲乏，每于上午 9 时前或晚餐前加重，阵阵喜卧欲眠，历时 1 年，加重半年。舌黯淡紫、津中，苔薄白。脉滑右关著，左寸虚、左关沉。

以舌、脉、症之辨，病属少阳枢机不利，少火郁闭，困而不宣，故作头目不爽，时时欲寐。舌黯淡紫，阳郁困久矣，脉滑即阳郁化热，显现右关示胃热，左关沉示肝郁不舒。治当疏达枢机、宣通少阳，即"火郁发之"。方用升阳散火汤加生地助其清热生津，以免升发有过。

生地 25g 葛根 20g 升麻 10g 柴胡 15g

羌活 10g 独活 10g 防风 10g 党参 15g

白芍 20g 甘草 10g 生姜 10g 大枣 10g

3 剂，水煎服。日 1 剂，分 3 次服。

2008 年 5 月 24 日：药尽，霍然。欣云：近 1 年来从未有过之清爽。舌黯红边著、津中，薄白苔。脉右关滑，左寸虚大、左关细。为巩固疗效，原方再进 4 剂。药尽欣喜告愈。

按：少火失于升发则郁，郁则阳困不兴，故而多寐。经曰"火郁发之"，升阳散火汤是也。升阳者，升发少阳之枢机；散火者，疏散少火之遏郁。枢机畅利，升降有序，阳兴温达，神爽心怡是故病愈。药之，效若桴鼓。舌象改善之著，脉亦随之，足以明了。佐生地者，以其病久多有耗阴燥热之因，于升发中少佐敛收，免太过之弊。

案 2 姜某，女，33 岁，农民。1983 年 8 月 14 日初诊。

每感头晕心悸，随即欲眠睡，反复发作 3 年矣。近半年加重，每月至少发作 1 次。若见头晕、心悸，即与眠卧，醒后则身轻、爽，可理家务。否则，心悸空感，头晕乏力，身疲汗出，痛苦不已。近 5 天终日发作不已。素往食少不美。便稀，日行 3 ～ 4 次。经量少、色

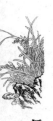

可，带下量多、色白而稀。舌黯淡润，苔白。脉缓弱，寸涩，两尺尤弱。

该患显系少阴证，心肾阳虚。好在年轻，呈阶段性发病。治当温阳通经、益气醒神，拟方桂枝加附子汤。

桂枝 24g　白芍 24g　甘草 18g　川附子（久煎）18g

生姜 24g　大枣 24g

水煎服。日 1 剂，分 3 次空心服。

1983 年 8 月 20 日：药尽，诸症大衰，昼日头爽，偶有欲眠但可勉强之，夜眠实而香。效不更方，继服原方 4 剂。3 个月后，其夫因病来院，云及药尽病瘥，至今良好。嘱其应再诊以求效远，可惜未来应诊。

按：据舌、脉、症，此案之多寐乃阳气虚衰无疑。以其平素食少、便稀、经量少、带量多可知脾肾阳虚久矣。因其年轻正气尚盛，乘机体低潮时发作眠睡，自救缓急，以其得眠后身轻、爽可知也。方用桂枝加附子汤者，是取其温阳通经、兴达阳气、振奋心神而已。

案 3　李某，女，54 岁，农民。1997 年 4 月 15 日初诊。

多眠睡，身灼热、瘙痒 20 年。缘起 20 年前绝育手术惊恐之，后渐感困顿欲眠。每日餐中或餐后多欲眠卧，缓则勉强之，急则必随即卧眠 1～2 小时，醒后则身轻、爽。否则，周身沉滞紧捆之感，灼热、烦痒，心慌、胸闷，其苦不可名状。近年加重，每隔 3～5 日则必发作嗜睡，剧则可持续 2～3 昼夜，呼醒少食或小解后即入睡，眠足自醒则身快然。平素身体很少汗出，时恶寒，背犹如冷水渍之，时皮肤烦热瘙痒，头部为著。

食美好，二便调，体肥，面色晦黯。舌黯边著、津中，苔白、中腻略黄。脉弦，中取紧，右寸弦、左脉弦虚。

此阳郁不展，营卫失和，少火郁闭，枢机不利。以舌黯、脉弦紧、身烦痒、时恶寒故知之。治当先解太阳之表困，表通枢机有望宣达。拟方麻黄汤加半夏、大枣。

麻黄（先煎）10g　桂枝 10g　杏仁 15g　甘草 15g

姜半夏 15g　　　大枣 10g

3 剂，水煎服。日 1 剂，分 3 次饭后服。

汗出，将息如法。

1997 年 4 月 21 日：服药后汗之。进 2 剂，眠睡大减。3 剂尽，无欲眠之苦。周身顿感轻、爽，烦热、瘙痒、时恶寒大去其势。舌黯红、津中，苔白、中腻略黄。脉弦，中取细，两寸虚弦。表之郁困已见松解，病势大去其锐，再拟桂枝麻黄各半汤加半夏，疏解表郁以散结、通调营卫利气血。

麻黄（先煎）10g　桂枝 15g　白芍 15g　甘草 15g

杏仁 15g　　　姜半夏 15g　　　大枣 15g

3 剂，水煎服。

药后不需汗出，顺其自然即可。

1997 年 4 月 28 日：刻下多眠睡已除，身轻神爽，背恶寒除，唯时有身烦热小作，面色较前明润。舌黯红、津中，苔白中略黄。脉弦细，中取偏劲，左寸虚弦，尺细。拟：①方疏达枢机调营卫，即柴胡桂枝汤合百合地黄汤；②方清心养阴宁志，即百合地黄合甘麦大枣加味。

①方：

柴胡 15g　黄芩 10g　姜半夏 10g　党参 10g

甘草 10g　桂枝 10g　白芍 15g　生姜 10g

大枣 10g　生地 20g　百合 30g

2 剂，水煎服。

②方：

生地 20g　百合 30g　菖蒲 5g　远志 5g

白芍 15g　甘草 20g　牡蛎 15g　大枣 20g

小麦 30g

4 剂，水煎服。

服①方 1 剂休息 1 日，再服②方 2 剂，休息 2 日再如此服之。药尽而收全功。

按：此案，身沉紧、灼热、瘙痒、时恶寒，乃太阳卫表郁困，营卫失和，少火郁闭，枢机不利所致。面黯、舌黯、脉弦紧者，乃气机郁阻久矣。卫阳郁困不得兴通，故见时时欲眠。以很少汗出、身灼热瘙痒则知"阳气怫郁在表"，当"火郁发之"，故处麻黄汤发汗解郁，以期汗出宣通营卫、畅利气机。佐半夏辛以散结祛郁，合大枣护中养阴恐升燥有过。至于末诊处两方者，仅以疏达枢机、养心宁志甘味调之而已。

四、情志病证

22. 百合病

案1 王某之妻，52岁，农民。1993年10月16日初诊。

厌食、少食，身疲乏力，心烦心悸，少寐多梦半年。近加重伴咽中异物感1个月。终日不欲食，若强食可呕吐。心烦身疲，欲卧不能卧，欲行不能行。大便可，小便黄。众医调治而效鲜。舌黯红、津中，黄苔中剥。脉细数，右弦细。此百合病也，方予百合地黄汤合栀豉、甘麦大枣汤加味，养阴清热、宁心去烦。

百合 30g	知母 6g	生地 24g	大枣 10g
甘草 10g	栀子 6g	淡豆豉 18g	牡蛎 24g
小麦 30g			

4剂，水煎服。日1剂，分3次服。

1993年10月21日：药尽，食欲见增，亦无呕吐，咽部利，身较前有力。舌黯红、津中，苔薄黄有剥。脉同上。药既收效，当不更方，间日进服6剂。

1994年4月，其夫因病来院，云及药尽而愈，至此康复。

按： 百合病，百症杂见，无奇不有，真乃仲师所云"如有神灵者"。临诊首要诊察舌、脉之象，勿让繁杂不

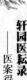

休之病症所惑，而"不识庐山真面目"，又当慎察除外隐匿病证，可有的放矢。本案之治，取众方组合法矣，药用百合、生地、知母养阴生津清热；栀、豉清心除烦；甘麦大枣汤甘缓和中而养心；牡蛎敛正宁心之使。诸药共奏养阴生津、清心除烦之效也。

案 2 于某之妻，57 岁，农民。2009 年 3 月 30 日初诊。

周身震颤却活动自如，头晕目眩而行走无妨。易惊、易恐、易悲忧。脘腹时空恐不安，时胀满烦闷不已。腰背窜痛又无定处。舌体麻辣时如火灼，察看又不见其异相。食少、少饥，眠差。便稀软，日行 2～4次，屡治乏效，迁延半年有余。

舌淡红、尖边黯红、津黏，苔白中黏密。脉躁，右虚（反关）、左弦细。该患者症杂烦乱不知所云。询之得知，一年前因精神创伤，渐发此病，愈药之病愈增。盖情志失调，气机不利，少火郁遏，犯扰心神而为百合病。治之当调和气机之宣达，无犯上、下二焦，唯从中焦和畅脾胃，使气机畅达有序矣。方取东垣升阳益胃汤，升清和中散郁火。

党参 15g	白术 15g	黄芪 20g	黄连 10g
姜半夏 10g	甘草 5g	陈皮 5g	茯苓 20g
泽泻 10g	防风 10g	羌活 5g	独活 5g
柴胡 10g	白芍 15g	生姜 10g	大枣 10g

水煎服。日 1 剂，分 3 次服。

2009 年 4 月 6 日：药进 2 剂，诸症均减，原方继服 4 剂。

2009 年 4 月 16 日：刻下症减过半。舌淡红，津中、苔白后密。脉左细。少火已见生发，当力主和脏腑悦脾胃可矣。拟方参苏饮，调和脏腑、交通内外。

党参 15g　苏叶 10g　陈皮 10g　枳壳 10g

前胡 10g　姜半夏 10g　葛根 15g　木香 5g

甘草 5g　桔梗 10g　茯苓 15g　生姜 10g

大枣 10g

3 剂，水煎服。

2009 年 5 月 11 日：药尽，大好，面有悦色，食美量增，继服上方 4 剂。诸症衰其八九，再进 4 剂，间日服之。

2009 年 5 月 25 日：诸症近愈，为巩固疗效，间日进服百合地黄汤合酸枣仁汤加减 10 剂，始告痊愈。

按：该患者病初症轻时未予调治，至病重不能理家务方予治疗，时已半年之久。奇怪的是每服几剂药则病症随之见增，痛苦万分。初诊时患者面焦、心恐，既欲服药治疗，又恐进药病重。恳求只取 2 剂药，为取得配合，勉强为之。至第四诊方可自如确定剂数，为省文起见，归略之。虽为百合病，临证亦有其变。若先予养阴生津剂，岂不有碍气机升降，谈何宁神养心。虽舌尖、边黯红，津黏，脉躁，不得以实热论治，此乃少火郁遏所为，寒凉之则愈遏闭，病反增重，不可不慎。

23. 梅核气

王某，女，24 岁，已婚，农民。1982 年 4 月 12 日初诊。

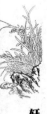

咽中有物吐之不出，吞之不下，时时恶心，心烦易惊月余。近日来，衣领触及喉结处则易恶心，甚则呕吐。口苦口干，不欲食。心烦易惊，意乱欲悲，嘿嘿不语。脘胁闷胀，一身尽重。手足烦热，时时汗出，小便黄。舌象无异常。脉寸关洪滑。拟方柴胡加龙骨牡蛎汤（去铅丹），清疏胆火而宁心、通腑泄热以镇惊。

柴胡 45g　黄芩 18g　党参 18g　姜半夏 24g

茯苓 45g　桂枝 24g　大黄 15g　龙骨 30g

牡蛎 30g　生姜 15g　大枣 15g

水煎服。

1982 年 4 月 17 日：药进 2 剂，大有收效。身轻心爽，烦热已去，易惊欲悲消失，余症亦大减，脉滑左关洪，继服上方 2 剂。

1982 年 4 月 24 日：刻下，病已近愈，拟方小柴胡加栀豉汤，和解而已，以作善后。

柴胡 24g　黄芩 18g　姜半夏 12g　党参 12g

甘草 10g　栀子 10g　淡豆豉 12g　生姜 12g

大枣 12g

水煎 3 剂。

药尽痊愈。

按：该患症见纷杂，但纵观乃少阳枢机不利，表里交通、上下升降失和。日久郁滞，涉及阳明胃肠、腑气不和，脉寸关洪滑是也。舌象无异常者，仅气化不利而已，无滞积之变也。初诊方剂量增大者，取其速擒故也；因"怪症多有痰作祟"，故突出苓夏以化痰结也。病已近愈，改拟小柴胡者，轻刀快马，清扫战场可矣。

24. 火郁

案1 李某，女，45岁，农民。1992年4月22日初诊。

头痛项强，心烦胸闷，口灼目胀，周身烦热，四肢烦痛，时急时缓，反复不已3年。食可，大便调，小便常黄。经调，带下色黄而稠。舌黯红、津中，苔薄黄略腻。脉滑左沉弱，右中取略弦。纵观舌、脉、症一派阳热郁烦，治当"火郁发之"。拟方：四逆散疏达枢机、升发少火，合三物汤、栀、豉者，泄热生津、养阴除烦。

柴胡24g　枳实24g　白芍24g　甘草24g

生地32g　黄芩18g　苦参12g　栀子12g

淡豆豉24g

4剂，水煎服。

1992年4月27日：上方4剂尽，诸症均减，头痛项强已除。舌黯红、津中，苔白。脉缓滑，左沉弱、右中取略弦。药已中病，乘势捣毁黄龙，原方进服4剂。

1992年5月8日：诸症大减。舌黯、尖边黯红、津中，苔略黄。脉缓滑，左弱。上方进退之：去三物者，热势大去故也；增泽泻汤、蒲灰散，以利化湿浊从小便出。

柴胡24g　枳实24g　　白芍24g　甘草24g

栀子12g　淡豆豉24g　泽泻32g　白术16g

生蒲黄（包）12g　　　滑石6g

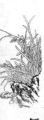

4 剂，水煎服。

1992 年 5 月 18 日：上方 4 剂尽，病症几净。为巩固疗效，末诊方间日进服 6 剂而告痊愈。

按：该患诸症之苦皆于上焦显现。经曰："诸逆冲上，皆属于火。"望其舌黯红，黯者多郁、瘀，红者热多为之，此火郁也。脉滑，此为热滞湿郁之象。右见弦，气滞不利也；左沉弱，非虚，乃滞积日久阳陷遏郁也。结合脉症，可谓阳热郁烦，火烦清窍。因其体佳（以食可、二便无大碍、经调可知），虽病三年未有变证。病呈少阳枢机不利，阳郁无从宣达，而又未见阳明燥热之象，故初诊力主疏达、清热散火，乘胜一鼓作气挫其锐。病势减缓兼顾化湿浊，犹未晚矣。

案 2 李某，女，19 岁，医校毕业待业中。2008 年 8 月 7 日初诊。

头晕、身瞤、肢颤、心烦 2 年，加重半年。病起修业中，初仅心烦不宁，后渐头晕，继则身瞤动，肢颤抖。经治后症反增剧。近半年终日不宁，头晕如立空中，身瞤坐立不宁，肢颤不能自已。无所措，心烦意乱，苦不堪言。饮食可，眠一般，二便调，经带正常。曾数次赴县、市级医院，相关理化检查无病征，中西药迭进而效鲜。

初诊时，四诊尚未结束，即坐立不得，肢颤不已，无奈稍事休息再诊。舌黯红边著、津黏，苔白腻。脉躁数滑，右略弦。若闻其所述之苦及观其所显之症，实无所凭以决诊也，无奈舍症从舌、脉而已。此一派火郁内阻之象，上扰心神，气机失和而杂症纷见。治予大柴胡汤，疏达少阳之枢机，"火郁发之"；清泄阳明之腑，给郁热一出路，气机宣达而神清志宁。

柴胡 35g　黄芩 15g　　大黄 10g　枳实 15g

白芍 15g　姜半夏 15g　生姜 15g　大枣 15g

水煎服。日 1 剂，分 3 次服。

2008 年 8 月 18 日：上方 3 剂尽，少效，不更方进 4 剂，显效。舌黯红、津中，苔白。脉躁数，右寸大。上方再进 3 剂，穷追残寇，以求彻底改善。

2008 年 8 月 25 日：症减过半。舌淡红、边黯红、津中，苔白。脉躁，右寸大。舌、脉明显改善，治宜缓冲之，免太过伤正。拟方四逆散合百合地黄汤加味，散郁清热、生津除烦。

柴胡 15g　枳实 10g　　白芍 20g　甘草 10g

栀子 10g　淡豆豉 15g　生地 20g　百合 25g

牡蛎 20g

6 剂，水煎服。

2008 年 9 月 12 日：诸症大好，唯近日染外感，症见小复，拟方小柴胡合桂枝加龙牡汤加百合，疏郁达滞、和气血、宁心神。

柴胡 25g　黄芩 10g　党参 10g　甘草 10g

姜半夏 10g　生姜 10g　大枣 10g　桂枝 15g

白芍 15g　龙骨 20g　牡蛎 20g　百合 20g

8 剂，水煎服。

2008 年 9 月 29 日：上方进 8 剂，病已近愈。舌淡红、边略黯红、津中，少白苔。脉躁细，右略弦。拟方百合地黄、栀豉、酸枣仁汤合之进退，养阴生津、清心

宁志。

　　百合 25g　　生地 30g　　白芍 20g　　　甘草 10g

　　牡蛎 20g　　栀子 10g　　淡豆豉 15g　　茯苓 20g

　　竹叶 5g

　　10 剂，间日进服。

　　2008 年 10 月 20 日：其母来院欣曰：已愈矣。为巩固疗效，末诊方再进 4 剂，以图全功。半年后访之，早愈。已就业 3 月有余。

25. 脏躁

　　李某，女，31 岁，水产公司职员。1999 年 6 月 17 日初诊。

　　心烦、少食、少寐 5 天，加重 1 天。5 天前因情志不遂，即感胸闷，叹气不已。继而心烦不乐，食锐减或不食，亦不欲饮水，少寐易醒。怎奈又遭雨淋，上症增重，心烦意乱，躁动不安，言多失序，坐卧不宁，哭笑皆非。舌黯淡、少津，苔白。脉数略滑中取，右寸、左关虚大。情志不爽，伤动心神，气行逆滞，胃气不和，故见郁闷诸症之苦。治宜甘味养阴，生津制躁，清心悦志，拟方百合地黄合栀豉、甘麦大枣组方。

　　栀子 10g　　淡豆豉 20g　　甘草 15g　　小麦 30g

　　大枣 20g　　百合 30g　　　生地 40g　　黄连 10g

　　茅根 20g

　　水煎服。日 1 剂，分 3 次服。

　　1999 年 6 月 19 日：上药 1 剂，阵阵汗出而身舒，口渐欲小饮，心中渐畅快。2 剂尽，知饥欲食，食量亦勉强可以，自觉大好。舌淡红、津中，苔薄白中腻。脉略数，左关虚。上方进退之。

百合 30g　　生地 40g　　小麦 30g　大枣 20g

甘草 15g　　淡豆豉 20g　栀子 5g　　黄连 10g

炒枣仁 20g　菖蒲 5g　　　远志 5g　　白芍 20g

2 剂，水煎服。

1999 年 6 月 21 日：上方进 2 剂，自感已愈。舌淡红、津中，苔白中略腻。脉略滑两关虚。拟方畅气机、悦心志，兼以化痰湿。

甘草 15g　小麦 30g　　大枣 20g　茯苓 30g

苍术 15g　薏苡仁 30g　桂枝 20g　干姜 10g

姜半夏 10g

3 剂，水煎服。

药尽告愈。

按：本案证为气机不畅，神志失和。理应调理郁滞，遂予养阴生津、清心悦志处之。盖因情志所伤，心神不安，躁动伤阴，"主不安则十二官危"。病情速变，脉见数，右寸左关独虚大，可知内耗伤损心阴。药后，津津汗出而身舒似可佐见。近愈时，虽见痰湿之证较前显现，仍是养心宁志为上，佐以姜、夏化痰湿可矣。

26. 郁症——辨治有失，知错改之

项某，女，42 岁，个体劳动者。2006 年 7 月 15 日初诊。

身疲懒言，少神欲眠，反复不已 3 年，加重 3 个月。头昏沉时闷胀时刺痛。心懊恼，欲悲无泪，欲怒无

声。苦不堪言，痛不欲生。经色紫黯、有瘀块，带下量多、味秽。饮食一般，二便正常。舌淡红润，胖、边齿痕、黯瘀点，苔薄白。脉滑，中取右细、左弱、两寸虚大。此乃痰瘀内阻，气机不利，心神不宁故见郁闷等症。治宜开气滞、化瘀、祛痰湿。拟方桂枝茯苓丸合五苓散、干姜半夏散组方。

桂枝 10g　茯苓 15g　　桃仁 10g　　白芍 15g

丹皮 10g　猪苓 15g　　泽泻 20g　　白术 15g

干姜 15g　姜半夏 15g　威灵仙 10g　三七粉（冲）5g

4 剂，水煎服。

2006 年 7 月 21 日：上方进 4 剂，少效而已。舌脉同上。拟方苓桂术甘合姜夏散加味，着力温阳化痰湿。

干姜 15g　姜半夏 15g　茯苓 25g　　桂枝 15g

白术 15g　甘草 10g　　威灵仙 10g　天麻 15g

4 剂，水煎服。

2006 年 7 月 28 日：上方 4 剂尽，大效。以药测证，初诊方药味杂乱，四面出击。看似周到，实是无主次。所谓少效者，乃治则无大错也。二诊方仍有闲药混进，故去威灵仙加党参 15g 以强化健脾益气之功。威灵仙虽有开气滞宣通之效，但此用欠妥，此弄巧也。

2006 年 8 月 4 日：上方进服 6 剂，自感已愈。舌淡红、津润、边齿痕，苔薄白。脉略滑，中取左细。拟末诊方 4 剂，间日服之，以资巩固。

按：此案，痰瘀内阻应无疑，虽为治愈之验案，但大有教训可谈。初诊之败在于只知见痰治痰、见瘀治瘀，忘其所以然。阳气不足，温通不兴，焉不生痰湿瘀血。故调整治则病收大效，祛除闲杂药味，靶向更易直取。若无初诊之败，是否少服药，早日愈？病家不晓乃不知也，医者不悟为愚蠢也。

27. 郁冒

案1 臧某，女，30岁，已婚，医院护士。2007年6月4日初诊。

感冒愈后，1周来身沉疲乏，头似眩非晕，视物自感模糊，强辨又可分清。心懊烦胸郁闷，欲悲不泣，善忧无由。食少不美，事无所乐，未诊毕泪下如雨。舌黯红、少津，苔白。脉缓，细滞中取。

近期天气偏阴雨，虽节未至夏暑，但气已显现。素体无恙，只因近期家务、工作繁忙，食眠不节，故见上症。操劳忧思伤心脾，加之食眠不节，无以和缓，偏遇阴雨地湿，漫淫浸润。脾气因困不得升清，遏郁而蕴，舌尖黯红少津。枢机不利，升降不畅，脉显缓滞。滞者，滞塞不流利，又逊于涩也，多见于气行不畅。

心脾失和，心神不悦，脾气困郁故也。虽情志症状多于脾胃，但其治仍以脾胃之枢为要。中和者上可宣通，下可畅达。病属太阴，治宜启脾气、化湿浊、悦心脾。方用藿香正气散加减。

藿香 10g	大腹皮 10g	苏叶 10g	甘草 5g
桔梗 10g	陈皮 10g	茯苓 15g	白术 10g
川朴 10g	姜半夏 15g	神曲 15g	白芷 10g
生姜 10g	大枣 10g		

（方中半夏曲近年缺货，故加神曲仿效之）

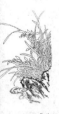

2 剂，水煎服。日 1 剂，分 3 次服。

药尽，诸症悉除而欢天喜地也。

案 2 于某，女，40 岁，纺织工。2006 年 5 月 18
日初诊。

头眩晕，目闷瞀，心烦闷不知所措。身疲乏力，少
食不美，动则心慌。病发 1 周，素脾肾不足，曾予调
治，一度好转。近因月汛行期过长，经量颇多，故见上
症。查其舌淡润、胖嫩，苔白。脉虚数无力。面萎黄、
晦黯（近测血红蛋白 80g/L）。拟方温补肝肾，药用参、
术、杞、萸、山药等进服 4 剂。药尽，仅感乏力少效，
余症依然，窃思方证相对，何故效鲜。此乃阳衰不兴，
中阳不升故也。杞、萸、山药虽可温补肝肾，但总偏滋
腻且有碍阳之嫌。是以振兴阳气为首务，遂拟仲师附子
汤，单刀直入，雄振肾阳。

川附子（久煎）15g　党参 20g　白术 15g

白芍 15g　茯苓 15g

水煎服。

药进 3 剂，身感有力，食且美，视物见清。舌嫩
象去之，脉虚数减之。不更方再进 3 剂，大效。舌虽润
略胖，但有淡红之相，脉略虚而较前有力。原方继服 4
剂，以资巩固。后以调补肝肾而告愈。

五、肺系病证

28. 表郁咳嗽——呛咳七年，解表宣肺

杨某，女，44 岁，农民。1993 年 12 月 22 日初诊。

反复气急干咳，时急时缓 7 年，近加重 3 个月。起因天暑冷浴后即感胸闷、干咳。嗣后，每日皆作咽痒、干咳，呈逐年加重趋势，以午后、晚间为著。每有咽痒则必咳之，咳则气急。时伴胸闷、心慌，时背恶寒。食、眠可，二便一般。曾屡赴县、地市级医院，经相关理化检查无异常。舌黯淡润，苔薄白。脉缓滞，右弦细。病由天热冷浴，卫表郁闭肺气困，故见咳急久不愈。治当先解卫阳之郁困，以通肺气之宣肃。拟方桂麻各半汤先行之，再与柴胡桂枝汤加味。

①麻黄（先煎）6g　　桂枝 12g　杏仁 6g

炙甘草 10g　白芍 12g　生姜 15g　大枣 12g

水煎 3 剂。日 1 剂，分 3 次饭后半小时服。

汗出如法。

②柴胡 35g　黄芩 15g　姜半夏 15g　甘草 15g

党参 15g　　生姜 15g　大枣 15g　　桂枝 15g

白芍 15g　　瓜蒌 10g　薤白 10g

水煎 3 剂。日 1 剂，分 3 次服。

1994 年 1 月 6 日：上两方先后各服 3 剂。大效。

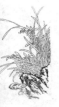

时少咳且有些许痰液，午后仍感胸略闷，时背恶寒。舌淡红润、略黯，苔薄白。脉弦细滞，右略著。拟方四逆散加瓜蒌薤白以疏达气机、降肺气为先；再进甘草干姜汤合枳、芍散，寒温并用，缓急以利气道。

①柴胡 18g　　枳实 18g　　白芍 18g　　甘草 18g

　瓜蒌 12g　　薤白 10g

　水煎 3 剂。

②炙甘草 20g　干姜 12g　　枳实 18g　　白芍 18g

　川贝母（研冲）6g

　水煎 3 剂。

1994 年 1 月 21 日：刻下，咳嗽气急已除，诸症已无大碍，自谓已愈。舌淡红、津中，少白苔。脉弦细中取，右寸、两关略著。拟方温肺疏滞、缓和气道，以固疗效。

干姜 10g　　细辛 5g　　五味子 5g　　茯苓 15g

姜半夏 10g　白芍 15g　　枳实 15g　　甘草 10g

水煎 6 剂。日 1 剂，分 3 次服。间日服之。

药尽告愈。

按： 咳嗽小疾缠身 7 年可谓日久，每日数次发作，午晚为著尤谓烦人。每诊连书两方是因其路远不便。初诊，宣解表郁为其先，表和里自通，肺气能宣发于外，方可肃降有序尔。二诊，表困已解，着力疏达枢机，以利肺气通调。三诊，近愈时，温肺润之，以求永固矣。

"汗出如法"者，即遵仲师之汗法。"遍身漐漐微似有汗者益佳，不可令如水流离，病必不除"。及汗后宜保暖处之。（见《伤寒论》桂枝汤条）

29. 气逆咳嗽——问诊有失，数药欠效，令人汗颜

李某，女，44岁，农民。2011年1月17日初诊。

反复发作咽燥而咳，咳而气急。胸闷不畅，痰黏不易咯出3年。胸部透视、心电图检查未见异常，心肺听诊正常。每以感冒或情志不遂则发作或加重。此次已发病月余，症见咳嗽气急、连连呛咳，痰声闷鸣，不易咯出，时缓时急。曾先后予以甘草干姜汤加半夏、白芍，小青龙汤加减，姜甘苓术加味，虽有收效，但终未理想。舌淡红、津中、略胖，苔少白。脉细滞，左沉。后询之，病由情志起，结合脉见滞象。此肝郁气滞而逆上，挟肺气冲逆而作阵阵呛咳。治当疏达气机、降逆肃肺，拟方苏子降气汤。

苏子10g　陈皮10g　姜半夏15g　当归15g

前胡10g　肉桂（后入）10g　　　川朴10g

生姜15g　甘草10g

水煎4剂。

2011年1月24日：药尽，大效。彼曰：3年来，胸部从未有过此等舒畅。舌淡红、津中、略胖，苔少白。脉右弱滞。效不更方，再进6剂，间日服之，以资巩固。

2011年3月22日：因其女儿诊病，来院告愈。

按：此案虽为治愈之病例，但初诊连连失手亦让人汗颜。问诊有失，贻误战机。苏子降气者，不失为降气止咳祛痰之名方也。其脉细滞者，气机郁滞也；左脉

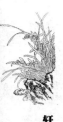

沉，肝气郁，郁则或横冲或逆上，故作胸闷不畅而气急
呛咳。至于病近愈时，右脉反显弱滞者，此无他，邪去
正显暂虚尔。

30. 定时咳嗽——桂麻各半药尽而愈

孙某，男，49岁，个体经营者。1997年4月3日
初诊。

个体经营，终日奔波，辛劳可知。2个月前饮酒后
致发咳嗽，未介意。不料两天后渐剧。症见频频而咳，
少痰，不咳则咽燥痒，时感气上冲咽必咳。于是，中西
药联合治疗，继而"输液抗炎"处之。几经治疗，虽咳
有所减轻，但却呈现每日午后4时左右必发阵阵呛咳，
断续发作约20分钟，剧则长达半小时之多。苦不堪言，
半月有余。食眠好，二便一般。心肺听诊及相关理化检
查无异常发现。

舌黯淡红、津润、边齿痕，苔薄白中密。脉数，右
弦兼浮、左滑中取。病何由而发不得知，但观舌、脉、
症则呈现出卫阳被郁之象，当宜解表宣肺、缓急止咳为
治。拟方桂枝麻黄各半汤。

麻黄（先煎）10g　　桂枝20g　杏仁10g

甘草15g　白芍20g　生姜20g　大枣20g

水煎3剂。日1剂，分3次饭后服。

汗出将息如法。

嗣后，杳无音信。突于1997年5月9日，为朋友
咨询病情，自上海电话告称：上方3剂按法服尽，2个
月之苦顿除。

医案得失篇

按：该案何以诊为卫阳郁困所致呛咳？大致可如：①舌黯、苔薄白中密。黯者多郁，郁乃表之卫阳郁困。苔密者卫阳郁困之相（可参见《范中林六经辨证医案选》)。苔薄白者，病于表轻浅也。②脉数右弦浮者，表郁卫阳不宣而滞阻之象。③"气上冲咽"者，肺气失宣而肃降不利也，仲师有云"其气上冲者，可与桂枝汤"。桂麻各半汤，汗出而表解，卫阳宣达而肺气和，呛咳则愈矣。

31. 喉源性咳嗽

于某，男，64岁，农民。2010年3月30日初诊。

反复喉间干痒，痒则呛咳，急速嗽鸣不已，气急呛咳而无痰。缓则如常人。秋冬著，春夏缓，反复不已五年。舌红、尖边著、少津，无苔。脉躁，右弦硬左细。拟方温肺散寒、缓急解痉。

白芍40g　　甘草20g　干姜30g　党参20g

姜半夏20g　大枣15g　川附子（久煎）30g

肉桂（后入）20g

水煎。日1剂，分3次服。

2010年4月20日：上方进3剂，大效，不更方又进4剂。刻下，已大见好转。唯近因农事操劳，情不爽，症见小复。舌略红、尖殷、少津，少苔。脉细右弦。症见小复，显系情志化火所为，故上方去川附子加沙参20g，干姜易为20g，恐温过为害。

2010年4月28日：上方进4剂，病愈大半，体力较前有增。舌略红、少津，少苔。脉细，右略弦。上方

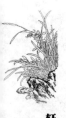

轩园医话录
——医案得失与方药心悟

去沙参加川附子20g，干姜易为30g。

2010年5月11日：药进4剂，自谓已愈。为巩固疗效，拟末诊方6剂，间日服之。

按：喉源性咳嗽，乃干祖望老先生命名也。本案舌红少津无苔，急咳无痰。似应养阴润燥尚且不及，反以温阳暖肺护脾而获愈。盖因病逾五年，久治清热止咳，胸阳已伤；脉躁弦硬，既是胸阳被伤之征，又是阳衰津不上承之象；"辛能润燥"，姜附之辛温能提升中、下二焦之水，附子通阳致津液，姜暖脾肺通调水之上源。上、中、下三焦通运，气化升腾，气道润畅则呛咳必愈。

32. 火郁哮喘

孙某，女，17岁，农民。1982年5月19日初诊。

反复咳嗽、喘息1年，近加重1周。病由情志激发而得，始仅作咳嗽，渐见喘息。嗣后每因情志不悦或劳累则发病，且多于夜间发作或加重，时有咯痰，量少而不易咯出。剧则端坐喘息不得动。舌黯红、津中，苔白。脉细滑，中取略弦。拟方柴胡桂枝汤加蒌、薤，当先缓急平喘为急务。

柴胡25g　黄芩10g　姜半夏10g　甘草10g

党参10g　生姜15g　大枣15g　桂枝15g

白芍15g　瓜蒌10g　薤白10g

水煎3剂。

1982年5月23日：药尽，昼日咳嗽已失，夜间仍作。舌淡红、边黯红、津中，苔白。脉细略弦。拟方竹叶石膏汤加白芍，清肺热、养肺津、缓急止喘。

竹叶 10g　　石膏 18g　党参 10g　麦冬 24g

姜半夏 12g　甘草 18g　生姜 12g　粳米 15g

白芍 45g

水煎 3 剂。

1982 年 6 月 7 日：药尽，咳喘大减，夜间偶有发作，亦大去其锐。上方再进 3 剂。

1982 年 6 月 12 日：诸症近愈，仅于过累则小咳。舌象正常。脉细略躁。拟方麦门冬汤益肺养津、降逆止咳。

麦冬 32g　姜半夏 12g　党参 10g　甘草 16g

粳米 18g　大枣 24g

水煎 4 剂。

1982 年 6 月 17 日：病已愈，为巩固疗效，拟末诊方 4 剂煎服。

1986 年 5 月随访，愈后未再复发。

按： 哮喘之辨治，颇为棘手且疗程久。本案治之盈月而愈，实乃年少，病尚轻浅之幸尔。初诊拟柴桂加蒌、蒲者，取其疏达气机，通调肺之宣肃，缓急为用也。竹叶石膏倍用甘草复加白芍者，仿芍药甘草汤之义，以解气道之痉急。末诊方重用甘草、大枣，借甘麦大枣之义，益气养阴也。

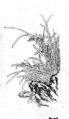

33. 哮喘顽症

王某，女，16 岁，学生。1985 年 11 月 7 日初诊。

发作性喘息 10 年，近发病月余。起因自幼食咸诱发咳嗽，经久不愈而致喘息，逐年加重。每因外感或情志激动则发病。缓解后犹如常人。此次因外感发病，症见喘息不得卧，时缓时急，时作咳嗽，痰少不易咯出，口黏腻，身沉重。现已休假一周。舌淡红润，苔白中腻。脉细滑而数。拟方小柴胡汤，和解表里、疏达枢机、通肺宣肃。

柴胡 35g　黄芩 15g　党参 15g　甘草 15g

姜半夏 15g　生姜 15g　大枣 15g

1985 年 11 月 10 日：上方 3 剂尽，咳喘锐减，痰易咯出。舌淡红润，苔白中腻略黄。脉细滑。拟方四逆散加蒌、薤，力在疏达气机之郁滞，改善气道之痉急。

柴胡 24g　枳实 24g　白芍 24g　甘草 24g

瓜蒌 15g　薤白 10g

水煎 3 剂。

药尽大效，可坚持复课学习，再进 3 剂。

1985 年 11 月 15 日：喘息已止，咳嗽已衰其八九。舌象正常。脉右弦细。拟方柴胡桂枝汤加蒌、薤。

柴胡 25g　黄芩 10g　姜半夏 10g　党参 10g

甘草 10g　生姜 15g　大枣 10g　桂枝 15g

白芍 15g　瓜蒌 10g　薤白 10g

1985 年 11 月 19 日：药进 3 剂，咳喘已控制。舌象正常。脉右略弦，左虚弦。拟方苓桂术甘合枳芍散，缓则治其本，健脾化痰湿，疏滞利气道。

茯苓 32g　桂枝 24g　白术 18g　甘草 18g

枳实 24g　白芍 24g

水煎 3 剂。

1985 年 11 月 27 日：病情稳定。舌淡红润，脉右略弦。拟方苓桂术甘合姜夏散，力在健脾暖肺、化痰湿。

茯苓 32g　桂枝 24g　白术 18g　甘草 18g

干姜 18g　姜半夏 18g

水煎 3 剂。

1985 年 12 月 11 日：近 3 日小有外感，咳小复，喘未作，急来诊。舌淡红，苔白。脉略数中取，右略弦。拟方柴胡桂枝汤（倍芍药）3 剂。外感除，咳嗽已。复进苓桂术甘合枳芍散，水煎 4 剂。

1985 年 12 月 25 日：病已缓解，为巩固疗效，拟前方苓桂术甘合姜夏散，共研细末，每服 10g，日 2 次，白水下。

1986 年 3 月 25 日：病情稳定如常人。拟方苓甘五味姜辛汤。

茯苓 32g　甘草 24g　干姜 24g　细辛 12g

五味子 12g

4 剂。共研细末，每服 6g，日 2 次，白水下。

1986 年 8 月 10 日：病情始终稳定。自昨日偶感风寒，病有欲发之势。急拟小青龙汤，外解表、内化饮。

麻黄（先煎）10g　桂枝 10g　干姜 10g　白芍 10g

甘草 10g　五味子 6g　细辛 10g　姜半夏 10g

水煎 2 剂。

得愈。

1986 年 8 月 15 日：为缓图全功，组方调配散剂一料。

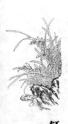

干姜 48g　甘草 64g　白芍 64g　川贝母 32g

共研细末，每服 6g，日 2 次，白水下。

1986 年 10 月 21 日：自谓已愈。再拟上方（8 月 15 日方）散剂一料照服。

1987 年 3 月 25 日：康复如常人。再拟上方（8 月 15 日方）散剂一料，间日服之。药尽告愈。两年后访之，健康无恙。

按：该患之治，历时近两年，始得痊愈。纵观疗程中需注意几个问题：①适寒温，避外感，当为首务；②食用之物，应忌刺激气道之品；③劳逸结合，调畅情志，不应小觑；④病情缓解期，应力图健脾益中固肺，恢复期以散剂服之，缓缓而图较宜。

34. 夏季夜间哮喘

邵某，男，34 岁，个体经营者。2007 年 7 月 4 日初诊。

每至夏季夜间（夜半前后）发作喘息，昼日缓解如常人。至立秋后不治自愈，届时必自发，已 8 年有余，且呈逐年加重趋势。今夏几乎每晚皆有发作。多于夜半时分眠中憋醒，喘促不已，端坐呼吸，历时 30 分钟左右则渐缓。虽夜间发病，但昼日照常工作。病始于 1998 年夏季天热汗出，喜跨新买摩托车兜风于城区。当晚即感胸闷不畅，时少咳，未介意，不料酿成大患。平素体健，不嗜烟酒，食眠好，二便调。舌黯淡胖、边黯、津中，苔少白。脉弦紧中取，右著、左弦细。此病，从病因可知风寒束表，卫阳不宣，肺失肃降，上逆迫急，气道挛急故作哮喘。治宜先行解表宣肺，方拟葛根汤合桂枝加厚朴杏子汤。

葛根（先煎）20g　麻黄（先煎）10g　桂枝 15g

白芍 15g　甘草 10g　生姜 15g　大枣 15g

川朴 10g　杏仁 10g

水煎 2 剂。日 1 剂，分 3 次饭后服。

汗出将息如法。

2007 年 7 月 19 日：上方小效。因出差停药，近日增剧。舌同上，脉右弦紧，左弦细。拟方麻黄汤加味，宣卫阳之郁闭，肃肺气之上逆。

麻黄（先煎）10g　　　甘草 15g　杏仁 10g

姜半夏 15g　生姜 10g　大枣 15g　桂枝 15g

水煎 2 剂。

药尽显效，照方再进 2 剂。

2007 年 7 月 23 日：晚间亦无喘憋发作。舌淡红、边略黯、津中，少白苔。脉右弦细。舌、脉变化与病症之改善相符。示太阳已开，卫阳宣通，肺气渐和。治宜乘胜追击，再拟麻黄汤加味（同上）2 剂，嘱合煎分 9 次服，日 3 次。缓宣之，恐荡急遗留残邪也。

2007 年 7 月 26 日：刻下时有小咳。拟方桂枝加厚朴杏子汤，和营卫、利肺气。

桂枝 15g　白芍 15g　甘草 10g　生姜 15g

大枣 15g　杏仁 10g　川朴 10g

水煎 6 剂。

病情稳定。其间以桂枝加厚朴杏子汤加半夏、干姜、茯苓或加瓜蒌、薤白、枳实，间或以柴胡桂枝汤进

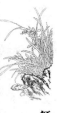

退，计服 26 剂。

近期咳喘已除，天气已渐凉。舌淡红、边略黯淡、津中，少白苔。脉右弦细、左细。改拟散剂，固守阵地，缓图全功。

枳实 150g　白芍 150g　干姜 150g　姜半夏 150g

沙参 200g　甘草 100g　山药 300g　鸡内金 50g

三七粉 50g

共研细末，每服 5～10g，日 2 次，白水下。

2008 年 8 月 8 日：自服散剂至今未有发病。近因天气突转炎热，为巩固疗效间或进服上方汤剂加减 20 余剂。

2008 年 9 月 25 日：病情已平稳。再拟散剂一料，以求永固。

枳实 150g　　白芍 150g　干姜 150g　甘草 100g

姜半夏 150g　桂枝 100g　茯苓 200g　白术 150g

沙参 200g

共研细末，每服 5～10g，日 2 次，白水下。间日服之，药尽停药。

2009 年 9 月 23 日：今年夏季旧病未复发。

2010 年、2011 年两个夏季健康无恙。告愈。

按：病由汗出当风得之，治宜汗法解表，宣通卫阳，肃利肺气。初诊方药味闲杂，朴、杏、葛者，有喧宾夺主之嫌也，故小效。改拟麻黄汤单刀直入，速力解表，加夏、姜、枣者，有小半夏化饮散结之意，枣者护中。此解表者，非恶寒、发热之表，乃卫阳被困表不宣发也。理同证不同矣。表解肺气和是其取胜先决条件。

缓解期"观其脉证，随证治之"可矣。该患所病，历时八年，专于夏季夜间发病，昼日无恙，立秋天凉不治自愈，实为有奇。怎奈才疏学浅，不得其解。

35. 肺胀

孙某，男，72岁，退休职工。2010年3月4日初诊。

久有咳喘病史20余年。自去冬因外感旧病复作，渐重不已。咯痰不易出，动则喘甚，短气不足一息。身畏寒，喜热饮，胫浮肿。舌殷红、润，无苔。脉虚大，右弦。一派阳衰气弱、肺脾肾皆不足之象。虽舌殷红，不得为热。寒生燥，津凝不行亦可舌红无苔。况有脉虚大、舌津润、喜热饮、短气、身畏寒等。治宜温固脾肾、暖肺益气，拟方桂枝合理中加减。

桂枝20g　甘草15g　干姜20g　姜半夏15g

党参20g　肉桂（后入）10g　　生姜15g

五味子10g　　　　白芍20g

水煎4剂。日1剂，分3次空心服。

2010年3月9日：药尽显效。舌殷红色减、润，略见薄白苔。脉虚右著。上方去半夏、白芍加川附子（久煎）30g、茯苓20g力主温阳益肾、行水化津。

2010年3月24日：上方进4剂，持续收效，照方再进6剂，间日服之。大效，身畏寒减，胫肿已消，咳则痰易出。舌淡红、津润，薄白苔少。脉略虚，较前有力有神。脾肾阳气健复，正气有支。拟方小青龙加减，专事散寒凝、化水饮以利气道。

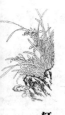

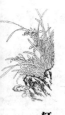轩园医耘录
——医案得失与方药心悟

干姜 30g　桂枝 20g　五味子 10g　白芍 20g

甘草 15g　细辛 5g　姜半夏 20g

川附子（久煎）30g　党参 20g

水煎 6 剂，间日服之。

2010 年 5 月 20 日：自觉大好，仅见活动累时少咳咯痰而已。舌淡红、津中，苔薄白。脉右弦虚、左略虚。病情已大势稳定，上方小青龙加减间日进服 12 剂以资巩固。后为远效计又拟方缓图。

桂枝 20g　甘草 15g　干姜 30g　党参 20g

川附子（久煎）30g　砂仁 10g　肉桂（后入）10g

五味子 10g　　　山萸肉 20g

水煎 6 剂，间日服之。

按：该患肺胀，年高、病久、气虚多无疑。又见咯痰不易出，舌殷红无苔，当以气阴两虚辨治尚且不及，奈何重用姜、附、桂温燥兴阳？盖因有二：舌虽殷红如柿无苔，但却津津而润，此阳虚津不温化之象（或此次仅病数月，伤损未及之故，若迁延杂药频投，想必亦舌红而干也）。脉见虚大，口喜热饮，身畏寒，脾肾阳虚之证谛是其一也。寒凝津不温化而生燥，故见舌红无苔（试想"三九"寒天，手足冻伤，皮色不亦由红而黯红重者黯紫，呈现斑斑皲裂而痒痛，可否"异曲同工"），药用姜、附、桂辛热升燥，温阳而气升，通阳而津行，阳兴而阴津自布是其二也。至于初诊方未用川附子者，乃使"投石问路"小技也。末诊方加用五味子、山萸肉，乃大局已稳，阴阳互求之用也。

36. 肺痿

董某，男，65岁，退休教师。1998年4月8日初诊。

喘嗽、痰涎黏滞时夹血丝，活动气短半月，昔有"慢支"病史10余年。今日胸片示：左下肺炎症并肺不张。舌黯淡润，苔白、剥。脉滑略虚数中取。拟方温散痰瘀兼清虚热。

芦根20g　薏苡仁30g　桃仁10g　冬瓜仁15g

川贝母10g　干姜10g　姜半夏15g　甘草10g

三七粉（冲）5g

水煎3剂。日1剂，分3次服。

1998年5月4日：药尽，症大减，原方复进3剂。刻症：痰涎较易咯出。舌黯淡润，苔白略腻中剥。脉滑略数中取。上方进退之。

干姜15g　姜半夏15g　枳实15g　白芍20g

川贝母10g　三七粉（冲）5g　薏苡仁30g　冬瓜仁15g

甘草10g　沙参20g　鸡内金5g　大枣10g

水煎4剂。

1998年5月8日：咳嗽大减，活动仍气短，近日头晕。上方清润肃利之药应去之，拟方侧重温肺暖脾、消磨郁积。

干姜15g　姜半夏15g　茯苓20g　桂枝15g

甘草10g　苍术15g　薏苡仁30g　鸡内金10g

三七粉（冲）5g

水煎12剂。

轩园医耘录
——医案得失与方药心悟

1998 年 5 月 22 日：咳喘基本除，头晕、短气亦大减。舌淡红略黯、津中，苔薄白略剥。脉左寸虚。拟方温肺化痰、消瘀祛积。

干姜 15g　　姜半夏 15g　　薏苡仁 40g　　冬瓜仁 15g

鸡内金 10g　　三七粉（冲）5g　　　　　五灵脂 15g

甘草 10g　　穿山甲 10g

水煎 10 剂。

1998 年 6 月 15 日：头晕除，唯劳累时有气喘感，食美眠好。舌淡红、津中，苔薄白。脉略数，左寸、右关虚。拟方同上进退，佐以益肾生津。

干姜 15g　　姜半夏 15g　　薏苡仁 40g　　鸡内金 10g

山药 20g　　三七粉（冲）5g　　川贝母 10g

石斛 20g　　沙参 15g

水煎 6 剂，间日服之。

1998 年 7 月 2 日：自觉为愈。今日胸透示：左肺纹理增粗。舌淡红略黯、津中，苔薄白、中略剥。脉左寸、右关虚。拟方温肺生津益气、消磨郁积。

干姜 15g　　姜半夏 15g　　薏苡仁 40g　　鸡内金 10g

山药 20g　　三七粉 5g　　川贝母 10g　　石斛 20g

党参 20g　　麦冬 15g　　五味子 5g　　穿山甲 5g

水煎 12 剂。日 1 剂，分 2 次服，间日服之。

1998 年 8 月 20 日：诸症已愈。舌淡红、津中，苔薄白。脉左寸略虚。为巩固疗效，拟方为散剂缓图全功。

干姜 50g　　姜半夏 50g　　薏苡仁 100g　　鸡内金 30g

山药 60g　　甘草 30g　　三七粉 20g　　川贝母 30g

石斛 60g　　沙参 60g　　党参 60g　　黄芪 60g

共研细末。每服 10g，日 2 次，白水下。

1998 年 9 月 18 日：近两月来一切很好。今日胸片示：肺部无异常。停药告愈。追访至 2009 年，身体尚好。除偶感风寒则喘嗽加重，别无他苦。

按：该患病肺痿，动则上气不足一息，静则可缓。以脉滑虚数、舌黯苔白可知痰瘀郁积，肺络痹阻，动则少气为本。郁积而蕴热（苔剥可有指示意义）喘嗽、痰涎黏滞不易咯出为标。故连续三诊拟方寒温并用，温肺化饮，佐清肺内虚热。标证大缓，力主温化痰饮兼以消磨郁积为治，历时近半年获愈。山药、鸡内金配伍仿岳美中老先生医案之用，酌加三七尤增化瘀通痹之力。

37. 肺痈

王某，女，51 岁，农民。1975 年 10 月 8 日初诊。

咳唾脓血样痰味腥臭，胸痛，时发热，手足心热，盗汗 1 年余，近加重两月。曾于县医院诊为"肺脓疡"，住院治疗症缓于一时。怎奈经济困难，出院回家缓图而治。舌黯红、尖边红、津中，苔白。脉弱滑、关虚洪、寸涩弱。该患体弱、病久，贫病相加以为不治。正虚津亏恋邪，彼此消长，慢性消耗，尤为难治矣。怎奈恳求不已，所当尽力。拟方四妙永安汤加味，清热解毒、散瘀化痰。

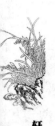

金银花 24g	当归 15g	玄参 15g	甘草 10g
芦根 12g	薏苡仁 15g	桔梗 6g	瓜蒌 10g
蒲公英 15g			

水煎服。

1975 年 10 月 23 日：上方进服 14 剂，诸症大减。舌黯红、津中，苔白。脉略数，右关、左寸虚洪。拟方同上进退。

1976 年 1 月 9 日：上方进服 49 剂，咳唾脓痰大为消减，胸不痛，无发热，仍时有盗汗，食眠转佳。舌淡红、津中，苔少白。脉右关、左寸略洪。拟方桔梗汤加减扶正养阴、化痰祛邪。

桔梗 6g　　浙贝母 3g　瓜蒌仁 6g　当归 10g

黄芪 10g　　甘草 3g　　党参 10g　茯苓 6g

薏苡仁 10g　百合 12g　沙参 10g　麦冬 10g

水煎服。

1976 年 4 月 5 日：上方进服 24 剂。刻下，诸症已基本消除。精神好，面有光润，话语声响有力。舌正常，脉缓和，两关略洪。拟方同上进退。

当归 12g　白芍 10g　党参 12g　茯苓 10g

甘草 3g　　桔梗 6g　　浙贝母 6g　百合 12g

莲子肉 3g　沙参 10g

水煎服。

1976 年 6 月 16 日：上方进服 22 剂。不料近期遭外感，虽病症未见增重，但不得不防残邪复来，遂拟方如下。

金银花 15g　玄参 10g　当归 15g　甘草 6g

薏苡仁 12g　芦根 15g　桔梗 6g　百合 12g

丹参 10g

水煎服。

1976 年 10 月 29 日：上方进服 16 剂。诸症均好，自觉痊愈，嘱再服药，扶正为务。

党参 12g　黄芪 10g　当归 10g　炙甘草 6g

茯苓 10g　莲子肉 3g　百合 10g　扁豆 10g

桔梗 3g

水煎 6 剂。

病愈后，嘱其将末诊方混研为散剂，服用月余，可免复发。1 年后家人欣曰：康健如初矣。该患经治历时 1 年余，服汤剂 130 余剂，始告全功。

按： 该患肺痈病久，体消瘦。虽正虚邪盛，但脉见寸涩弱，乃正虚不足，肺气衰矣。虽衰不得补益，因邪困所为，必祛邪为首务，否则"火上添油"必燃也。服药后反见脉数寸洪，此非病进，乃正气渐兴之佳象。病大势已去趋稳时，方言补益，且小心翼翼唯恐补之过急。补益者，益脾肺也，始终未行峻补，坚持"步步为营"稳中取胜而已。

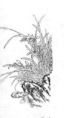

六、肾系病证

38. 血淋——桃核承气下之

杨某，男，23 岁，农民。1982 年 3 月 18 日初诊。

每溲后淋血数滴色鲜红，茎中灼痛难忍两天。时有阵阵腹中热气上冲头巅，或下及小腹热痛。腰沉痛，大便干燥。舌红、边紫红，苔黄厚腻。口臭，唇干燥。脉

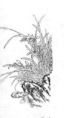

涩滞，左有力。一派阳明腑实证，当下之，拟方桃核承气汤。

桃仁 15g　桂枝 15g　甘草 15g　大黄 30g

芒硝（烊化）15g

水煎 2 剂。日 1 剂，分 3 次服。

1982 年 3 月 21 日：药进 2 剂，诸症顿除。上方减量再进 2 剂，告愈。

按： 桃核承气汤仲师用于蓄血证，近人临床运用较广泛。本案证为热结下焦，伤损血络而见溲血、茎中痛。桃核承气汤泄热散瘀借阳明之路而除，得以获愈。

39. 气虚淋证——苓桂术甘涩之

张某，女，41 岁，农民。1987 年 7 月 11 日初诊。

溲频伴灼热感月余。昔有脘痛史，近作痛，少食不美。舌淡红润，苔白。脉缓弱两寸著。拟方苓桂术甘加龙骨、牡蛎，健脾化湿、益气收涩。

茯苓 32g　桂枝 24g　白术 18g　甘草 18g

龙骨 24g　牡蛎 24g

水煎 3 剂。

1987 年 7 月 21 日：上方 3 剂尽，溲症大减，脘舒，食增且美。拟方黄芪建中汤加茯苓，建中益气、化湿运津。

黄芪 36g　桂枝 18g　白芍 36g　生姜 18g

大枣 18g　甘草 12g　饴糖 18g（高粱饴 6 枚代之）

茯苓 24g

水煎 4 剂，药尽告愈。

按： 溲频溺孔灼热而痛月余。辨证要点：舌润、脉弱、少食不美，脾虚不足是也。先以苓桂术甘健脾化湿，加龙、牡敛正收涩缓其标，复以黄芪建中温中益气扶其本，加茯苓者取其化湿运津也。

40. 气郁淋证——柴桂汤疏之

张某，男，11岁，学生。1985年12月12日初诊。

溲时茎中灼热痛10余天。溲频数、色黄，每溲必茎中灼痛，近几日不溲亦痛。舌无异常。脉略数，右尺、左寸洪。拟方柴胡桂枝汤合蒲灰散，疏达枢机、通利水道。

柴胡18g	黄芩8g	姜半夏8g	党参8g
甘草8g	生姜10g	大枣10g	桂枝10g
白芍10g	生蒲黄（包）10g		滑石5g

水煎3剂。

1985年12月17日：服药前两剂因生蒲黄缺货，效差。第三剂加入本品，痛立止。药既收效，不更方再进3剂。告愈。

按： 凡见淋证灼热、灼痛，多易以"火热"论治，其实不然。该患之淋可谓气滞热郁，下趋作痛。脉见右尺、左寸洪，乃"心移热于小肠"不得畅利而出之象。以其舌象未见病征，可知非"火热充斥"所为，故调畅气机，水道通利、郁解热除病则愈。

41. 石淋

姜某，男，50岁，农民。1999年3月15日初诊。

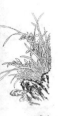

右少腹痛，经 B 超诊为 "右输尿管末端 1.1cm×0.4cm 结石"。舌黯淡红、少津，苔白。脉滑中取。拟方芍药甘草汤合金铃子散加味。

白芍 30g　　甘草 20g　　川楝子 15g　　延胡索 15g

车前子 20g　　茅根 20g　　三七粉（冲）5g

水煎 2 剂。日 1 剂，分 3 次服。服药 1 小时后多饮水，多跳跃运动。

1999 年 3 月 17 日：来院告知，服药 1 剂，排出结石一枚，状如枣核。

按：药用芍甘汤解痉缓急；金铃子散合三七者下气止痛；车前、茅根集水下趋，合力缓冲排石效佳。输尿管结石体积不大者，此方可试。

42. 遗尿

案 1　李某，女，21 岁，未婚，农民。1985 年 2 月 10 日初诊。

尿急、尿频、遗尿 5 年，加重 2 年。患者 5 年来反复发作，尤以夜间著。近 3 年每夜必遗。昼日，稍有尿意如不急排则必自遗。因故自控饮水，于是常感脘中空燥感。大便干，月汛后期、色淡，带下一般。舌黯淡润，脉细弱略滑。综观舌、脉、症，脾肺不足也，拟方甘草干姜汤，温肺健脾、通行津液，摄上即固下也。

甘草 32g　　干姜 16g

水煎 4 剂。

1985 年 3 月 21 日：上方其效平平。先后拟方姜甘苓术加味，五苓散等进服 26 剂。刻症：昼日尿急、频明显好转，且可控制排尿。夜间虽不作尿频、急，但仍遗尿如故。舌黯淡润，脉细，尺弱右著。因前治仅在脾肺调治未治本也，肾阳不足失控未得温补。拟方桂枝加附子汤，温肾阳通营卫。

桂枝 24g　白芍 24g　甘草 18g　生姜 24g

大枣 24g　川附子（久煎）18g

水煎 4 剂。

1985 年 3 月 31 日：已连续五夜未遗尿，昼日已完全可控制排尿时间，原方照服 8 剂，间日服之。

1985 年 5 月 25 日：近两月来昼夜皆无遗尿。偶作溲频感亦可自控。月事正常，体力见增。舌淡红润，苔白。脉缓和有力，两尺略弱。再进桂枝加附子汤 6 剂。间日服之，以资巩固。

按：该患之遗尿可谓顽也，历时 5 年其苦莫诉。纵观先后之治，虽见收效，但夜间遗尿终未得控。以其病迁日久，虽是年轻，亦穷必及肾，怎奈甘草干姜者等鞭长莫及。桂枝加附子者，温肾兴阳、通调营卫。温肾即为制控也，调营卫亦可益肺固气。水之上源有节，肾关开阖有控则病愈可望矣。

案 2　姜某，男，32 岁，物业保安。2011 年 6 月 9 日初诊。

遗尿 1 周，每晚必遗。病得之醉以入房。素体壮硕，嗜烟酒。舌黯、边紫、尖黯红、少津，苔白。脉滑数中取有力。拟方柴胡桂枝汤倍芍药合蒲灰散加桔梗。

柴胡 40g　黄芩 15g　姜半夏 15g　党参 15g

甘草 15g　桂枝 20g　白芍 40g　生姜 20g

大枣20g　生蒲黄（包）15g　滑石5g　桔梗10g

水煎3剂。日1剂，分3次服，嘱戒酒，禁房事。

2011年6月17日：上方服一剂后，是夜少遗些许即醒。近周未再遗尿。舌黯红、津中，苔白。脉滑中取。原方照服3剂，间日进之。告愈。

按：此案之遗尿，虽内伤所发，但不得以虚论治。以其舌黯紫、尖黯红，脉滑数有力可知。又素体壮，嗜烟酒，痰湿蕴热，蓄积有加。强力内伤，引动相火，泛逆于下，开阖失节故见眠中遗尿。方用柴胡桂枝汤者，疏达枢机、调节升降，以解开阖机要之困疲而已。合蒲灰散者，取其清热散瘀散结、利窍也。

43. 癃闭

案1　姜某，男，60岁，农民。1988年2月26日初诊。

溲频点滴难出3天。3天前房事后，突感小腹闷，小便不畅。乃自行发汗治之，每日1次，连汗3日，非但无效反见小便频急，点滴难出，用时虽长却尿意未尽。小腹闷胀，大便虽软却努排难出。身畏寒，时作脐下悸，恶心，四肢冷、拘急感。舌淡红润，苔薄白。脉右弦细而硬中取、左弦虚。此乃阳衰中寒，治当温里。拟方真武汤，温肾阳、镇寒逆。

茯苓24g　白芍24g　白术18g　生姜24g

川附子（久煎）18g

水煎3剂。日1剂，分3次空心服。

1988年3月3日：身寒大减，肢冷拘急感已除，二便大为通畅。拟方茯苓四逆汤，着力温壮下元。

茯苓 32g　党参 12g　川附子（久煎）18g

甘草 18g　干姜 18g

水煎 4 剂。

1988 年 3 月 8 日：诸症已愈，唯时有少腹冷感。舌淡红润，苔少白。脉弦虚。拟方附子理中加味，专事培中以强生化之源。

党参 10g　　白术 10g　甘草 10g　　干姜 10g

川附子 10g　茯苓 48g　黄芪 90g

水煎 4 剂。

1988 年 3 月 18 日：停药后，症见小复。拟方四逆加人参汤。

甘草 18g　川附子（久煎）18g　干姜 12g

人参（另煎兑服）10g

水煎 4 剂。

1988 年 4 月 7 日：诸症已愈，唯近日时有外阴跳动拘急感，遂拟吴茱萸汤 3 剂，药尽而愈。

吴茱萸（洗）16g　党参 16g　大枣 16g　生姜 32g

按： 此案之癃闭，乃阳虚寒中下元，肾气开阖不利。先其时以局部热敷保暖，少药之亦可愈。反自行发其汗越三日，遂成癃闭。卫阳大衰，身冷、肢拘、脐下悸接踵而来。脉弦细硬，寒凝损阳之象。暖下元、温肾以镇寒逆，治为上。至于近愈时加用人参者，因其症见小复，虚故也。外阴跳动拘急者，肝筋不柔，亦预示阴缩挛痛之虞，不可忽视，故急温之而愈。

案 2　盖某，男，69 岁，农民。2001 年 5 月 11 日初诊。

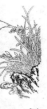

反复小便频、急、痛、黄、不尽、点滴不畅等苦
楚，时急时缓7年，近加重半月。体瘦，口渴不饮，食
可，小腹阵阵隐痛，大便一般。彩色B超报告：前列
腺炎、增生，并膀胱尿潴留，膀胱炎。舌淡红润、边
淡紫瘀斑，苔白。脉细滑，右弱。证属痰瘀互结，湿注
下焦，脾肾不足。急则治其标，先拟方燥脾化湿、消瘀
通利。

　　苍术15g　薏苡仁40g　鸡内金10g　三七粉（冲）5g

　　生蒲黄（包）15g　萹蓄20g　瞿麦20g

　　甘草10g　滑石5g　茯苓20g　桂枝10g

　　泽泻25g

　　水煎4剂。

　　2001年5月22日：初服药时尿量较前畅，但尿中
及尿毕时茎中及小腹有如刀割样灼痛。4剂尽，痛见好
转，一次排尿基本可尽，尿色黄大减。上方去苓、泽，
加白芍15g，海金沙20g以增通痹祛瘀之力，药进4
剂。刻下：茎中灼痛大减，病情趋稳。舌淡红润、边淡
紫瘀斑，苔白中腻。脉缓滑，右弱左细。上方去滑石、
白芍、海金沙、萹蓄、瞿麦，加姜半夏15g，干姜15g，
浙贝母（捣）10g，穿山甲（捣）5g，茯苓20g，白术
10g以增温脾暖中、通痹祛瘀之力。

　　2001年5月28日：上方服至第3剂时症反增重，
4剂尽效佳。舌淡红润、边淡瘀斑，苔白中腻。脉缓，
右细、左尺虚。拟方如下。

　　苍术15g　薏苡仁40g　沙参20g　姜半夏20g

　　鸡内金10g　枳实15g　生蒲黄（包）20g

干姜 15g　甘草 15g　桂枝 10g　茯苓 15g

白芍 15g

水煎 4 剂。

另配：三七粉 30g，水蛭粉 70g。混纳胶囊，4 粒，日 2 次，白水送服。

2001 年 6 月 4 日：持续收效，症减过半。舌淡红、津中、边瘀斑大为减少，苔白。脉右弦中取细、左尺虚。拟方温中健脾、化湿祛瘀。

苍术 15g　薏苡仁 40g　干姜 15g　姜半夏 20g

鸡内金 10g　甘草 10g　淫羊藿 15g

葶苈子（包）10g　　　大黄 5g

水煎 10 剂。

2001 年 6 月 19 日：诸症持续好转。食眠好，精神好，病去八九。舌淡红、津中、边浅淡瘀斑，苔白中略厚。脉细左尺虚。拟方温脾补肾化痰瘀。

干姜 15g　姜半夏 20g　鸡内金 10g　薏苡仁 30g

大黄 5g　葶苈子（包）10g　淫羊藿 20g　菟丝子 20g

枳实 10g　白术 15g　桂枝 10g　甘草 15g

此方进退煎服 16 剂。

胶囊剂（同上）改为 3 粒，日 2 次，白水下。

2001 年 7 月 24 日：诸症近愈，无不适之感。拟方散剂一料缓图之。

干姜 150g　姜半夏 300g　鸡内金 100g　穿山甲 50g

薏苡仁 300g　葶苈子 100g　苍术 150g　神曲 150g

延胡索 150g　甘草 100g

共为细末，每服 10g，日 2 次，白水下。胶囊剂（同

上）服之。

2001年10月15日：唯时有小便稍不适，天凉较为明显，无大碍。舌淡红、津中、边浅小瘀斑仅有两处，苔薄白。脉细右略弦。上方散剂再配一料，改为每服5g、10g交替间日服之。胶囊剂（同上）2粒同服。

2001年11月20日：自觉已愈。嘱上方散剂5g，日两次服，胶囊剂（同上）2粒，日两次。服5日休息5日。药尽告愈。

2010年访之，愈后至今康宁无恙。

按：此案之患，年高、病久、症杂。既有脾肾阳虚之不足，又有痰瘀郁阻之实；虚实夹杂，寒热错杂，故其治亦较杂。故应在急疗标证之时也兼顾正气之虚。标证缓解，病情趋稳，着力健脾化痰湿、消积祛瘀。后期主以散剂缓图可矣。三七与水蛭相配，祛瘀通痹之效多"渐入佳境"；葶苈子、大黄为伍，散结积、祛顽痰效果可信。（参见《中医杂志》1999年第2期）

七、肝系病证

44. 鼓胀

王某，男，65岁，农民。1994年4月11日初诊。

患"慢肝"5年，近半年来腹胀满，右胁隐痛，腹满如鼓，青筋暴露，食不美，口渴思饮。大便时干时稀，小便偏黄。昔有"慢支"病史10年。舌淡红、津中，薄白苔。脉数，右弦、左弦虚。肝功：碘试验（++）。拟家传验方沙苍薏苡仁茯苓汤，清肺平肝益肾。

沙参15g　苍术10g　生薏苡仁15g　茯苓18g

天冬15g　麦冬18g　枸杞15g　　生地15g

猪苓15g

水煎4剂。

1994年5月25日：药尽，腹胀减，食见增，原方再进6剂。腹胀满已消，自行停药，故近日上症小复。舌淡红、尖略红、津中，苔少白。脉数，右弦虚、左虚。仍拟上方再进6剂。另配散剂一料。

香附200g　五灵脂100g　当归150g　白芍150g

丹参200g　鳖甲50g　　龟板50g　　鸡内金50g

三七粉30g　牡蛎50g

共研细末。每服10g，日2次，白水送服。

1994年6月28日：刻下，胁隐痛，腹胀等症基本消除。口不渴，食、眠可，二便正常。舌淡红、尖边红、津中，苔少白。脉虚数中取。原方再进10剂，水煎，间日服之。另嘱每晚睡前吞服枸杞子15g，兼顾滋养肝阴。

1994年10月16日：家人来院云，现已可参加农田劳作。嘱继服散剂可矣。

1995年1月10日：刻下，腹肿胀全消，食眠好。唯时有饭后脘闷胀感。舌淡红、尖边红、津中，少白苔。脉弦略数，右偏细。仍拟原方间日进服6剂。再配原散剂一料，按前法服之，缓图远效。

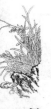

按：“慢肝”5年，病至鼓胀，又有肺系旧病。证见虚实夹杂，其治补泻皆难。是方，沙参、苍术相伍，清热不凉，散郁不燥，升降相宜。配以茯苓、猪苓、薏苡仁，平淡渗利、健脾化湿。辅以天冬、麦冬清肺平肝而不伤阴。伍以生地、枸杞益养肝肾，虚火不亢。实则肺、脾、肾三脏联治，上、中、下三焦同顾，平和中缓图见功。散剂，消磨化积、散结化瘀，亦默默有功，历时八月得以好转。

45. 血厥——选方不易，守方进退亦不易

牟某，女，60岁，农民。1997年4月7日初诊。

近月来先后两次无诱因活动时突仆，须臾即苏，自行爬起，一如常人。每仆前无先兆，亦无宿疾可查。唯近半年来时有小眩，尤以饥饿时易发或著。曾先后做脑电地形图、头颅CT，查无异常，血压、血糖值均正常。舌淡红、津中，苔白。脉右虚左细。该患病者何？眩晕者不及，先兆中风牵强，癫痫尤为远矣。但突仆之因必有突发上虚而为之。《普济方》许叔微有“白薇汤”可治此病，遂予加味处之。

党参20g　当归15g　白薇15g　甘草10g

黄芪25g　丹参20g　大枣15g　枸杞子20g

葛根20g

水煎6剂。

1997年4月14日：药尽未见发病，亦未见其他反应。再拟上方进退。

党参20g　当归15g　白薇15g　甘草10g

黄芪 25g　枸杞 20g　茯苓 15g　白芍 15g

丹参 20g

水煎 12 剂。

1997 年 9 月 8 日：上方进服 12 剂，近 5 个月来自觉良好，亦未再仆之。偶有午间小眩，但活动无妨。舌黯淡红、润，苔白。脉右寸虚、尺弦细、左细尺弱。仍拟上方进退，去白芍、丹参，加白术 15g，桂枝 15g 以增温阳化湿之力。

1997 年 10 月 17 日：上方进服 12 剂。刻下食眠好，但仍时有头眩小作，乃进药偏少故也。近染外感，愈后，舌淡红润，苔白中密微黄。脉右寸关虚、左细略滑。拟方苓桂术甘加味处之。

茯苓 25g　桂枝 15g　白术 10g　甘草 10g

龙骨 15g　牡蛎 20g　白薇 15g　茵陈 10g

白芍 15g

水煎 4 剂。

1997 年 10 月 27 日：上方 4 剂尽，近期良好，自谓已愈。为巩固疗效，复拟白薇汤加味。

党参 20g　当归 15g　白薇 15g　甘草 10g

黄芪 20g　枸杞 20g　茯苓 15g　白芍 15g

山药 15g　姜半夏 15g　生姜 15g　桂枝 10g

菟丝子 20g

诸药调配进服 12 剂。

停药告愈。

按： 此案之突仆晕厥，《普济方》谓血厥。据其舌、脉、症，应属气血不足所为。虽以白薇汤加味获愈，但

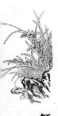

随着病症好转却显现舌润之相，此养阴甘味之药有过也。所可幸者，随证调整温阳健脾之药。选方不易，方剂进退、变化亦不易。个中治疗有闲杂之药，如葛、茵之类，亦属败笔。

46. 热郁眩晕——病怪有证在，柴胡类方获愈

李某，女，52岁，农民。1995年9月13日初诊。

患者5年来，反复发作头晕目眩，呕恶，二便窘泄。每月发作1～3次不等。每次发作必先感头阵晕，目阵眩，随即二便窘迫，急急入厕。解后则须立即卧床不易动，四肢软，间或呕吐。目不能睁，口不能言，亦不能安寐，但耳听心明亦可分辨。持续30分钟左右则缓，辗转2～3日则渐愈。平素食眠可，身阵阵烦热汗出，大便日行2～3次，溲频。舌淡红、少津，苔白中略厚。脉缓滞、沉细，右略弦。单凭症述，似为偏虚，但舌、脉显现热郁内积。拟方四逆散合栀豉百合地黄汤加味，疏达气机、解郁散热、清心宁神。

柴胡24g 枳实24g 白芍24g 甘草20g

百合32g 生地48g 栀子12g 淡豆豉24g

菖蒲10g

水煎6剂。

1995年12月21日：6剂尽，病除。已3月未发作，自行停药。近因外感，上症小作故而复诊。先予小剂柴胡桂枝汤2剂。休息两日，再服原方4剂，以观之。

1996年1月6日：自谓已愈，为巩固疗效，原方进退间日服6剂而停药告愈。方如下。

百合 40g　生地 45g　　甘草 10g　枳实 15g

丹参 20g　薏苡仁 25g　茯苓 15g　栀子 5g

水煎服。

按：李某眩晕案症见颇奇。每发作必二便窘迫急入厕，此肝胆之气横逆所为。舌呈少津，苔白略厚，内积滞热之征也。脉见缓滞，气机不利也。沉为在里，弦者肝胆气逆也。若丝丝入扣查尽彼述之症则易偏也，故以舌、脉之象为凭，方拟疏郁散热为治。若拟用苦寒泻下之剂，不但损其胃肠，更易寒遏积热之内郁，姑妄论之，不必凭尔。

47. 湿郁眩晕——守中不移，温药和之

郭某，女，43 岁，供销社职工。1984 年 5 月 28 日初诊。

头晕、目眩、耳鸣 3 天。患者自 1974 年染"眩晕症"，嗣后每年皆有发作 2～3 次不等，尤以春夏为著。发作则头晕、目眩、坐立不稳、耳鸣、目不得顾，剧则卧床、呕吐频作，历时半月渐愈。每病前，必显带下质稀量多，身疲软，背畏寒，尤以经期易发病。刻症：表情淡漠、勉强坐位，目不欲睁。舌黯淡润、边齿痕、尖略红，苔白。脉缓弦中取。拟方苓桂术甘合枳芍散，疏滞化湿、降浊升清，急则治其标。

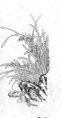

茯苓 30g　桂枝 20g　白术 25g　甘草 15g

枳实 20g　白芍 20g

水煎 2 剂。

1984 年 5 月 30 日：药尽，症减其半，食见增。舌

同上。脉沉缓弱，左寸虚。拟上方去枳、芍，免疏泄太过，增龙、牡各20g，敛正涩精之用，水煎5剂。

1984年6月8日：诸症大好。唯头目时有欠清，拟方桂枝加龙骨牡蛎汤，和脏腑调阴阳而敛正涩精。

桂枝24g　白芍24g　甘草18g　生姜24g

大枣24g　龙骨24g　牡蛎24g

水煎4剂。

1984年6月20日：诸症已除，食增且美，唯时有耳作小鸣。舌黯淡润、边齿痕，苔少白。脉弦细，右略显硬象。拟方附子汤温肾暖脾，扶命火缓治其本。

川附子（久煎）18g　茯苓12g　党参10g

白术18g　白芍12g

水煎进服7剂。

告愈。后拟附子理中丸进服半月，以资巩固。两年后访之，未见复发矣。

按：病发眩晕，虽是痰湿作祟，实乃脾肾阳虚不足。但急则治标，先宜化湿降浊，待病缓和而步步为营，健脾暖肾，以求永固。至于病症减缓，脉反沉弱者，此邪去正显乍虚故也。而病处缓和，脉又见弦细而硬者，乃病体之本脉也，若此脉象不改善，病亦易复发矣。

48.阴虚眩晕——症见夜著，养阴宁心处之

冷某，女，61岁，农民。1987年7月23日初诊。

头晕、目眩、咽干，昼轻夜重3个月有余。身常烦热，胸闷不畅，时作心悸惊惕。食不美，眠不佳。便干，溲多黄，伴以灼热感。舌黯红、尖边红、津中，苔

白。脉缓滞，右关、左寸虚洪。血压 130/80mmHg。拟方养阴清热、宁心除烦，百合地黄汤合芍药甘草汤。

百合 30g　生地 20g　白芍 20g　甘草 20g

水煎 3 剂。

1987 年 7 月 30 日：上方 3 剂尽，症略减，拟方酸枣仁汤，养阴清心宁志。

炒枣仁 25g　甘草 10g　知母 15g　茯苓 15g

川芎 15g

水煎 3 剂。

1987 年 8 月 10 日：药进 3 剂，大效，诸症已衰其八九。改拟麦门冬汤，益气养阴生津。

麦冬 40g　姜半夏 12g　党参 12g　甘草 10g

粳米 15g　大枣 18g

水煎 4 剂。

药尽而愈。

按：该患眩晕昼日尚可勉强，而夜间苦不堪言，纵观病证乃阴津不足，相火虚亢，泛扰清窍而眩晕病作。又以食不美、眠不佳为眩晕推波助澜，故迁延 3 个月不愈。治以养阴清热扶其本、宁心除烦治其标，不月而愈。

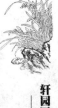

49. 阳虚眩晕——阳衰阴水动，真武捣"黄龙"

李某，女，46 岁，教师。1983 年 11 月 15 日初诊。

眩晕、耳鸣、身腘 1 周。昔有头晕史，常易发作。近来症见身腘动，头晕目眩，剧则呕吐。常欲眠睡，项板痛，四肢麻木。耳鸣、鼻流清涕不绝，身畏寒。舌黯淡润，苔白，脉沉细弱。此一派阳衰不足，阴水泛动之象。拟方真武汤，温阳镇水。

茯苓 18g　白芍 18g　生姜 18g　白术 12g

川附子（久煎）12g

水煎 3 剂。

1983 年 11 月 20 日：药尽显效，一鼓作气，上方增其量（各药增其 1/3 量）再进 3 剂。

1983 年 12 月 4 日：药尽近愈，因教务繁忙，自行停药，故见小复。舌黯淡润，苔白。脉沉缓右弱。改拟附子汤，专事温脾暖肾、培土运水。

川附子（久煎）20g　茯苓 15g　党参 10g

白术 20g　白芍 15g

水煎 3 剂。

1983 年 12 月 9 日：病愈八九。舌淡红略润，苔少白。脉缓中取较前有力。末诊方再进 3 剂，以资巩固。

按：阳气衰，阴水动，泛逆清窍，故身瞤、头眩。又见畏寒、欲眠睡，少阴寒化证谛也。真武者，温阳镇水之用，显效后增其量再进捣毁"黄龙"。病缓和进附子汤，温补脾肾从其根、培土运水布其津，以求久远矣。

50. 体位性眩晕——湿阻气滞，清窍失养

祝某，女，32 岁，化肥厂工人。1995 年 11 月 15 日初诊。

每随体位旋转则发作眩晕 2 年，曾有 3 次发病较剧，均为体位旋转较速而瞬间不识人。素无重要病史，

血压正常。舌黯淡、津中、边齿痕，苔白中略腻。脉细滑滞，中取有力。拟方开滞祛积化痰湿。

枳实 24g　白芍 24g　茯苓 32g　薏苡仁 15g

甘草 10g　苍术 10g　黄柏 5g　丹参 15g

大黄 5g

水煎 6 剂。

1995 年 12 月 5 日：药尽，体位旋转时有眩晕，但势减其锐，药已中病，继服上方 6 剂。

1995 年 12 月 14 日：刻下已愈，旋转体位亦不眩晕，欣喜不已。舌淡红、边浅齿痕，苔薄白。脉缓和中取细。拟原方去苍、柏、丹参、大黄，加桂枝 24g，白术 10g，牡蛎 15g，草决明 15g，水煎 6 剂，以资巩固。

按：痰湿聚，气机滞，气血不利。体位迅转，气血上行尤为缓滞，清窍失养故作眩晕。初诊之治着力开气滞以散郁，为痰湿之通化开其出路。病近愈时则着力温脾阳布津化湿，以绝病源耳。

51. 嗳气顽症

案1　于某，女，82 岁，农民。2010 年 6 月 3 日初诊。

每感气逆脘胸，则必嗳声连天。自制之则脘、胁、胸、背胀撑而痛，剧则憋闷不已，气冲巅顶而痛。终日少宁时，嗳声连连响，呈长吁怒号状，昼重夜轻，反复不已 10 余年，近半年较频剧，整日嗳声不断，夜惊四邻。食眠可，二便一般。舌黯淡、津中，薄白苔。脉右弦虚。此证乃肝寒气逆，犯冲脘胁，横行胸膈。治宜温

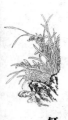

阳降逆、缓冲止嗳。拟方芍药甘草汤合四七汤加姜夏散，急则治其标。

白芍 30g　甘草 15g　茯苓 30g　制半夏 20g

川朴 10g　苏叶 10g　生姜 30g　干姜 20g

水煎 3 剂。日 1 剂，分 3 次空心服。

2010 年 6 月 7 日：嗳顿除，但脘腹间闷胀仍在，拟上方进退，着力温中和胃。

姜半夏 20g　川朴 10g　茯苓 30g　苏叶 10g

生姜 30g　　白芍 40g　甘草 15g　砂仁 10g

肉桂（后入）10g

水煎 4 剂。

2010 年 6 月 14 日：刻下嗳虽除，但气冲胸脘仍作，甚则达巅。舌淡红、边黯、津中，苔少白。脉右虚左细。拟方吴茱萸汤合四七汤，温肝平冲降逆。

生姜 30g　吴茱萸（洗）15g　党参 20g　大枣 15g

茯苓 30g　姜半夏 20g　　　川朴 10g　苏叶 10g

肉桂（后入）10g

水煎 4 剂。

2010 年 6 月 18 日：药尽，头巅清明，胸脘畅爽，欣喜不已。刻下，时作腹鸣气逆状，但大去其势。效不更方，再进上方吴茱萸汤合剂 4 剂。

2010 年 6 月 25 日：诸症近愈。舌淡红略黯边著、津中，苔少白。脉右弦虚、左弦细。拟方四七汤加姜、附、桂，以温肾暖肝、散寒镇逆固其本。

茯苓 30g　川朴 10g　苏叶 10g　姜半夏 20g

生姜 30g　砂仁 10g　肉桂（后入）10g

川附子（久煎）20g

2010年7月9日：上方4剂尽，大好，再进4剂。诸症已愈，舌淡红略黯、津中，苔少白。脉右弦、左弦细。为巩固疗效，拟方桂枝加芍合四七汤加减，水煎6剂，间日服之，以求全功。

桂枝20g　甘草20g　　白芍40g　干姜20g

茯苓30g　姜半夏20g　川朴10g　苏叶10g

生姜30g

水煎服。

案2　乔某，女，73岁，农民。1995年4月18日初诊。

嗳气频作，响声连天，时缓时急2年，尤以情志激发或睡醒后嗳气为著，每次可长达半小时连续嗳气。止后如常人，昼夜皆可发。若抑制之，则左胁、少腹闷胀难忍。病由情志不遂得之。近来，每餐不能过饱，饱则嗳噫食臭。眠可，二便一般。舌黯淡、少津，薄白苔。脉虚弦滑，右偏弦细。此肝胆气逆犯胃，腑气不降，滞热内郁。拟方半夏泻心汤，清滞热而散痞结、升降阴阳以和胃气。

姜半夏15g　黄连12g　干姜15g　甘草12g

党参15g　　黄芩18g　大枣18g

水煎服。

1995年5月2日：药尽，嗳气减半。舌黯淡、少津，薄白苔。脉弦中取，略滑，右著。拟方四逆散合越鞠丸，疏达枢机、散郁除结。

柴胡15g　枳实15g　白芍15g　甘草15g

川芎 5g　苍术 10g　香附 20g　神曲 10g

栀子 5g

水煎 4 剂。

1995 年 5 月 6 日：病情稳定。舌淡红、津中，薄白苔。脉弦中取，略滑，左偏细、右关弦著。拟方柴胡桂枝汤加味，疏达气机、调和脏腑。

柴胡 24g　黄芩 15g　　党参 12g　姜半夏 10g

甘草 10g　桂枝 12g　　白芍 24g　生姜 15g

大枣 12g　莱菔子 10g　苏子 5g　川楝子 10g

水煎 4 剂。

1995 年 5 月 20 日：诸症大好，病衰大半，再进上方柴桂汤加味 6 剂，间日服之。

1995 年 8 月 2 日：病已愈。偶有餐后少嗳数声即止，为巩固疗效，处以丹参饮合芍甘汤加沉香、香附之品，调服 3 剂而收功。同年 12 月 12 日其婿来院告曰病已痊愈。

八、脾胃病证

52. 厌食——中虚夹积，理中消补

张某，男，51 岁，农民。1994 年 4 月 26 日初诊。

厌食、纳极差 4 个月。每日仅进二两饭，且脘闷胀不适。体瘦如柴，身疲乏力，大便稀，日行 2～3 次，

量极少。先后经县、地市级医院相关理化检查无异常发现。舌淡润，苔白。脉沉弱缓，右寸关略虚。拟方附子理中合四君子加味，健中补脾、温肾壮火，佐以消积化滞。

炙黄芪24g　当归10g　　党参15g　茯苓30g

白术10g　　炙甘草10g　干姜10g　川附子5g

大枣15g　　鸡内金10g　枳实12g　白芍12g

水煎4剂。

1994年5月3日：家人询方曰：药尽，脘闷饱胀感减半，余症依然在。上方去归、芪加桂枝、沙参。

枳实10g　　白芍10g　　茯苓24g　桂枝15g

白术12g　　甘草10g　　干姜10g　党参15g

鸡内金10g　沙参15g

水煎服。

药进4剂，食美纳增，照方复进6剂，间日服之。2个月后，同村人来诊访曰：已愈，可下田轻劳作。

按：该患厌食，脾胃阳虚也，以舌润、脉弱、便稀可知。食后脘闷胀者，夹有积滞也。初诊效不佳，一是药物剂量配伍有操之过急之嫌；二是当归之腻碍食，黄芪之补虚不受也，故去之。增以桂枝、沙参和胃气兼清积滞之虚热，微调诸药剂量趋于平和，故而效佳。

53. 呕吐——但见一证便是，柴胡和之

于某，女，32岁，农民。1986年6月27日初诊。

食后恶心，剧则呕吐，时缓时急，迁延半年。每日三餐后必作恶心，剧则必吐食物。食欠美，身常烦热，

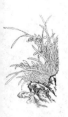

手足尤著，二便一般。肝功能检查正常。舌淡红润，苔白。脉弦中取著。烦热、恶心、呕吐、脉弦，少阳证也。处方小柴胡汤。

柴胡 32g　　黄芩 12g　党参 12g　甘草 10g

姜半夏 12g　生姜 12g　大枣 12g

水煎服。日 1 剂，分 3 次服。

1986 年 7 月 3 日：服药 1 剂恶心除，药进 4 剂呕吐止。身烦热亦减，食美且增。舌淡红、津中，薄白苔。脉右略弦。效不更方，复进 3 剂。告愈。

按：仲师曰："伤寒中风，有柴胡证，但见一证便是，不必悉具。"本案之呕吐，柴胡证具，故与小柴胡汤效若桴鼓。一证者，非一症也，乃指少阳证之征象尔。不宜尽言，亦不必尽言。"知其要者，一言而终"者也。

54. 阴虚脘痛——百合地黄缓急，竹叶石膏润燥

张某，女，37 岁，农民。1987 年 4 月 13 日初诊。

反复胃脘隐痛伴灼热感，时急时缓 5 年。脘闷，气逆塞胀有如食物堵塞感，灼热，少食不美。大便干，2～3 日一行，小便常黄。易嗳气，无泛酸，知饥不欲食。舌黯红、津中，苔白微黄。脉右关细弱、左关虚。拟方百合地黄合芍甘汤，养阴清热、缓急止痛。

百合 32g　生地 48g　白芍 32g　甘草 24g

1987 年 4 月 23 日：药进 3 剂，显效。照方复进 4 剂，刻下脘中灼热除，隐痛大减。舌同上，脉细，左关虚。拟方竹叶石膏汤，养阴润燥、和中益胃。

竹叶 18g　石膏 60g　姜半夏 12g　麦门冬 36g

党参 18g　甘草 12g　粳米 30g

1987年4月28日：上方3剂尽，自谓已愈。食增且美，脘腹舒爽，大便正常。为巩固疗效，竹叶石膏汤约其小剂复进3剂，善其后可矣。

按：阴虚者，胃中津亏。脘灼热，知饥不欲食是其征也。临证时尤当舌、脉、症合参，免偏信之过。治宜养阴清热生津为是，但不可为过，过则败胃。故病见缓和，须当和胃建中，以扶胃气为要。

55. 食痹——大实有羸状，至虚有盛候

徐某，女，40岁，下岗职工。2007年6月14日初诊。

患脑出血经救治成功，遗留口眼歪斜、语言不利、半身不遂等症半年余。近赴地市级医院复诊，先因故惊吓，后又食用香蕉，即感上脘闷胀顶逆，经调治而愈。近又因进食水饺，脘症再发，且日趋加重一周。刻症：水食不得入口，入即闷胀顶上脘而痛，吐出则缓。气上逆阵阵呃逆，嗳之不得，矢之不通。近日竟饮水亦然，身软无力，面㿠少神，动则喘喝，口气秽，小便黄，大便秘。患者惧，家人恐，中、西药杂投，日重一日。

查其舌黯、少津而黏、边黯点，苔白腻。脉关滑右著。病者外观一派虚证，但舌、脉之象实也，口气秽、便秘、溲黄可证矣。此乃真实假虚之证。病由情志抑郁又遭惊恐，胆气不畅，枢机失利，加之饮食不节，胃气失和。病者尚在康复中，气血失和久矣。当务之急在

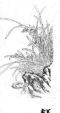

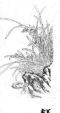轩园医标录
——医案得失与方药心悟

于通腑降浊，务使水食得入，否则皆为空谈。仲师曰："食已即吐，大黄甘草汤主之。"今加白芍缓急之用。

大黄 10g　甘草 10g　白芍 20g

水煎 1 剂，于 18 小时内分 5～6 次少少与之。

2007 年 6 月 16 日：药进非但未吐，反觉脘中舒畅，照方再进 1 剂，日分 4 次服。药尽，米水可少许进之。舌淡红、津润、边黯，苔白略腻。脉右略滑。拟方柴胡桂枝汤，疏达枢机、缓和胃气。

柴胡 25g　黄芩 10g　姜半夏 10g　甘草 10g

党参 10g　生姜 10g　大枣 10g　　桂枝 15g

白芍 15g

水煎 1 剂。分 6 次，日服 3 次。

2007 年 6 月 18 日：刻下，进流质饮食亦无明显不适。其夫来院询方，拟方香苏饮加味，和胃降浊、缓泻积热。

香附 10g　苏叶 5g　　陈皮 5g　　甘草 5g

党参 10g　生姜 10g　冬瓜仁 5g　大黄 5g

大枣 10g

水煎 2 剂。日 1 剂，分 3 次服。

药尽，可进流质饮食加软食，食后舒且美。香苏饮加味再进 2 剂，饮食调养，大好。后以平胃、保和等方调理近月，终获痊愈。

按：食痹，此病名较冷僻。"出《素问·脉要精微论》。《素问·至真要大论》：'食痹而吐。'王冰注：'食痹，谓食已心下痛阴阴然，不可名也，不可忍也，吐出乃止。此为胃气逆而不下流也。'"（《中医大辞典》）

56. 胁痛顽症

孙某，女，38岁，农民。1986年3月20日初诊。

右胁痛10年，近发月余，加重5天。胁痛历年发作，近期症见右胁痛引右肩背，口苦，身时烦热，剧则伴面部及脘胁灼热阵阵。食不美，二便一般。舌黯淡紫、润，苔白。脉弦中取右著，左脉弦细。拟方柴胡桂枝汤加芍药汤，疏达枢机、缓急和胃。

柴胡32g　黄芩12g　党参12g　　甘草10g

桂枝12g　白芍24g　姜半夏10g　大枣12g

生姜12g

水煎4剂。

1986年3月25日：药尽，胁痛小缓，余症依然。上方只顾枢机不利，忽视舌紫润之寒象。改拟黄土汤加减，平调寒热而缓急。

生地18g　甘草18g　白术18g　川附子（久煎）18g

阿胶（烊化）18g　　黄芩18g

赤石脂（无灶心土，以此代之）48g

水煎4剂。

1986年4月4日：药尽，胁痛除，脘胁灼热大减其锐。舌仍同上，脉缓滞弦细中取。改拟乌梅丸，酸甘缓敛、暖肝和胃。

乌梅36g　细辛6g　黄连12g　当归4g

川附子6g　川椒4g　桂枝6g　　党参6g

黄柏6g　　干姜9g

水煎4剂，间日服之，以资巩固。

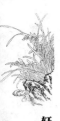

按： 该患胁痛 10 年可谓久矣（限于条件，缺少相关理化检查）。证见寒热错杂，虚实夹杂，方用黄土汤、乌梅丸而获效。初诊常规用方走老路，其效平平，对病机之改善无济于事。舌黯淡紫润，脉弦右著，其寒凝气滞热郁非一日可为。非寒热并用、调和阴阳、暖肝和胃不为功矣。

57. 脘痛怪症

叶某，男，46 岁，农民。1999 年 4 月 23 日初诊。

少食不饥，食后则脘闷胀隐痛半年，加重月余。无恶心，无呕吐，无烧心反酸。生、冷、硬食物不得食，食则尤剧。故终日稀食、软食为餐。大便状如羊矢，4～5 日一行。肝功能、血糖值均正常，内镜示：浅表性胃炎，HP（+++）。舌淡润嫩，苔薄微黄。脉缓，右弱、左细。综舌、脉、症之象，乃中气亏虚，胃阴不足。暖脾温中，胃阴不受；养阴益胃，碍阳温升。治宜兼顾，缓和求之。组方调中益气、甘缓养胃。

百合 30g　　乌药 10g　太子参 20g　茯苓 15g

薏苡仁 30g　石斛 20g　白芍 15g　　甘草 10g

三七粉（冲）5g

水煎 4 剂。

1999 年 5 月 11 日：药尽显效，大便较硬，2～3 日一行，照方再进 4 剂。病症持续好转。舌淡红润，苔薄白。脉缓，右弱左细。上方加枸杞 15g，水煎 6 剂。

1999 年 5 月 28 日：刻下，脘症亦除，可少食硬面食物，大便软，日行一次。舌淡红润，苔薄白。脉缓，右弱左细。上方加白术 15g，大枣 15g，枸杞增为 20g，甘缓益脾肾，水煎 6 剂。

1999 年 6 月 7 日：自觉无不适，水果亦可少食之。舌淡红、津中，苔薄白。脉缓，右略虚、左略细。上方去白芍，加山药 20g 益脾肾，间日进服 6 剂，以资巩固。

58. 热结旁流

邵某，乡村老翁也，年已古稀。1975 年 8 月 21 日其婿邀诊。

前日染外感，经治（用药不详）表虽解，怎奈外邪乘虚入侵。症见腹满、闷坠，便稀夹有粪块且呈里急后重之势，溲黄，口渴思饮。舌淡红，苔略黄，脉虚洪无力。论其症为实，理应下之，诊其脉为虚，且年过七旬，正虚碍手。扶正则益邪，祛邪易伤正，于是处以黄龙汤加减。

党参 10g　当归 12g　甘草 3g　大黄 3g

芒硝（烊化）3g　　桔梗 3g　麻仁 6g

水煎 2 剂。

越两日，其子询方，病势大减，唯尚有里急后重感，仍当扶正再下，进原方 2 剂。

1975 年 9 月 7 日：老翁喜曰已愈。刻下大便困难，系热伤阴津便秘也。诊其脉细弱，予方增液汤加味。

生地 15g　麦冬 12g　玄参 6g　当归 12g

炙甘草 6g　麻仁 10g　首乌 10g

水煎 2 剂。并嘱食谷调养之。

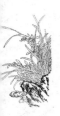

痊愈。

59. 夜间泄泻——桂枝去桂加苓术汤获愈

杨某，男，52岁，农民。1984年1月1日初诊。

脘痞闷，夜间便泄1周。伴以食不振、脘隐痛、口不渴。昼日间或便泄1次，每于夜间便泄3～4次，细软便，急登厕，泄后爽，经服止泻药未效。舌黯红、润，苔白。脉细弱，关著。病系气机郁滞，脾湿不运，以便泄夜间作、急登厕、泄后爽可知。拟方桂枝去桂加茯苓白术汤，疏气滞而布津、健脾气而止泻。

白芍24g　生姜24g　甘草18g　大枣24g

茯苓24g　白术24g

水煎3剂。

1984年1月9日：药尽泄止，脘舒，食增。自谓愈，已停药，昨日复发，故急来诊，照方复进3剂。两周后令其子来院告愈。

按： 便泄夜间作，舌脉虽有虚象，但不可以虚补之。此，既有脾虚津液失布而成泄，又有肝脾气郁结滞不利之证。舌润苔白，湿象，但黯红者郁郁而滞也。脉细弱乃不足之象，但关脉见著乃肝脾之气遏郁不畅也。故其治应以疏理气机、布化津液、健运脾气为是。方中芍、甘者疏郁缓急调气机，生姜温中达表宣通气机，苓、术健脾布津，大枣和中敛阴，诸药相配共奏其效。另，多数医家认为本方为"小便不利"而治，本案移治于便泄获愈。实际上，气机不利，津液失布是为关键所在。

60. 五更泄——非皆火衰，肠间腐秽亦作晨泄

从某，女，70岁，农民。1981年10月30日初诊。

黎明时腹痛、肠鸣、便泄2月余。大便稀，快利状，时水样便，时夹燥结粪块。甚则晨间泄便5～6次，无特殊恶臭，无黏液，无脓血，时伴小腹灼热感。昼日无恙。舌淡红、略燥，少苔。脉滑右洪。脐周散在压痛，扪之烘热感。拟方葛根芩连合芍药甘草汤，清热燥湿、荡涤腐秽。

葛根20g　黄连毛（黄连缺货代用品）15g

黄芩15g　甘草12g　白芍30g

水煎4剂。

1981年11月13日：便泄减轻，但舌脉无改善。上方加滑石10g，生薏苡仁30g，复进4剂，虽症见大减，但仍黎明时作泄2～3次。舌、脉无大改善，腐秽未去故也。前方拘泥掣肘，今拟芍药甘草合大黄甘草加薏苡仁，直捣巢穴驱而下之。

白芍30g　甘草15g　大黄10g　薏苡仁30g

水煎4剂。

1981年12月4日：病症几愈，祛邪务尽，再进上方2剂。刻下：大便正常一周矣，别无不适，唯纳谷尚差，舌正常。脉右关略弦滑。拟痛泻要方加味以善其后。

陈皮10g　白芍20g　防风10g　白术10g

甘草6g　麦芽15g　扁豆6g　薏苡仁10g

水煎3剂。

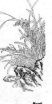

1 年后访之，药尽而愈矣。

按："五更泻"，教科书通常概以"命门火衰"论治，以"四神丸"为代表方剂。本案，因其湿热滞留肠间而作泄，属"腐秽当去"也，故用清热泻下之法获愈。盖病有其常，以常法治之，见其变，当"观其脉证，知犯何逆，随证治之"。不可拘泥病名云云。

61. 郁泄

刘某，女，32 岁，农民。1986 年 4 月 11 日初诊。

反复发作脐周隐痛，泄下黏液便 10 年。病起 10 年前产褥期，患泄泻未经正规治疗，后渐自止。嗣后，每年数次发作泄下黏液便或急或缓，缠绵不已。近两年尤著，发病则 10 余日不已，剧则昼泄 3～4 次，夜行亦 2～3 次。每便前必有肛痛，便泄不爽，多呈初硬（羊矢状）后溏（稀水样），夹有白色黏冻。月经先后无定期（10 余天不等），带下一般。食眠可，常喜嗳气，腹部喜暖畏寒。舌黯淡润，苔白。脉缓伏滑，右著。先拟柴胡桂枝干姜汤，疏达枢机、温化寒湿为径路。

柴胡 48g　桂枝 16g　干姜 12g　花粉 24g

黄芩 16g　牡蛎 12g　甘草 12g

水煎 3 剂。

1986 年 4 月 19 日：便泄次数有减，余症仍在。此汛应期而至（周期 28 日），舌脉同上。仅便泄减少不谓显效，当以温通荡下秽浊方。拟方甘草干姜合大黄甘草汤。

甘草 32g　干姜 18g　大黄 32g

水煎 4 剂。

1986 年 4 月 29 日：服药，大便通利，泄下黏液便甚多，夹大量黏冻。利之爽，腹舒畅。舌黯淡润，苔白。脉缓滑，沉取右著。再拟上方（各减 1/3 量）进服4 剂。

1986 年 5 月 4 日：诸症大衰，仍日泄 2～3 次，呈正常细软便，便前仍肛痛，身易畏寒。舌黯淡润，苔白。脉略滑沉取。拟方半夏泻心汤，升降阴阳、调和寒热。

姜半夏 18g　黄芩 24g　干姜 24g　党参 24g

甘草 24g　　黄连 10g　大枣 24g

1986 年 5 月 14 日：上方进 4 剂，大便初硬后溏，日行 1～2 次。此汛应期而至（周期 27 日）。舌脉同上，拟方乌梅丸，和阴阳、暖肝温脾散郁积。

乌梅 24g　细辛 6g　　干姜 12g　黄连 16g

当归 6g　　川附子 6g　川椒 6g　　桂枝 8g

党参 8g　　黄柏 8g

水煎 4 剂。

1986 年 5 月 19 日：刻下，食美量增，腹舒。大便正常，日行 1～2 次。舌黯淡润，苔白。脉缓滞略滑，中取右略著。拟方枳术丸、泽泻汤、蒲灰散合方，运津化湿、祛郁。

枳实 24g　白术 18g　泽泻 32g　生蒲黄（包）18g

滑石 6g

水煎 4 剂。

1986 年 5 月 24 日：病愈，身爽腹舒，唯时作肛中小痛。拟方芍药甘草加味，扫残邪缓急除痛可矣。

白芍 32g　赤芍 18g　甘草 32g

水煎 4 剂。

果愈。1 年后访之，愈后未复发。

按： 此案虽为治愈，不足为佳。选方有失，本应先温下，如甘草干姜大黄是也，或附子泻心亦可。肠中腐秽祛除大半，再议缓泄、疏达，间或再下之，务求秽尽。收功时，半夏泻心、乌梅丸皆可。至于肛痛，芍药甘草汤尽除之。辨证不误但不精，选方失序亦为医过，下工之所属矣。

"郁泄"者，乃余据临证辨治命名之。郁者，肠中腐秽郁滞也；泄者，发作性便泄，不爽，不尽，便意绵绵者也。治之，宗奉"肠中腐秽当去故也"。

62. 胃柿石症

李某，男，34 岁，个体工商者。2010 年 11 月 24 日初诊。

胃脘闷胀隐痛，不欲食 3 日。由起一日两餐酒席、晚间又进食柿子 3 枚。夜半即感脘腹不舒，次日著。延至今日 X 线透视，见胃内如拳大之阴影可动。舌黯红、边著、津中，苔白。脉滑关著。拟方平胃散加味，消积通下。

苍术 10g　川朴 10g　陈皮 10g　甘草 5g

山楂 15g　神曲 20g　麦芽 15g　槟榔 10g

大黄 10g

水煎 2 剂。日 1 剂，分 3 次空心服。

进服 1 剂后，腹鸣，泄黏稠样便，日行 5 ~ 6 次之多，腹顿舒，感饥饿。2 剂尽，愈。

按：平胃散平平方，消食导滞不一般。合与"三仙"大黄者，其功尤著。临证常以本方加味治疗饮食不节脘腹痛症，移用于胃石症者，多在三两剂即可也。

63. 便秘

案 1　姜某，女，30 岁，农民。1986 年 3 月 15 日初诊。

便燥结如羊矢，5 ~ 6 日一行，痛苦不已，小便常黄，半年有余。舌淡红，苔薄微黄。脉缓滑，右略弦、左略虚。拟方当归贝母苦参丸，养阴生津、清肃润下。

当归 24g　川贝母 12g　苦参 18g

水煎服。日 1 剂，分 3 次服。

1986 年 3 月 20 日：上方 3 剂尽，大便软畅行，两日一次。舌淡红少白苔。脉左虚右细。效不更方，同上 3 剂。药尽告愈。

按："当归贝母苦参丸"，《金匮》云：妊娠小便难。有注云：当为大便难。临证用于便秘者确有良效。

案 2　鲁某，女，37 岁，工人。2008 年 1 月 16 日初诊。

反复大便滞塞不爽 1 年。便质软细不易排出，虽 1 ~ 2 日一行，但分多次排亦不尽，近 1 个月尤著。舌淡红、津润，苔薄白。脉细，左尺弱。该患素体不健，脘腹常易隐痛。今舌润、脉细尺弱，脾肾阳虚证确也。治宜温脾暖肾，拟方桂枝加附子汤增味。

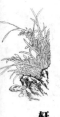

桂枝 15g　白芍 15g　甘草 10g　党参 15g

干姜 15g　大枣 15g　川附子（久煎）15g

茯苓 15g　白术 15g

水煎 3 剂。日 1 剂，分 3 次空心服。

2008 年 1 月 21 日：上方 3 剂大效。舌象正常。脉细，左寸虚、左尺弱。拟方同上，暂去川附子，加葛根 20g 以生胃津，并防心火过亢，药进 3 剂。

2008 年 1 月 26 日：药尽，大便已正常，脘腹舒服。舌象正常，脉细左尺弱，改拟初诊方 6 剂，间日服之，缓图。两年后，因他病来诊云：自此大便已正常矣。

九、气血津液病证

64. 胀满

案 1　徐某，女，47 岁，农民。2010 年 7 月 7 日初诊。

反复发作腹胀，剧则如鼓状，敲之响音。静则缓，动则剧。每日数次发作或不发作，已 2 年矣，近半年加重。夜间口渴饮而不解。大便常干或稀。今日腹部彩色 B 超示：肠系膜淋巴结肿大。舌黯边著、少津，苔白而黏。脉数滑，右略弦。拟方柴胡桂枝汤加味，疏达枢机、开滞通腑。

柴胡 40g　黄芩 15g　姜半夏 15g　甘草 15g

生姜 15g　党参 15g　大枣 15g　桂枝 20g

白芍 40g　大黄 15g　冬瓜仁 10g　桔梗 15g

2010 年 7 月 13 日：药尽 4 剂，腹胀如洗。自云近两年从未有过之腹软舒爽。刻下：仅偶有腹闷小胀，已无大碍。夜间口渴除。舌淡红、边黯、津中，少白苔。脉滑中取右著。效不更方，同上 4 剂，一鼓作气而收全功。

按：枢机不利，气行不畅，壅滞于中则腹胀如鼓。舌黯者，郁滞也。脉滑数右弦者，气滞热郁也。方用柴胡桂枝汤疏达少阳升降之机。倍芍药者，缓急之用；加大黄、冬瓜仁通泄阳明，使其热郁有所出路；桔梗之用肃肺理气之使。病症大减，舌脉之象亦随之改善，不更方穷追之而得痊愈矣。

"胀满，病证名。多由脾胃损伤，致气壅滞而成。清·潘楫《医灯续焰》：胀谓胀于外，满谓满于中，排脏腑而廓胸胁，急皮肤而露筋脉，脐凸腰圆，鼓之如鼓，胸腹之疾也。间亦有胀及头面四肢者，与水肿大同小异，而此则无水也。"（《中医大辞典》）

案 2 杨某，女，44 岁，已婚农民。1996 年 4 月 27 日初诊。

两胁胀痛，自脘冲胸，剧则抵喉，引头面胀痛，四肢肿胀。一日数发，反复不已，月余。平素食可，口渴善饮，二便一般，关节酸疲而痛。舌黯淡、少津，苔白中黄。脉缓滞，弦细中取。乍看症像奔豚，细究有水饮。渴饮、舌少津、脉缓可做考虑。治宜疏达枢机、开

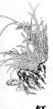

轩园医耘录
——医案得失与方药心悟

滞祛饮，方予四逆散合五苓散。

柴胡 24g　枳实 24g　白芍 24g　甘草 24g

茯苓 24g　猪苓 24g　白术 18g　泽泻 32g

桂枝 12g

水煎 4 剂。

1996 年 11 月 20 日：上方 4 剂尽，诸症顿失，半年未复发。近因农忙操劳，症有小复兼见烦躁。上方加栀子 12g，淡豆豉 24g，佐以清心祛烦可矣。水煎 4 剂，得愈。

按：本案见症，气自胁出冲脘逆胸，可奇的是伴以头面四肢肿胀而痛，且忽发忽缓，一日数发。脉缓滞弦者，气机不利也；舌黯淡、少津、口渴、善饮者，水饮之征也。药用四逆散，散郁开滞，缓迫降逆；五苓者，行水化饮、运布水津。于是，枢机通达，气行有序，水化津布，病症得愈。

65. 奔豚气

案1　孙某，女，37 岁，已婚，农民。1984 年 5 月 3 日初诊。

脐下悸，气逆冲脘，随即恶心、嗳气频频而作，尤以夜半晨间为著，反复不已半年有余。平素头昏沉、带下稀多，月经量多、色黯。食少不美。大便时燥时稀。面色黯淡少泽。舌淡红润、尖红，苔白略剥。脉缓虚无力，尺弱。拟方苓桂甘枣汤，温阳化饮、平冲降逆。

茯苓 48g　桂枝 32g　甘草 16g　大枣 24g

水煎 3 剂。

1984年6月16日：药尽，症大衰，带下量减。唯夜半、晨间时有小作。舌淡红润，苔白。脉缓虚较前有力。效不更方，复进4剂。

1984年7月10日：药尽病除。近日因停药时间较长，时有欲发之势故来诊，仍拟原方照服6剂，得以痊愈。

按：仲师曰："发汗后，其人脐下悸者，欲作奔豚，茯苓桂枝甘草大枣汤主之。"该患，中虚寒逆，挟水饮上冲作祟，故以苓桂甘枣兴阳温中而制水、平冲缓急而降逆，故尔得愈。经方之神妙，后人惊叹不已。

案2 孙某，女，65岁，已婚，农民。1983年12月26日初诊。

每脐下动悸，则气逆冲脘，遂作恶心或哕或呕，声响频频，什物皆无。剧则可持续10余分钟。稍息自缓又复作，昼夜可计20余次发作不等，如此辗转6年矣。近年渐重，此次已发病3日。症见头晕，口苦，渴而不饮，食少不美。二便正常。舌黯红、津中，苔白。脉弦左寸关著，右尺细弦、左尺独小。拟方桂枝加桂汤，平冲降逆。

桂枝40g　白芍24g　甘草16g　生姜24g

大枣24g

水煎3剂。

1984年1月3日：药尽，病症大衰。时哕三两声即止，日内仅作四五次，照方再进3剂。刻下已愈，唯在晨、晚间偶见小作，已无大碍。舌黯红、津中，苔白。脉弦，两尺细弦但较前缓和。拟方附子汤，温肾暖

脾、降逆化浊，以求永固。

川附子（久煎）24g　茯苓 16g　党参 12g

白术 24g　白芍 16g

水煎 4 剂。

药尽告愈。

按：仲师"伤寒"条文，因烧针误治，"必发奔豚，气从少腹上冲心者……与桂枝加桂汤"。本案之患，以左寸脉弦可知肝气横盛，尺脉见小、细弦者，肾阳不足。肝寒之气冲逆而上，故症见奔豚。此舌黯红无他，乃气机郁滞不利日久遏阻之象，随病愈必自除耳。

案3　孙某，女，72 岁，已婚，农民。1988 年 4 月 12 日初诊。

会阴动悸，气冲腹、脘、胸闷热而痛 30 年，加重 1 年。患者述 30 年前产后因怨恚之气，即发少腹闷胀坠感，会阴处动悸。每随动悸，即感有气冲少腹而小便频；或冲脘上胀痛而嗳气不已；或上逆胸中憋闷而呼吸不利；或犯于脊膂、四肢则筋惕肉𬌗，伴以肌肤灼热而痛或烦热瘙痒。须臾则缓，缓则衰，衰后复作。剧则一日数发，重则可连续 1 ～ 2 月发作不已。平素食可，口渴不饮，眠不佳，手足颜面时漫肿，二便一般，时作二阴痛热。舌红尖著、少津，无苔。脉虚洪而数，左寸关、右尺为著。

综上，此乃情志不爽，郁而化火，乘虚而炽，灼其阴津，扰动冲任。日久不愈，症见漫散无处不到之状。归其一，冲气动矣。治之，当生津养阴、平冲降逆。拟方麦门冬汤合三物汤，生津养阴以散积郁之热。

-105-

麦冬 45g　姜半夏 16g　甘草 12g　党参 16g

粳米 20g　大枣 24g　　生地 32g　黄芩 16g

苦参 16g

水煎 4 剂。日 1 剂，分 3 次饭后服。

1988 年 4 月 16 日：药尽，会阴动悸大衰，气窜攻冲、身烦痛大减。舌红尖著、略有津润感。脉同上。原方照服 4 剂。

1988 年 4 月 20 日：仍时有会阴动悸，眠转佳，身烦热、口渴大减，舌红较前色减且有津润感。脉虚数，右弦虚，左寸、右尺虚略洪，左尺细弱。原方再进 4 剂。

1988 年 4 月 25 日：会阴动悸，气冲脘胸已除。筋惕肉瞤、口渴、身烦灼热痛皆无。手足、颜面漫肿已消，食眠均佳，唯时有小腹闷坠。舌淡红、尖边红（亦较前锐减）、津中，少苔。脉细数，两寸、右尺略虚。拟方黄连阿胶汤，清心除烦、养阴宁心。

黄连 24g　黄芩 12g　白芍 12g　阿胶（烊化）16g

鸡子黄（冲）2 枚

水煎 4 剂。

药尽，另配甘麦大枣汤代茶饮 1 周。1 个月后亲自来院告愈。

案 4　姜某，女，39 岁，已婚，农民。1982 年 4 月 24 日初诊。

患者述，近两年来常于夜半发病。症见右少腹痛，气冲脘中，随即达胸，憋闷似喘，呼吸不利，坐卧不安，辗转约半小时渐自缓。此症近日频发且剧，但昼日

仅见小腹时作隐痛。平素腰膝软痛，带下量多色白，大便稀软多夹有黏冻。常欲眠睡，口酸涩，晨起泛恶时吐清涎。面、唇色淡黯。舌黯紫润，苔白腻。脉沉细滑，两尺弱。证显脾肾阳虚，冲气挟水上逆犯侵中阳、胸阳。治之温阳降逆镇水，拟方真武汤。

茯苓 18g　白芍 18g　生姜 18g　白术 12g

川附子（久煎）12g

1982 年 4 月 29 日：3 剂尽，唯口酸涩大减，余症仍在。经曰："发汗后，其人脐下悸者，欲作奔豚，茯苓桂枝甘草大枣汤主之。"遂书此方加川附子以壮肾阳。

茯苓 45g　桂枝 24g　甘草 12g　大枣 24g

川附子（久煎）18g

水煎 3 剂。

1982 年 5 月 14 日：药尽，病近愈。唯忙于家务而自行停药，故症见小复，虽不足言，但急来诊，仍以二诊方进 4 剂。

药尽，病愈。为巩固疗效，拟方黄芪建中加附子、茯苓。

黄芪 60g　桂枝 24g　白芍 45g　甘草 12g

川附子（久煎）18g　茯苓 45g　生姜 15g

大枣 15g　饴糖 6 枚

药进 3 剂。

停药告愈。

按：初诊，真武未显其效，其误不在方剂，而在剂量比例调配未活法圆机也。仅据守教条，何以降逆化水行津。二诊，改拟苓桂甘枣加附子，剂量调配突出病证关键，故而效佳。末诊，方用黄芪建中加味，取其温中培土、固守中州之意，以求效远。辨证难，选方亦不易，剂量比例调配尤不易。

66. 烦热身痛——越婢加半夏发越之

姜某，女，35岁，已婚，农民。1988年3月5日初诊。

身痛，烦热，恶寒阵阵，时缓时急1年。时伴头痛、畏风，时作四肢漫肿、手足热。终日周身沉滞困痛，时阵阵烦热，时阵阵恶寒。食、眠无所苦，经带一般，二便可。舌黯红、尖著、津中，苔白。脉弦细中取，有紧象，右关著。综上，烦热、恶寒、身困痛、舌黯红、脉弦紧当为思辨之要点。此为卫阳郁困，宣泄发散不利，营卫失和，经络痹阻，故症见如上。治宜宣解太阳、发越热郁、通调营卫。方予越婢加半夏汤。

麻黄（先煎）12g　　石膏36g　炙甘草16g

生姜24g　大枣18g　姜半夏12g

水煎3剂。

1988年3月18日：药尽，身痛衰其半，烦热大减，身感轻爽，头痛大衰，恶寒已除。舌黯红、津中，苔白。脉弦细中取，右关略著。予同上方3剂。

1988年3月26日：病已愈。偶见身烦痛，已无大碍。拟方柴胡桂枝干姜汤，和少阳、理太阴处之，以作善后。

柴胡48g　桂枝16g　干姜12g　花粉24g

黄芩16g　牡蛎12g　甘草12g

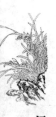

水煎 3 剂。

按：越婢汤者，发越肌腠之郁困也，或水，或饮，或热郁尔。外有卫困郁闭不解之征，里有邪郁滞积不利之象，盘踞腠理，津气通行痹阻，营卫失和，故作越婢证矣。本案，烦热、恶寒、身困痛等症尽见。舌黯红者，郁而不宣之滞热也；脉弦紧者，卫阳困郁之征也。方用越婢宣通营卫、发越热郁，加半夏者，辛燥散结、散郁之用尔。

67. 身疲烦痛——柴胡桂枝汤"火郁发之"

高某，男，41 岁，农民。2001 年 5 月 15 日初诊。

终日身疲，关节烦痛，头目不清，或缓或急不已 6 年。缘于 6 年前外感后，渐觉身疲且呈增重趋势。几经医治，症渐增多，周身关节烦痛、沉疲，肌肉酸重。常作心烦、心慌，终日不乐。食可，眠中多梦，便可，溲常黄。自发病后，一般活动及劳作很少汗出（未病前非然）。几经县、地市、省级各大医院相关理化检查无异常发现。舌黯红、津中，苔白中略黄。脉滑略数中取。此乃邪热内郁，滞而化火，淫灼阴津，经络痹阻，故身疲烦痛。治以"火郁发之"，拟方柴胡桂枝汤加味，和解少阳、通达太阳。

柴胡 25g　黄芩 10g　甘草 10g　姜半夏 15g

党参 15g　生姜 15g　大枣 15g　桂枝 15g

白芍 15g　苍术 15g　麻黄 5g　薏苡仁 40g

水煎 3 剂。日 1 剂，分 3 次饭后服。嘱晚间药后小汗之，将息如法。

2001年5月24日：上药尽，身轻爽，活动后较易汗出，不更方又进3剂。刻下：四肢、头身轻爽，身沉疲大为减轻。大便却稀软，日行3～4次，但便后腹舒身轻，此气机通达，腑气畅利故也。舌淡红边略黯、津中，苔白中略腻。脉左寸关虚。拟方桂枝加葛根汤增味，通阴阳、和表里。

桂枝15g　白芍15g　甘草10g　生姜15g

大枣15g　茯苓20g　苍术15g　葛根20g

薏苡仁30g

水煎4剂。

2001年6月2日：头身、关节烦痛等症悉除。近日时有脘中痞闷。舌淡红、津中，苔白中略腻。脉两关虚。拟方苓桂术甘合枳芍散加味，健脾和胃，佐以疏肝散郁而已。

茯苓25g　桂枝20g　白术15g　甘草15g

枳实15g　白芍15g　延胡索15g　茵陈10g

麦芽10g

水煎4剂。

药尽告愈。

按： 该案身疲烦痛伴症较多，乍听疑为虚证。细查舌脉乃火郁不得宣发也。方用柴桂汤"火郁发之"，加苍、麻者，因其病郁日久，借其透发之迅力为捷也。药进效彰，且见便泄多而身爽快，此佳兆也。表气和而腑气通，内外上下，宣达通顺，气血和利，病焉能不愈？

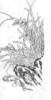

68. 午后发热——柴胡桂枝汤 "火郁发之"

张某，女，34 岁，已婚，工人。1998 年 7 月 8 日初诊。

每日午后发热（体温 37.5～38℃）4 月余，近月偶见上午亦发热。午后发热时间为 13 时至 19 时，伴以身烦不适，但无明显恶寒之感。饮食可，眠可，梦多，二便一般，经、带正常。虽有发热但不影响工作。舌黯红、尖略红、津中，苔白中腻。脉缓中取，右细左虚。拟方柴胡桂枝汤，疏达少阳、宣解太阳。

柴胡 25g　黄芩 15g　党参 15g　姜半夏 10g

甘草 10g　生姜 15g　大枣 10g　桂枝 15g

白芍 15g

水煎 3 剂。

1998 年 7 月 14 日：药尽，上午发热已除。午后仍发热，但热势大减。舌同上，脉右细左虚，拟方同上合增液汤（生地 30g，麦冬 15g，玄参 10g），水煎 3 剂。

1998 年 9 月 2 日：访之，药尽而愈，未再复发。

按：午后发热四月，除身烦不适别无所苦，可知病尚轻浅。凭"舌黯红"，以"火郁发之"，与柴桂汤。虽得效验，不可忽视热势不炽但灼津日久，以脉仍"右细左虚"可知阴津不足，合与增液汤，药进 3 剂得以痊愈。

69. 多汗症——桂枝类方治之

韩某，女，12岁，学生。2009年12月12日初诊。

易汗出，稍动汗出湿衣半年，近冬尤著。素往无恙，食、眠好，二便调，今岁始动"天癸"。舌淡红略黯、津中，苔白。脉虚大。拟方桂枝合甘麦大枣汤，调营卫、养阴津。

桂枝10g　白芍10g　甘草5g　生姜10g

大枣10g　小麦30g

水煎4剂。

2009年12月25日：药尽显效，再进4剂。诸症近愈，其母询方，予桂枝加龙牡合甘麦大枣汤。

桂枝15g　白芍15g　甘草10g　龙骨15g

牡蛎15g　生姜15g　大枣15g　小麦30g

水煎4剂，以资巩固。

嘱药尽不复诊，果如。

按： 仲师云："病常自汗出……以卫气不共荣气和谐故尔……宜桂枝汤。"本案虽非自汗，但动辄汗出湿衣，亦属营卫不和，与桂枝汤可矣。合甘麦枣者，取其养心止汗而敛阴。病近愈时，方予桂枝加龙牡和甘麦枣者，是因其病迁半年有损阴津之虞，加之"天癸"始动故尔。又，一男壮工人，昼日周身阵阵而汗自出，剧则如水流漓10余天，予桂枝汤5剂而愈。附记于此。

70. 盗汗症——柴胡类方疏解之

杨某,男,35岁,教师。1997年12月19日初诊。

入眠汗出反复发作2年余。春、秋、冬三季发作,以冬季为著。目合则汗,剧则如水流漓。平素除身沉滞别无所苦。舌黯红边著、津中,苔白腻腐。脉缓中取,右弦滞、左滞滑。拟方柴胡桂枝汤。

柴胡25g　黄芩15g　姜半夏10g　党参10g

甘草10g　生姜10g　大枣10g　桂枝15g

白芍15g

水煎3剂。

1997年12月22日:药尽,汗出减半,上方加苍术15g,薏苡仁30g,生蒲黄(包)15g,3剂。

1997年12月27日:3剂尽,大效,身感轻爽。舌黯红边著、津中,苔白腻中著。脉略滑中取,右著。拟方四逆散合五苓散加味。

柴胡20g　枳实15g　　白芍20g　甘草10g

苍术15g　薏苡仁30g　茯苓20g　猪苓20g

泽泻25g　桂枝10g　　牛蒡子15g　生蒲黄(包)15g

水煎3剂。

1998年1月3日:诸症已愈,身轻爽。舌黯红边著(较前红活)、津中,薄白苔中略密。脉缓略滑右偏大。为巩固疗效,仍拟四逆散合五苓散进退(去牛蒡子加滑石5g),水煎6剂,以资巩固。

按:"自汗阳虚,盗汗阴虚",不尽然也。气滞湿郁,经络痹阻,营卫失和,亦可盗汗发作。本案,舌黯

医案得失篇

红，苔白腻，脉弦滞滑，一派气滞湿郁之象。故予疏达枢机、散郁化湿之剂。气机升降畅利，气行则湿可去，湿化又利气行。加牛蒡者，宣肺行水之用，合蒲黄、滑石者，通利水道也。

71. 不汗症——小柴胡弄巧

杨某，男，35岁，银行职员。2002年12月23日初诊。

身燥热不汗出，伴以身沉重感2月余。平素活动稍重即汗出津津。体健，食、眠、二便均正常。未经意何时何故身染燥热不汗出之症。因此不得卧居温热之处，自行服解热剂，汗出轻松一时。周身沉重滞涩感，其苦难表。其妻询方，予以小柴胡加浮萍。

柴胡25g　黄芩15g　姜半夏15g　党参15g

甘草10g　生姜15g　大枣15g　　浮萍10g

水煎2剂。日1剂，分3次饭后服，嘱服药后不必发其汗，宜顺其自然。

药后，身自汗津津。2剂尽，停药观察1周，汗出恢复正常，身轻心爽尔。

按：患者何故患病不知，亦未来诊，仅据其妻云诉，便处方药，实属不规范操作。其不汗者，因无表邪之见症故不当汗之，彼曾自行服药致出汗亦枉然。姑且以疏达少阳枢机而和解之，加浮萍借其辛凉宣散之力。孰料2剂药竟愈，仲师制方神力也。

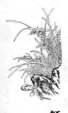

72. 口渴顽症——疏枢机达津液，柴桂加味得愈

孙某，女，69岁，农民。2004年12月18日初诊。

口渴9年，夜间著，虽渴不饮，剧则渴醒，舌干不得蠕动。昼日亦渴，尚有唾液，故可忍。其他孔窍无干涩之苦。几经治疗，其效鲜少。食、眠可，二便调。今日门诊查"抗O""类风湿因子""血沉"均无异常。空腹血糖、尿常规均正常。舌淡红边黯、津中，苔白。脉数，右弦细、左虚弦。拟方疏少阳调气机，以利水津运化，佐以清肺滋肾以缓之。

柴胡25g　黄芩10g　姜半夏10g　甘草10g

党参10g　桂枝10g　白芍10g　　生姜10g

大枣10g　沙参20g　枸杞20g

水煎3剂。

2004年12月21日：上方药尽，大效，原方复进3剂。1个月后，其子来院欣告痊愈矣。

按：本案患者，口渴甚但不饮，年高病程久。以舌边黯、脉弦，证显少阳枢机不利。气不行水，津液运化不及，加之年高肝肾渐虚，上承不力故作口渴。脉虽有数象不得谓热而论，此乃津虚不足，以脉右细左虚可知也，加用沙参、枸杞正是所为。

73. 口干无津——选方时序，亦为成败关键

辛某之母，70岁，农民。1992年4月23日初诊。

口干涩，胸、脘灼热7年，加重半年。该患7年前

因其媳难产而受惊吓，致发口干。初，小饮即解，渐显胸中、脘中闷胀，嗳气频作，伴以灼热隐痛。后出现讲话、进食亦感舌根干涩不利，无奈随时小饮一口，否则舌干涩不易动。近半年竟然每日三餐须边食边饮水，否则不得吞咽。大便干如羊矢，7～8日一行，小便频、量少、虽用力亦不爽。昼日上午头昏沉欲眠，夜寐欠佳，心烦不安，常服"安定"药片促眠。舌黯、胖、少津，苔白燥，舌下络脉黯紫。脉缓，左滑右弦。

惊则气乱，气机逆行，逆则滞，滞则阻，水津失布，上不顺承以润，下不通调以利。久之，津阻为湿，湿郁气行不利，互为干扰，络脉不畅，血行郁滞，湿瘀郁结，诸症渐显。治之疏达郁滞、化湿散瘀，拟方四逆散合五苓散。

柴胡 24g　枳实 24g　白芍 24g　甘草 24g

茯苓 24g　猪苓 24g　白术 18g　泽泻 32g

桂枝 12g

水煎 4 剂，日 1 剂，分 3 次服。

1992 年 4 月 30 日：药尽，舌根稍感灵活，嗳气减，便虽干较前为易，小便量增且爽，上方再进 4 剂。刻症：无明显进步，舌黯淡红、胖，较前有津润、苔白。脉缓，左滑、右略弦。拟方四逆散合桂枝茯苓丸，开滞祛瘀、疏经通络。

柴胡 24g　枳实 24g　白芍 24g　甘草 24g

桂枝 24g　茯苓 24g　桃仁 24g　丹皮 24g

水煎 4 剂，日 1 剂，分 3 次服。

1992 年 5 月 29 日：口干大减，诸症均好转，入眠

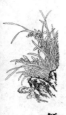

好，精神爽，上方再进 6 剂，口干基本除，可勉强进食软食（如馒头之类）。诸症近望愈期，便软，2～3 日一行。改拟初诊方四逆散合五苓散 6 剂。

1992 年 8 月 15 日：患者自谓已愈，为巩固疗效，初诊方再进 6 剂，间日服之，以收全功。6 年后，其子因病来诊，云及其母至今康健无恙。

按： 该患病证得之惊恐。气机逆乱，水津失布，血行不利，久积滞郁，迁延 7 年，遂成湿瘀郁结之证。以舌黯胖少津、舌下络脉黯紫可知。初诊方偏执于气滞湿郁，忽视瘀血阻络，故药进 8 剂其效平平。改拟疏滞化瘀之剂，其效彰彰。可见，血瘀阻滞亦是湿郁聚积之关键因素。

74. 干燥症

迟某，女，59 岁，农民。1992 年 9 月 22 日初诊。

口、鼻、眼干燥 3 年，前阴干涩半年。初始口干，继则鼻孔干燥，双目干涩，视物昏花。口干漱之，随漱随干，近半年加重，且增前阴干涩而痛。大便干、难出，5～6 日一行。小便时而短少，时而频多，短少时则四肢漫肿，频多时则四肢皮皱。小便短少与频多交替发作，间隔 4～5 日，其苦莫言。饮食稍干则须饮水送之，否则不易下咽。终日腰酸疲而痛。舌黯红、少津、尖边瘀斑，无苔。脉缓滑，右偏虚、左偏细。尿常规、空腹血糖均正常，食道 X 线透视正常。此乃蕴湿聚积，湿郁津阻遂成上症。拟方五苓散加大剂量顿挫其锐。

茯苓 32g　猪苓 32g　白术 24g　泽泻 48g

桂枝 18g

水煎 4 剂, 日 1 剂, 分 3 次服。

1992 年 9 月 30 日: 药尽, 口干减, 虽口舌灼热但有湿润感。时有浮肿, 旋起旋消, 小便畅利, 大便软易排, 2～3 日一行。舌黯红、少津、尖边瘀斑, 无苔。脉缓滑, 右略虚、左弦细。拟方同上 6 剂。

1993 年 3 月 4 日: 药尽, 症悉除。自谓已愈, 停药半年。近因外感愈后, 前症有小复之趋势, 恐忙来诊。舌黯红、津中、尖边瘀斑, 少苔。脉滑, 右虚、左略弦细。初诊方照法再进 6 剂。获愈。嗣后, 未再复诊, 亦无随访, 远期疗效不知也。

按: 五苓散, 有云为利水总剂, 非也。五苓者, 温中暖脾、兴阳化气、运津行水, 非强渗强利之剂。水津运布不及五苓调之, 水湿郁阻不行五苓决之。上有桂枝兴阳宣达, 下有泽泻调控水道, 中有二苓及术化湿行津和之, 诸药合奏升降调达、水津运布之功效矣。

75. 痰饮呕吐

于某, 女, 32 岁, 已婚, 农民。1982 年 6 月 26 日初诊。

近 3 个月来, 晨间每感脘闷痞塞则引恶心, 随即呕吐清涎, 无特殊气味, 呕毕则脘舒爽。平素食谷不香, 无嗳气及泛酸。常作背冷如掌大, 腰骶痛。大便初硬后溏, 小便一般。舌黯胖润, 苔白。脉右关虚滑, 两尺涩弱, 左尺著。拟方五苓散合小半夏汤。

茯苓 24g　猪苓 24g　桂枝 18g　白术 24g

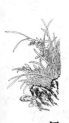

泽泻 48g　姜半夏 12g　生姜 24g

水煎 3 剂。

药尽，显效，照方复进 3 剂。

1982 年 7 月 11 日：病愈过半。舌淡红，略胖润。脉沉缓弱。上方再进 3 剂。

1982 年 7 月 16 日：病愈，为巩固疗效，拟姜甘苓术合枳术汤 4 剂。

干姜 24g　甘草 12g　白术 12g　茯苓 24g

枳实 12g

药尽告愈。

按： 仲师曰："夫心下有留饮，其人背寒冷如掌大。"故予小半夏，因其水蓄久矣，合与五苓温化之。后拟姜甘苓术合枳术者，温中兴阳以扫残饮，免留后患而收全功。

76. 渴饮不寐——五苓散不更方，穷追末寇

艾某，女，57 岁，已婚，农民。1991 年 10 月 3 日初诊。

4 个月前，因精神不爽，几日后夜间突作大渴，饮水不解，复大饮冷水。是夜先后饮水约 3 个保温瓶之多。嗣后，渐感头晕、心悸，进而不寐。无奈每晚必服"安定"2 ~ 3 片方可入眠，否则彻夜不寐。每间隔半月左右则发作口渴饮水、不欲食，只能进稀食。近来出现饮后则吐，吐后复饮，终日肠中自鸣水气声，伴以腹胀。前后辗转一周左右时间则渴饮缓解，届时再发。大便偏干，小便次数、量均少且不爽。舌淡红润、尖边黯

红、小瘀点，苔白。脉弦滑中取，右弦著，尺独弦。面色淡白，两目少神，如欠眠状。此证从病因、病程、病症以及舌、脉象反映，水饮证谛也，五苓散主之。

茯苓 24g　猪苓 24g　白术 24g　泽泻 32g

桂枝 18g

1991 年 10 月 7 日：上方 3 剂尽，口渴明显减轻，头晕、心悸少衰，现不服用"安定"药片亦可勉强入眠，大便软，日行 1～2 次，小便次数、量较前明显增多且感通爽。舌淡红润、尖有小瘀点，苔白。脉弦略滑中取。照方再服 6 剂。

1991 年 10 月 14 日：头晕心悸大减，渴饮症亦除。脘闷大减，食美量增。二便调，唯时有心悸则入眠欠佳。原方再进 6 剂。

1991 年 10 月 21 日：诸症已愈。不服"安定"药片亦能眠而香酣，唯时有心悸，多在活动后发生。舌淡红润、尖瘀点大为减少，苔少白。脉略滑，右寸关略弦。再进原方 6 剂。

1991 年 10 月 28 日：自谓已愈。舌淡红润，苔少白，脉右弦中取。为巩固疗效，以原方 10 剂量共为细末，每服 6g，日两次，白水下。以求效远。

按：不寐者，饮作祟也。水饮泛溢，扰动心神，故作心悸不寐。治之蠲饮是务，饮祛心安则眠酣。仲师之五苓散，真神方也。

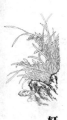

77. 渴饮多寐——饮作祟，亦多寐，五苓化之

李某，女，19 岁，未婚，农民。1998 年 9 月 2 日

初诊。

口渴饮水不解半月，伴以昼日喜卧多眠。食不美，大便干，2～3日一行，小便可。经、带正常。舌淡红润、边齿，苔白中腻。脉弦略滑，两关著。拟方五苓散与之。

茯苓 20g　猪苓 20g　白术 15g　桂枝 10g

泽泻 25g

水煎 3 剂。

1998 年 9 月 7 日：药尽，病症大衰，唯大便仍干，效不更方，继服 4 剂。药尽病愈。

按：水饮作祟，亦可多寐，何也？盖水饮泛溢，胸阳不宣，心神不振故困而多寐。舌润边齿苔腻、脉弦略滑、渴饮不解，此乃五苓散之的证也。

78. 渴饮吐泻——病常有变，万变不离其宗

王某，女，58 岁，农民。1978 年 4 月 17 日初诊。

患者述：每月必发呕吐清涎及泄下水样便数日。前几年以呕吐为著，近几年以泄下为苦。屡治未效，历时 10 年之久。每发病时，必感脘闷、恶心，随即呕吐清涎，一次量约 600mL 以上，无特殊气味。口渴大饮，饮入即吐。虽渴亦不敢畅饮，恐呕吐之苦也。呕吐渐止，则腹中雷鸣，泄下水样便，时夹少量白色黏液，日行 7～8 次之多。如此数日渐止，但届时发作如故。此次发病已 2 日。舌淡而胖润，苔白。脉两关弦。证属脾胃虚寒，水饮内蓄，已成水逆证也，拟方五苓散。

茯苓 18g　猪苓 18g　白术 18g　泽泻 24g

桂枝 9g

水煎 3 剂。

药尽，吐泻明显减轻，口渴大减，药已中病，守方进 3 剂。吐泻均止，口渴除，大便日行一次。原方照服 4 剂，以善其后。

1978 年 10 月 20 日：愈后，半年内病未复发。遂将上方 10 倍量共研细末，每服 6g，日两次，白水下。以求永固。

按：五苓散用于水逆证，仲师已有明训。该患水逆证无疑，又兼作泄下，每月必应期而发，乃留饮所为。盖病有其常，亦有其变，"但见一证便是，不必悉俱"。

十、经络肢体病证

79. 头痛

案 1 王某，女，64 岁，农民。1983 年 2 月 2 日初诊。

左侧头额痛反复 3 年，阵阵如锥刺样跳痛，伴以局部灼热，近发一周。舌黯红、少津，少苔。脉洪，左寸关弦。拟方葛根芩连合三物黄芩汤，清热泻火。

葛根 32g　黄芩 12g　黄连毛 12g　甘草 9g

生地 24g　苦参 12g

水煎 3 剂。

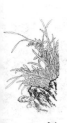

头痛顿失。照方复进 2 剂，获愈。半年内未发作，后因家务事症见小复，照方服之，得愈。

按： 该患头痛 3 年不愈。舌、脉、症一派火热之象，虽显火热壅盛，但未成燥结之实，故予葛根芩连清泄阳明火热之燥，以降上逆之悍，合三物黄芩者，清热生津缓急以佐之。若成燥结之实，当宜承气辈，此属赘言。

案 2 李某，女，58 岁，农民。2010 年 3 月 23 日初诊。

左侧头痛不已 2 个月，近日剧，状如锥刺，或如电灼，或呈撕裂。引左耳上、太阳穴、上下牙龈灼痛频作。昔有此病反复发作 2 年，因之左侧上下牙齿全拔光。舌淡红润、边黯，苔白。脉躁数，右弦硬。治宜温阳降逆、缓急镇痛。拟方桂枝加附子合吴茱萸汤。

桂枝 30g 白芍 40g 甘草 20g 生姜 30g

大枣 20g 川附子（久煎）30g 党参 20g

吴茱萸（洗）15g

水煎服，日 1 剂，分 3 次空心服。

2010 年 3 月 30 日：药尽痛除。舌淡红润、边黯，苔白。脉躁右弦。上方继服 4 剂，以追穷寇。嘱药尽当复诊，怎奈农家惜金，自谓愈不肯复诊，恐效不久远矣。

按： 寒凝痹阻，头痛剧烈。舌润边黯，脉弦硬可证。虽有脉躁数不得以热论治，乃经络痹阻不通剧痛所迫尔。桂枝合方者，温阳通经、散寒降逆、缓急止痛。取用重剂者，顿挫其锐，捣毁"黄龙"而已。

案 3 姜某，女，65 岁，农民。1997 年 5 月 13 日初诊。

头昏沉木然而痛，身恶寒背冷半年。缘起半年前患面瘫，经他医治之虽愈（用汗法六次，每次汗出较多），但渐见头昏畏寒，以至头必戴棉帽可缓。背冷甚，无恶心，剧则必于项背热敷则头目可见清爽。近增见稍动或暖之则细汗出，身眴动，乏力。食、眠可，二便一般。舌淡红润，苔白中密。脉沉细，寸略弦，尺微。项背阳会之处也，阳虚卫不固则身寒背冷，清阳不升而头昏昏然木痛不已。治之温阳固卫，拟方附子汤。

川附子（久煎）20g　党参 25g　白术 15g

茯苓 15g　白芍 20g

水煎日 1 剂，分 3 次空心服。

1997 年 5 月 28 日：3 剂尽，效佳，照方再进 3 剂。刻下症去大半，每日上午 9 时后至午后 4 时前基本如常人。唯早晚两时段上症仍发作，但病势大减其锐。舌淡红、津中，苔薄白。脉沉细缓，左寸略大、两尺弱。拟下方进退。

川附子（久煎）10g　茯苓 20g　白术 15g　白芍 15g

生姜 10g　桂枝 10g　甘草 10g　大枣 10g

1997 年 6 月 7 日：上方进 3 剂，近愈。其夫询方，为免煎煮麻烦，改拟早服附子理中丸，午服补中益气丸，晚服金匮肾气丸。空心服，连用 10 日，休息 3 日再服之。

1997 年 7 月 14 日：近日上症复发，虽其势较缓，但亦痛苦无奈。舌淡红、津中，苔白。脉沉细尺弱，拟

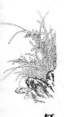

原方附子汤 4 剂煎服之。

1997 年 7 月 22 日：药尽立效。自此以本方不移，时有略作进退，但不越雷池半步，服用 30 余剂，始收全功。

按： 本案乃阳虚头痛，过汗伤阳损卫所致。方用附子汤效彰，6 剂后约其小剂，随又改服丸药缓之，致使病症复作。非方药之不效，乃撤药之过早也。可见，方剂之进退调剂大有学问，实属不易。

80. 足胫挛痛

刘某，男，40 岁，农民。2009 年 10 月 9 日初诊。

双足胫挛急酸痛 5 年。由起房事后次日晨抬举重物劳累得之。嗣后，每房事后，次日必作双足胫挛急酸痛，可持续 36 小时渐缓。近年，平时劳动过累，亦时有同样发作。舌黯淡、边黯、津中，苔白。脉右尺弦细略硬。此乃劳伤经筋也，拟方柔筋舒痉，芍药甘草汤加味：

白芍 30g　甘草 20g　淫羊藿 20g　木瓜 15g

怀牛膝 10g

水煎 4 剂。

2009 年 10 月 15 日：药尽，大效，照方复进 4 剂，告愈。

81. 颤证

案 1　辛某，女，47 岁，农民。1992 年 5 月 6 日初诊。

周身颤震伴头晕月余。该患去秋汗出冷浴，随后周身沉滞而痛，时感恶寒，渐增剧。经治未效，近做推拿理疗后，反增头晕，周身颤震，尤以四肢为著。舌黯润、尖略红，苔白略腻。脉滑滞中取，右略弦、左细。拟方桂枝麻黄各半汤，解肌表和营卫、通宣经络。

桂枝 15g　白芍 15g　甘草 10g　麻黄（先煎）10g

杏仁 10g　生姜 15g　大枣 15g

水煎 3 剂，日 1 剂，分 3 次饭后服。嘱每晚药后须小汗出，严避风冷。

1992 年 5 月 15 日：服上药，每剂皆汗出黏滞。刻下颤震已基本祛除，头晕大减，恶寒减轻。舌黯淡、津中，苔白。脉缓弦中取。改拟桂枝加葛根汤 4 剂。

桂枝 20g　白芍 20g　甘草 15g　生姜 20g

大枣 20g　葛根 25g

水煎服。

嘱每服药后须饮小米稀粥一小碗，促其小汗出。

1992 年 5 月 28 日：病人来院欣然告愈。

按： 该患之病因汗后冷水伤卫，故见身痛滞时恶寒，先其时汗法可一战而愈。迁延半年有余，病证仍为营卫不和，若及时解表和营卫仍未晚矣。怎奈推拿理疗后，病症反增见头晕、身颤。舌黯者，郁也。苔白腻、脉滑滞，亦郁也。郁者，阳郁也，表困故也。治之，不得救里，当先解表，表解里自和，卫宣营通，津液自布，身颤头晕自然可除。若用麻黄汤力显悍猛，单用桂枝汤力尚不足，故而取其桂麻各半汤。病势大去，以桂枝加葛和调之可矣。

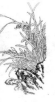

案2 姜某，女，62岁，农民。1986年1月31日初诊。

周身颤震伴寒热往来、口苦目眩5日。患者近5天来无明显诱因发作周身颤震不已，呈阵阵发作，时时寒热往来。伴以口苦、脘闷、嗳气、胁肋不适、目眩、头昏痛。食少不美，时作恶心，无呕吐，二便正常，经治乏效而来院。体温36℃，面淡白，唇淡，形若寒栗（发作时），神志清晰。舌黯淡润，无苔，中光剥。脉沉弱无力，右脉略弦。

该患3年前因腿外伤致头痛昏晕，剧则不识人，时而发作。经县、地市级医院治之见缓，但终以不明其病。今身颤震伴寒热往来等可谓少阳证现，但舌、脉之象犹显湿郁脾气不足。治当兼顾之，拟方柴胡桂枝干姜汤，疏达枢机、暖脾和中、解郁散结。

柴胡48g　黄芩16g　桂枝16g　干姜12g

花粉24g　牡蛎12g　甘草12g

水煎服。

1986年2月5日：上方1剂后颤震即止，3剂尽，近5日未见发作。余症已近望愈期，家人询方。嘱原方照服3剂。痊愈。

按：该患之病何以得之，其因不明，但3年前腿外伤所致头痛昏晕，剧则不识人，似是其因。舌黯、脉右弦，气机郁滞不利也，症见少阳寒热往来、口苦、目眩。舌润、脉弱、食少不美、脘胁不适又显太阴不足。但舌润、苔剥又兼痰湿中阻之证。方与柴胡桂枝干姜汤疏郁达滞、温脾化湿、解郁散结，是故得愈。

82. 十指麻木——柴桂汤疏经活络起沉疴

王某，女，56岁，农民。2010年7月1日初诊。

十指麻木，右手著5年，时急时缓近半年加重。终日麻木，活动见缓，静卧时麻木难忍。舌淡红、边略黯、津中，苔白。脉右弦细，左细滞。拟方柴胡桂枝汤加味，疏达枢机、宣通营卫，调和气血以利经脉。

柴胡40g　黄芩15g　姜半夏15g　党参15g

甘草15g　生姜20g　大枣15g　　桂枝20g

白芍40g　葛根25g　桔梗15g　　三七粉（冲）5g

水煎服，日1剂，分3次服。

2010年7月8日：上方4剂尽，麻木顿止。舌淡红、边略黯、津中，苔少白。脉右略弦。效不更方，再进6剂，服3剂休息2日，再进3剂。药尽告愈。

按：以常法论，手麻木者多宜活血通络处之。今拟柴桂汤加味获愈，何然？盖经脉者行气血周流不息，麻木者，气血滞郁不利也。调达枢机则强化气机升降出入，气畅血行则麻木可除。增芍加葛取其通经腧、除血痹，佐桔梗借其宣肺肃达以利气滞，加三七活血通络之使矣。

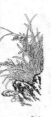

83. 指节肿痛——寒凝，当归四逆温通之

高某，男，18岁，学生。1991年12月6日初诊。

双手中指、无名指肿痛，色黯紫，中节独肿大，遇冷加重。天转暖则肤色渐复常，但仍肿痛。此病缘起两年前严冬冻伤所致。除此别无他症可述。舌淡红、津中，苔少白。脉迟弦细。拟方当归四逆汤，温经通脉。

当归 15g　白芍 15g　桂枝 15g　细辛 5g

甘草 5g　通草 5g　大枣 20g

水煎服。

药进 4 剂痛除，肿见消。8 剂后，肤色转浅黯。12 剂，肿消退。复拟桂枝加附子汤，水煎 4 剂，以善其后。两年后访其父云，手指康复如初也。

按：冻伤仅损双手中指、无名指，但脉、症犹显寒凝痹阻之象。仲师云："手足厥寒，脉细欲绝者，当归四逆汤主之。"方中"通草有通利血脉的作用，加入桂枝汤，同时加细辛、当归，去生姜，故治血气虚滞于内，荣卫不利于外"。(《经方传真》)

84. 腕踝胀痛——越婢加术附发越之

王某，女，43 岁，农民。1983 年 1 月 4 日初诊。

足踝、手腕胀痛月余。昔有左足踝胀痛史 9 年，反复发作，近月来右手腕亦胀痛，局部热胀漫肿。剧则足踝痛引膝、手腕痛引肩。食眠好，二便调，经带可。舌黯润，苔白。脉缓弱滑，两寸略弦、两尺沉。拟方越婢加术汤，宣太阳经输、祛太阴湿郁。

麻黄（先煎）18g　石膏 36g　生姜 10g　甘草 6g

大枣 12g　白术 12g

1983 年 1 月 9 日：上方 3 剂尽，右手腕痛热衰其八九，左足踝痛略减，但热胀大减。原方再进 3 剂，以追穷寇。

1983 年 1 月 14 日：刻下，右手腕已愈，左足踝痛大减。舌黯淡润，苔白。脉缓滑较前有神。拟上方加川附子（久煎）10g，水煎 3 剂。

1983 年 1 月 24 日：病愈。拟方如下，以资巩固。

白芍 24g　甘草 24g　川附子（久煎）12g

水煎 3 剂。

按：本案腕踝热胀肿痛，为湿郁肌腠不得宣散，以舌黯润、脉缓弱滑可征也。湿郁蕴热，热郁助湿，滞留不去而作肿痛。尤以滑脉兼见缓弱者，为既有湿郁又兼气滞。此脉弱者，乃阳陷入阴之郁困也，当发越之，不可谓虚作补（三诊时，症大好，脉弱已去，较前有神，可证）。越婢者，发越肌腠之邪郁也。加术者，化散湿郁；加附子者，温阳以助散郁之力。"实践证明，越婢加术附汤治腰脚麻痹、下肢痿弱，以及关节疼痛而有水气留滞者有验，故《千金方》所谓'厉风气，下焦脚弱之治'，宜越婢加术附汤为是。"（《经方传真》）

85. 项背强痛——葛根汤汗出而愈

张某，女，40 岁，供销社职工。1986 年 9 月 7 日初诊。

项背强痛引右肩不利，渐剧不易动两天。缘起两天前汗出纳凉所致。舌象正常。脉弦中取右脉紧。拟方葛根汤，解表散寒、舒经通络。

麻黄（先煎）12g　　葛根（先煎）18g　桂枝 10g

白芍 10g　甘草 10g　生姜 15g　大枣 15g

水煎 2 剂。

药尽而愈。

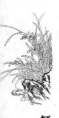

按： 仲师云："太阳病，项背强几几，无汗恶风，葛根汤主之。"此项背痛不易动，得之风寒外束，脉见弦紧，方与葛根汤，解表散寒通经输，一战而愈。

86. 肩凝症——薏苡附子散、芍药甘草汤合方除顽疾

程某，男，43岁，农业局干部。1995年12月25日初诊。

两肩胛区酸痛20余年，左肩为著，近期加重。寒冷、潮湿、劳累皆易发作或加重，患处畏冷。舌淡红略黯、胖、边齿，苔微黄中后略腻。脉缓滞中取，左沉细。拟方薏苡附子散合芍药甘草汤加味，温阳散寒化痰湿、通经活络。

川附子（久煎）15g　薏苡仁45g　白芍24g

甘草18g　苍术12g　三七粉（冲）5g

1995年12月29日：上方4剂尽，痛大减，照方再进4剂。

1996年1月3日：病愈八九，原方再进4剂，以愈为度。数年后偶遇之，告云：药尽而愈，自此未复发。

按： 此案肩凝病久矣。舌胖略黯苔又腻，痰湿郁阻之象也。脉缓滞沉细，湿阻脉痹阳气不达也。治宜散寒凝化痰湿，方可有望通经利脉。合芍甘者，通血痹之滞而缓急止痛，加术借温阳之势，升散燥湿，佐三七活络止痛之用。

87. 右臂麻痛——四逆散、蒲灰散合力通痹

姜某，女，48岁，农民。1983年12月20日初诊。

右上肢麻痛2月有余。自肩胛至肘、腕、指处皆痛，伴以麻木。近几天痛剧，右手指亦不得持用餐具。舌黯红、津中，苔白。脉缓滑中取。拟方四逆散合蒲灰散，疏达郁滞、通利血络。

柴胡24g　枳实24g　白芍24g　甘草24g

生蒲黄（包）18g　　滑石6g

水煎4剂。

1983年12月28日：药尽，麻痛大减，手指可用餐具。舌黯淡红、津中，苔白。脉缓滑左略著。效不更方，继服3剂，以观后效。2个月后访之，药尽而愈，至今无恙。

按： 本案之麻痛者，以舌黯红、脉缓滑可知为气机郁滞，郁而化热，痹阻经脉，滞而不通，故肢节麻痛也。方予四逆散者，疏郁散滞、宣散清热。气机得以畅达，血络和而气血行，麻痛自除。合蒲灰散者，取其通利之佐使也。

88. 左腿掣痛——桃核承气，祛瘀着通痹痛

于某，男，32岁，公社拖拉机站工人。1983年3月25日初诊。

左腿痛半年。痛起趾、腓、膝、股外侧呈麻木样掣痛至臀，劳累加重。舌黯红、津中，苔白微黄。脉沉涩有力，尺著。拟方桃核承气汤，祛瘀通痹、活络止痛。

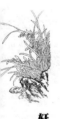

桃仁 12g　甘草 12g　桂枝 12g　大黄 24g

芒硝（烊化）12g

水煎 3 剂，日 1 剂，分 3 次服。

1983 年 4 月 9 日：药尽，腿麻痛减，舌脉同上。上方增其量顿挫之。

桃仁 16g　甘草 16g　桂枝 16g　大黄 32g

芒硝（烊化）16g

水煎 3 剂。

1983 年 4 月 17 日：麻木掣痛悉除。唯活动过久则有麻木感。舌黯红、津中，苔白。脉弦细中取。拟方葛根芩连合三物黄芩汤，清热散郁、疏经活络。

葛根 32g　黄芩 12g　黄连 12g　甘草 18g

生地 32g　苦参 12g

水煎 3 剂。

药尽而愈。

按： 桃核承气汤本用于蓄血如狂者，为活血化瘀之峻剂。今移用于腿痛之患，是依其舌黯、脉沉涩有力为据。黯者，瘀也。脉涩有力，血瘀痹阻经脉。脉沉者，病久积也。是方化瘀而通经、散结而活络，经络畅利，气血和，痹痛自除而病愈。至于葛根芩连合方者，乃清扫残邪而已。

89. 热郁腿痛——柴桂汤加味，弃杖而行

赵某，女，63 岁，农民。2005 年 8 月 22 日初诊。

右腿沉痛，剧则不易动，自臀至踝掣急强痛，常易牵涉右头项强痛（昔有头痛史），时急时缓 18 年。近

加重 1 年有余，须倚杖而行。食、眠可，二便调。舌淡红、欠津、边略黯，苔白中黄腻。脉弦细滞，中取右弦。拟方柴胡桂枝汤疏达枢机、缓挛急，加枳实、葛根、大黄通腑以泄内郁之热。

柴胡 25g　黄芩 15g　姜半夏 15g　甘草 10g

党参 15g　生姜 15g　大枣 15g　　葛根 15g

白芍 15g　大黄 5g　　枳实 10g　　桂枝 10g

水煎服，日 1 剂，分 3 次服。

2005 年 9 月 6 日：上方 3 剂，大效。再进 3 剂，右腿痛大减，有时可弃杖而行。头、项、臀、股等处之苦悉除。唯外胫处沉木而痛（3 年前此处曾外伤）。舌淡红、欠津，苔白中密。脉弦细略滑，中取右弦著。仍拟上方去大黄、枳实、葛根，加鸡血藤 20g，怀膝 10g，威灵仙 5g，白芍增为 30g 取其通络养阴柔筋之效。3 剂尽，可完全弃杖而行。嘱末诊方间断进服 6 剂，以图全功。1 年后，同村人来诊告云：早已下田劳作矣。

按： 柴胡桂枝汤，本为既有太阳表证未尽，又有少阳枢机不利之太少合病而设。今移用于腿痛之案，亦符仲师"肢节烦痛"之意。以脉弦细滞可知气滞不利，经脉痹阻而作腿痛。加枳、葛、黄是因其内有热郁之积，以舌欠津、苔中黄腻可知也。病近愈时增以养阴柔筋之品为图全功矣。

90. 寒痹顽症

冷某，女，40 岁，面粉厂职工。2000 年 4 月 4 日初诊。

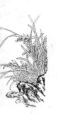

周身关节冷痛，遇风冷尤剧5年，加重1年。究其因为外感失治得之。几经使用中、西药乃至激素（现已停用），症可缓于一时。现已阳春三月，仍不减冬衣。即使是暑天亦身着春秋衣、足穿旅游鞋。食、眠一般，大便稀软，日行1～2次，小便频短。月经量少，带下一般。舌淡紫，边黯满布瘀斑、瘀点，津中，苔薄白中略腻。脉缓滑，右寸关虚、左细尺著。综观舌、脉、症，证显寒热错杂，虚实夹杂，兼有表郁营卫失和。治宜先解太阳之表郁，宣通营卫而除血痹，拟方麻杏薏苡甘草汤合桂枝加葛增味。

麻黄（先煎）5g　杏仁15g　甘草15g　薏苡仁30g

苍术15g　三七粉（冲）10g　桂枝15g　白芍15g

生姜15g　大枣15g　威灵仙10g　葛根20g

水煎服，日1剂，分3次服。

2000年4月10日：上方进服6剂（后3剂麻黄增为10g），关节冷痛略减，大便稀软，日行2～3次，通爽。佳兆也，瘀郁有出路矣。舌脉同前，拟方麻杏薏苡甘草汤合苓桂术甘加姜夏散增味，表郁已解，着力蠲除痰瘀。

麻黄（先煎）10g　杏仁15g　薏苡仁40g　甘草15g

苍术15g　三七粉10g　干姜10g　姜半夏10g

茯苓20g　桂枝15g　白芍15g　威灵仙10g

2000年4月29日：上方效佳。4剂后，麻黄减为5g，干姜、半夏各增为15g，连进12剂。刻症：周身关节冷痛减半，但手、足仍不能触及凉物，触之则凉麻而痛。身着保暖衣，足穿旅游鞋。舌淡紫，边瘀斑、瘀点减少且局限，津中，苔薄白。脉略滑，右寸关虚、左细尺著。拟方桂枝加葛根汤增味（苍术、薏苡仁、杏仁、枳实、三七粉等），进退16剂。

2000年5月24日：诸症已减大半，病趋稳定。舌淡红，边黯淡、瘀斑、瘀点减少且色变浅，津润，苔白中略腻。脉略滑，右寸关虚、左细尺著。拟方五苓散加苍术、薏苡仁、三七粉、鸡内金、干姜、半夏等进退12剂。

2000年6月10日：病已几愈。舌淡红、津中，苔薄白，边瘀点、瘀斑仅剩四处，色亦淡。脉右寸关略虚、左细。拟方温散痰瘀、补肾柔肝。

苍术15g　薏苡仁30g　桂枝15g　　白芍15g
葛根20g　干姜15g　姜半夏15g　黄芪20g
知母10g　三七粉（冲）5g　枸杞20g　桑寄生15g
或去葛根、知母，或加淫羊藿15g、山药20g。

进服12剂。

2000年7月14日：病情稳定，日趋见好。舌边瘀斑已去，仅见瘀点数枚。脉右弦虚、左细。为巩固疗效，拟散剂一料缓图。

苍术150g　薏苡仁300g　茯苓200g　　白术100g
甘草100g　鸡内金50g　干姜150g　　姜半夏150g
水蛭100g　三七粉50g　淫羊藿200g　山药200g
共为细末，每服10g，日两次，白水下。

2001年3月31日：上方散剂，进服两料，病情平稳。近期因过劳，指、趾关节遇冷麻痛，暖之缓。舌淡红、边黯、有瘀点，苔薄白。脉缓和，右略虚、左略

细。拟方和营卫、温阳化湿、补肝肾。

桂枝 15g　　白芍 15g　　甘草 10g　　生姜 10g

大枣 10g　　苍术 15g　　薏苡仁 30g　　枸杞 20g

淫羊藿 15g　桑寄生 15g　姜半夏 15g　干姜 10g

进服 18 剂。

2001 年 6 月 2 日：病近愈，再配散剂一料。

苍术 150g　薏苡仁 300g　甘草 100g　淫羊藿 200g

干姜 150g　姜半夏 150g　山药 200g　　三七粉 50g

水蛭 100g　菟丝子 200g　鸡内金 50g　白术 100g

共为细末，每服 5～10g，日两次，白水下，间日
服之。

2001 年 11 月 12 日：近月来天寒冷，指、趾时有
麻痛，因忙于家务，冷水擦洗过频所致。拟方如下。

干姜 15g　　姜半夏 15g　　麻黄 2g　　苍术 10g

三七粉（冲）5g　枸杞 20g　　淫羊藿 15g

菟丝子 20g　威灵仙 5g　　桑寄生 15g

秦艽 5g　　熟地 20g

水煎 6 剂。

2002 年 1 月 14 日：近因外感 20 余日初愈，指、
趾时有凉感。舌淡红、边黯齿痕、浅小瘀点，苔薄白。
脉左细尺弱。拟方如下。

干姜 15g　姜半夏 15g　麻黄 2g　　苍术 10g

三七粉（冲）5g　　枸杞 20g　淫羊藿 15g

甘草 10g　薏苡仁 20g

水煎 6 剂。

至此历时两年，煎剂逾百帖，散剂计三料，病得痊

愈。2010年访之，愈后无恙矣。

按：该患之治，历时可谓久矣。大致可分三个阶段：初始，以疏表散郁和营卫为先导。营卫和，气血畅，郁阻之痹可通，痰瘀有望可除。病症缓，着力通经络、化痰湿、散瘀血。随着舌、脉之象改善，而逐步补肾柔肝以护其本。散剂的进服有着"潜移默化"之力，尤以久病、大症后期使用，功不可没。本案虽为治愈，但不精，有不少闲药夹杂，应引以为戒。

十一、生殖、二阴病证

91. 阳勃不泄——柴桂汤、蒲灰散合方疏导之

于某，男，49岁，农民。1999年12月30日初诊。

阳勃不泄2个月。诱起房事中突被邻人呼叫而惊恐，遂发此症。历治2个月，未有寸效。舌黯红、津中，苔薄白。脉弦细。拟方柴胡桂枝汤合蒲灰散，调枢机、畅疏泄，佐以滑利通窍。

柴胡25g　黄芩15g　姜半夏15g　党参15g
甘草10g　生姜15g　大枣15g　　桂枝15g
白芍30g　生蒲黄（包）15g　　　滑石10g
水煎服。

2000年1月6日：上方4剂尽，已可畅泄矣，唯

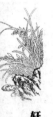

时有茎中隐痛。舌淡红、津中，苔薄白。脉缓和。原方照服 3 剂，欣告痊愈。

按：惊自外来，惊则伤胆。胆气逆乱，枢机不利，疏泄不及故而病作。柴胡桂枝者，疏达枢机、调和营卫，快马轻刀之力可矣。胆气平则疏泄畅，何愁不愈。倍芍药者，取其疏滞缓急之用。合蒲灰散，借其通利窍道之佐使也。

92. 阳勃自泄——桂枝加龙牡汤和之

吕某，男，55 岁，农民。1999 年 8 月 6 日初诊。

近两月来，不分时段不自主突发阴茎勃起，持续坚挺乃至有痛感，约半小时左右自行射精则缓解，随之身疲软，汗出。一周发作 1～2 次，不论昼夜、忙闲，欲勃即来。其妻唠叨，苦恼不已。舌淡红边黯、津中，苔少白。脉弦中取，右滞象。拟方桂枝加龙骨牡蛎汤。

桂枝 24g　白芍 24g　甘草 18g　生姜 24g

大枣 24g　龙骨 24g　牡蛎 24g

水煎，进服 6 剂。

近 10 天未有发作，偶有欲动，力控可缓，欣喜不已。照方再进 4 剂，告愈。后以桂枝加芍药汤合甘麦大枣汤加百合巩固疗效而已。

按：该患年过五十，何由得之，未述。桂枝汤者，外可调营卫、顺畅气血，内可安脏腑燮理阴阳。加龙骨、牡蛎，不仅有固精敛正之功，更有宁神定志之效。故屡用此方治阳痿、早泄，每获良效。

93. 阳痿——热壅伤筋，葛根芩连合方解困

薛某，男，40岁，渔民。1994年2月28日初诊。

阳事不兴1年。初，偶勃起勉为之，稍事即泄。经进滋补肝肾类药反渐重，竟然一败涂地。小便频数、色黄，时引睾痛。大便干，2～3日一行。口黏渴欲饮，鼻孔干燥，身沉滞懒动。舌黯红，尖边著，苔黄略腻。脉缓滞滑中取。症见口鼻干燥、渴饮、溲黄、便干、舌黯红、脉滞滑。一派湿热内郁之象，清热利湿尚且不及，怎奈滋补，故见衰败矣。拟方葛根芩连合三物黄芩汤。泄阳明、散郁热以解宗筋之困，加水蛭散瘀利窍。

葛根48g　黄芩18g　黄连18g　甘草12g

生地32g　苦参16g　水蛭粉（冲）5g

水煎服。日1剂，分3次服。

1994年3月14日：上方进6剂，显效。复进6剂，阳事勉强可为，诸症大减。舌尖边黯红、津中，苔薄黄。脉弦略滞中取。拟方四逆散合栀子豉汤加味，散郁散结、清热利湿、宁心悦志。

柴胡24g　枳实24g　白芍24g　甘草24g

生地48g　葛根32g　栀子6g　淡豆豉12g

大枣15g

水煎服。

1994年3月24日：上方6剂尽，阳事好，诸症衰其八九。舌淡红、尖略红，苔薄黄。脉缓细略滞。为巩固疗效，拟方疏滞化湿、清利窍道而已。

枳实24g　白芍24g　桂枝24g　茯苓32g

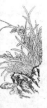

白术 16g　甘草 12g　栀子 6g　淡豆豉 12g

滑石 12g

水煎 6 剂，间日进服。

药尽告愈。

按：阳痿者，宗筋不用也。因虚致之多，因实致之亦不少。临证在于辨明病机，方可有的放矢。否则，闻痿即补焉能不败？

94. 阳强——热郁阳亢，四逆散合方疏之

于某，男，46 岁，汽车站职员。2007 年 9 月 4 日初诊。

每至夜半则阴茎自行勃起而醒，剧则坚挺 1～2 小时不衰。愈是房事后愈易发作频剧。其妻恼，自己烦，痛苦莫言。除此别无所苦，药之不愈，迁延半年。舌淡红、边略黯、津中，苔薄白。脉涩有力、左细。

舌边黯，肝胆郁滞，气不畅达，日久滞热；脉涩者不利也，气滞涩郁与舌边黯相合也。证属滞热内郁，治之泄热散郁通利可矣，拟方四逆散合蒲灰散加大黄。

柴胡 15g　枳实 15g　白芍 20g　甘草 10g

大黄 10g　生蒲黄（包）20g　滑石 10g

水煎服。

2007 年 9 月 9 日：上方 2 剂尽，症大减，不更方复进 3 剂。刻下，偶有发作且大势已去矣。脉弦细中取，原方再进 3 剂，得愈。

1 个月后，因情志不遂，症见复发，遂以柴胡加龙骨牡蛎汤去铅丹加蒲灰散，小柴胡汤加大黄调理旬日

而愈。

按：该患病愈 1 个月后复发，虽有情志因素，但前诊方药进服较少，迁就病人服药之苦而急于收功，是其原因之一。急功者，为医要不得。

95. 早泄

鞠某，男，26 岁，农民。1978 年 3 月 7 日初诊。

其父陪诊曰：新婚欢愉月余，近半月来每于合欢则自感紧张，一触即泄。败兴懊恼，心慌，自汗出，疲乏。舌无病征。脉右尺弦、左尺虚。拟方桂枝加龙骨牡蛎汤增味。

桂枝 10g　白芍 10g　炙甘草 6g　龙骨 30g

牡蛎 30g　川附子 6g　菟丝子 15g　莲子肉 6g

水煎 4 剂，禁房事。

1978 年 3 月 11 日：药尽，心慌，自汗大为减轻。药已中病，无须更张，继服上方 10 剂可矣。1 个月后其父欣告，早已痊愈矣。

按：该患本无大恙，想必房事失度，便引惊慌。方予桂枝加龙骨牡蛎，宁心安神、和谐脏腑可矣。辅之鼓励，必愈。若为炫己技高，虚张声势则病成矣。为医者不可不慎。

96. 梦遗

叶某，男，20 岁，未婚，农民。1992 年 12 月 16 日初诊。

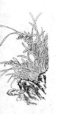

梦中遗精反复不已2年。近2个月来，几乎每晚必遗，甚则一夜两次。昼日头昏乏力，身疲懒言，记忆力锐减。舌淡红润。脉弦中取尺著。拟方桂枝加龙骨牡蛎汤。

桂枝 24g　白芍 24g　甘草 16g　生姜 24g

大枣 24g　龙骨 24g　牡蛎 24g

水煎6剂。

1993年2月10日：药尽，显效，复进6剂。刻下，病症几愈，再进原方6剂。

1993年2月20日：病已愈。舌淡红、润、尖略红，少白苔。脉左虚，右弦细，两尺虚左著。为巩固疗效，仿景岳左归饮处之。

山药 12g　枸杞 15g　甘草 10g　杜仲 15g

龟板（先煎）10g　　茯苓 18g　炒枣仁 15g

知母 10g　远志 6g

水煎10剂，间日服之，缓图全功。

按：该患梦遗两年，治之病近愈时，舌尖见略红，此非实火也。乃阳得温复，年盛有欲亢之象，以脉虚左尺著可知阴已亏损，虚不敛阳也。故仿景岳方，养阴补肝肾、宁心定志。年届青春，缓缓而图，间日服之，以求效远。

97. 不育症——窍不利疏导之，柴桂汤可矣

祝某，男，29岁，农民。1982年11月12日初诊。

婚后4年，其妻未孕。婚前、婚后体健无恙。食、眠正常，二便调。性生活正常。先后两次精液常规检

查，精液呈泡沫状、稀薄、量极少，竟无一枚精子。舌黯红、津中，苔白略黄。脉弦滞中取，右有力、左尺沉弱无力。拟方柴胡桂枝汤，疏达枢机、调和脏腑、理气利窍。

柴胡 35g　黄芩 15g　姜半夏 15g　党参 15g

甘草 15g　生姜 15g　大枣 15g　桂枝 20g

白芍 20g

水煎 3 剂。

1982 年 11 月 20 日：服药后自觉少腹似气窜样微胀感，须臾便止，别无他苦。舌脉同前，再进上方 3 剂。

1982 年 11 月 25 日：服药后仍有少腹气窜胀痛感。一次房事后，其妻阴道有精液溢出，此佳兆也。舌黯红、津中，苔少白。脉右弦滞中取、左细尺沉弱。拟方同上缓其量。

柴胡 25g　　黄芩 10g　党参 10g　甘草 10g

姜半夏 10g　生姜 10g　大枣 10g　桂枝 15g

白芍 15g

水煎 3 剂。

1982 年 12 月 16 日：精液常规检查较为理想：精液量 2～3mL，淡白微黄色，质较稠，精子数量正常，活动度不良。舌象正常。脉缓和，右略弦、左略细、左尺较前有力有神。拟方桂枝加附子汤，鼓动肾阳，以壮行色。

桂枝 24g　白芍 24g　甘草 18g　生姜 24g

大枣 24g　川附子（久煎）18g

轩园医耘录
——医案得失与方药心悟

水煎 3 剂。

药尽，脉来缓和，两手脉平。本方照服 3 剂观之。

1983 年 1 月 20 日：精液常规检查：精液量 3 ～ 4mL，质稠灰白色，液化时间正常，精子数量正常，活动度良好（运动活泼者达 70% 以上），停药。

1983 年 3 月 9 日：其妻停经 3 个月，妇科诊为早孕。

1983 年 9 月 1 日：欣告，顺产一子，活泼可爱。

按：本案之不育者乃无精也，其实非无精，乃窍痹不出也。治之无症可辨，仅凭舌、脉之象。舌黯红者，郁瘀滞热也。脉弦滞者，枢机不利，气行郁滞也。脉左尺沉弱无力者，非虚不足，乃肾气郁困不兴也（以服药后左尺脉较前有力有神可知）。方与柴桂汤疏达枢机、解郁散结利窍。病愈在望，服用桂枝加附子汤，助肾气一臂之力振奋兴起也（服药两手脉平可知）。

98. 不孕症

姜某，女，26 岁，农民。1986 年 7 月 2 日初诊。

婚后 2 年未孕。婚前曾患月经不调，经治得愈。新婚 2 个月后，因公爹车祸逝去，故心中不悦。渐发月汛 45 ～ 60 天一潮，且伴有经前腹痛夹有瘀块，乳房胀痛。余无苦述。舌黯红，尖边散见小瘀点。脉弦涩中取。拟方柴胡桂枝汤合蒲灰散，疏达枢机、散郁开滞、调经通脉、和缓冲任。

柴胡 35g　　黄芩 15g　　甘草 15g　　党参 15g

姜半夏 15g　生姜 15g　　大枣 15g　　生蒲黄（包）15g

滑石 10g

1986 年 7 月 10 日：上方 6 剂尽，经前乳房、小腹胀痛大减。改拟桂枝茯苓丸，活血化瘀调经脉。

桂枝 18g　茯苓 18g　桃仁 18g　丹皮 18g

白芍 18g

1986 年 7 月 30 日：上方进 6 剂。舌黯红，瘀点大为减少，继服 3 剂。

1986 年 8 月 5 日：此汛盈月而至，瘀块大为减少，乳房、小腹胀痛已除。舌淡红、津中，少白苔。脉缓和略弦。拟方当归芍药散，温养带脉、调和冲任。

当归 15g　川芎 15g　白芍 45g　茯苓 20g

白术 20g　泽泻 25g

水煎 3 剂。

停药观之。

1986 年 10 月 8 日：停经 3 个月，妇科诊为早孕。

按： 本案之不孕，明显由情志不遂而致枢机不利，气滞血瘀，冲任失调。治之，以柴胡桂枝汤散郁开滞为先导，合蒲灰散，以助通利尔，为活血化瘀、调畅通路，因而桂枝茯苓丸方有用武之地。瘀去脉通，气畅血利。于是，以当归芍药散和肝脾调冲任，培育氤氲之态也。

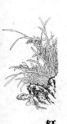

99. 睾丸肿痛——肝胆热毒，白头翁泄之

孙某，男，40 岁，农民。1986 年 9 月 10 日初诊。

左侧睾丸肿痛 5 天，痛引少腹挛屈不易动 1 天。病初，经乡医肌注"青霉素""链霉素"3 日，未效反增剧。他医复以"阿托品""冬眠灵"肌注痛亦未减，遂来院。大便燥，小便黄。阴囊明显肿大，色红、皮光亮，左侧睾丸肿如鸡卵，稍触即痛而尖叫。舌黯红、尖边瘀斑，苔黄腻。脉滑数右著。拟方清泄肝胆热毒，予白头翁汤 2 剂。

白头翁 16g　黄连 24g　黄柏 24g　秦皮 24g

水煎服。日 1 剂，分 3 次饭后服。

1986 年 9 月 12 日：睾丸肿痛减，小腹挛痛、恶心已除，上方再进 2 剂。

1986 年 9 月 16 日：睾丸肿痛大消，触痛不明显，皮色正常，皮皱。舌黯红，尖有瘀斑，苔白微黄、不燥。脉略数右洪。拟方葛根芩连合三物黄芩汤，清热燥湿、凉血解毒。

葛根 48g　黄芩 16g　黄连 16g　甘草 12g

生地 32g　苦参 12g

水煎 3 剂。

终获痊愈。

100. 卵缩症——寒滞肝脉，茯苓四逆急温之

于某，男，31 岁，农民。1988 年 3 月 29 日初诊。

右侧睾丸上缩引少腹痛 1 个月。无明显诱发原因，突发右侧睾丸上缩，剧则引右少腹掣痛，一日数发，多于劳累后。身畏寒，大便软而不爽，小便频而不畅，且有未尽之意。舌淡红润。脉右尺弦、虚硬，左尺细弦。拟方茯苓四逆汤，温阳固肾、镇逆而缓急。

茯苓 32g　党参 18g　川附子（久煎）16g　甘草 16g

干姜 16g

水煎 3 剂。

1988 年 3 月 31 日：上方尽，畏寒除，大便通爽，小便亦趋正常。劳累时仍有卵缩发作。舌淡红、津中，苔白。脉右弦中取、左细弦。拟方桂枝加芍药汤，和阴阳、舒痉缓急。

桂枝 24g　白芍 48g　甘草 18g　生姜 24g　大枣 24g

水煎 3 剂。

1988 年 4 月 6 日：卵缩症偶于劳累时少少发之，亦可忍矣。舌淡红、津中，苔少白。脉右细略弦，两尺弱。拟方吴茱萸汤暖肝镇逆。

吴茱萸（洗）16g　党参 16g　大枣 16g　生姜 32g

水煎 3 剂。

1 个月后来院告愈。

按：本案之患有明显阳虚畏寒之症。便不爽、溲不畅，肾气衰矣。卵缩引腹痛，肝寒气逆矣。下元虚衰，寒气上逆也。急以茯苓四逆汤温肾降逆。病缓后，服与桂枝加芍药汤，温里舒痉缓急。虽效不佳，用方不合时机，药不胜病故也。怎奈，吴茱萸汤一战而收功。桂枝加芍药若用在吴茱萸汤后，或可收"锦上添花"之效。

101. 阴中掣痛——初诊靶向有偏，拨正一举中的

宋某，女，30 岁，已婚，农民。2008 年 8 月 18 日初诊。

反复阴中痛，时呈灼痛，时掣左股内挛痛 2 月有余。得之于"人工流产"后。素体偏弱，但食、眠尚

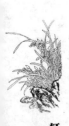

可。二便、经、带一般。舌黯淡红、润、边齿，苔白。脉缓，右尺弱、左细。此乃湿邪乘太、少二阴之虚浸淫下阴。治宜温阳补虚，方用干姜半夏散、五苓散、桂枝加苓术汤三方合一。

泽泻 20g　白术 15g　茯苓 15g　桂枝 10g

猪苓 15g　干姜 15g　姜半夏 15g　白芍 20g

大枣 10g

2008 年 8 月 26 日：上方进 4 剂，小效。去桂枝、茯苓、猪苓，加枸杞 20g，山萸肉 15g，菟丝子 20g 着力温阳暖脾、峻补肝肾。4 剂尽，阴中痛近愈，照方复进 4 剂。

2008 年 10 月 9 日：病早愈，唯忙于农事，近日小复。舌淡红、津中、边略黯、齿痕，苔白。脉右尺细、左尺弱。拟方补肝肾、柔筋止痛。

枸杞 20g　山萸肉 15g　白芍 20g　甘草 10g

干姜 15g　淫羊藿 15g　菟丝子 20g　白术 15g

水煎 4 剂。

药尽病除，为巩固疗效，拟末诊方去干姜加山药 20g，间日进服 6 剂，缓图全功。

按：本案之辨治，初诊处方有偏，主次证不分。明知湿邪乘虚下侵，却忽视其虚偏顾其湿，故而仅小效而已。二诊调整处方补养肝肾之力，大效。辨证不误，处方有偏，足见下工之拙也。

102. 阴中湿冷——痰瘀缠绵，散剂收功，不可小觑

李某，女，32岁，已婚，自来水公司职员。1998年2月14日初诊。

阴中湿冷，凉润津津，剧则犹如涂"薄荷冰"之凉麻感。痛苦莫言，时缓时急，反复不已2年有余。尤以经前、经间期发作为频为剧。素往带下清稀、色白、量多。身沉疲，头目欠爽，近半月来眠不实，多梦睑浮肿。舌黯紫润，尖瘀点、边晦黯，苔白腻中微黄。脉滑右中取，左沉滞。此乃痰瘀郁滞，阳失温达。治宜温化痰湿、祛瘀通脉。拟方茵陈五苓散加味。

茵陈15g　茯苓25g　猪苓25g　白术15g

泽泻30g　桂枝15g　苍术15g　薏苡仁30g

生蒲黄（包）15g　　三七粉（冲）5g

水煎服。

1998年2月26日：上方进服8剂，头昏、多梦已除。阴中湿冷减轻，睑浮肿亦缓，带下量仍多，色白。舌黯略紫润，尖瘀点，苔薄白。脉滑左沉细。拟上方加五灵脂10g，枳实15g以增疏滞散瘀之力。

1998年3月17日：上方4剂尽，阴中湿冷已除，诸症均减。进12剂后，带下已趋正常。拟方苓桂术甘合姜夏散加味。

干姜15g　姜半夏15g　茯苓30g　桂枝25g

苍术15g　甘草10g　薏苡仁30g　冬瓜仁10g

三七粉（冲）5g

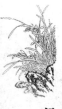

水煎服。

药进 4 剂，病已愈。为巩固疗效，拟散剂一料缓图全功。

香附 150g　五灵脂 100g　甘草 50g　　丹参 200g
苍术 150g　薏苡仁 300g　三七粉 50g　水蛭 100g
桂枝 100g　茯苓 150g　　枳实 100g　　白芍 150g
共研细末，每服 10g，日 2 次，白水下。

两年后访之，健康无恙，舌象已转变淡红略黯而已。

按：湿浸下阴，症见湿冷。舌、脉一派痰瘀郁滞之象。痰湿与瘀血相结犹如油入于面，缠绵难除。遵仲师"病痰饮者，当宜温药和之"。温化痰湿、疏滞祛瘀，两相合力，分豜蚕食，缓缓而图。尤以后期散剂一料，为防死灰复燃而祛邪务尽之功不可没矣。

十二、皮肤外科病证

103. 瘾疹顽症

杨某，女，29 岁，已婚，农民。1985 年 8 月 12 日初诊。

患"荨麻疹"反复发作不已 3 年，近发 3 天。周身泛起红色疹片，高于皮肤，瘙痒难忍。历年皆有数次发作，每次持续数周不等，剧则逾月不愈。素常作小便灼热感。舌淡红，苔白、微黄。脉缓滑中取。拟方四逆散合三物黄芩汤，疏郁滞、散积热、和血络。

柴胡 24g　枳实 24g　白芍 24g　甘草 24g

生地 48g　黄芩 18g　苦参 18g

水煎 4 剂。

1985 年 8 月 31 日：药尽，疹退痒止，停药后复发。同上 4 剂，照法服。

1985 年 9 月 10 日：疹痒已除，未再复发。舌尖略红。脉缓略滑。上方再进 4 剂。

1985 年 9 月 25 日：近日染外感，前症小作，但可忍之。舌淡红润，苔微黄。脉缓滞，中取有力。拟方柴胡桂枝干姜汤，疏达郁滞、温脾化湿。

柴胡 48g　桂枝 16g　干姜 12g　花粉 24g

黄芩 16g　牡蛎 12g　甘草 12g

水煎 4 剂。

药尽，症除，为巩固疗效，再进末诊方 4 剂。1 年后访之，愈后未复发矣。

按：四逆散者，疏达郁滞、清宣积热、升降缓急，药性中和。合三物黄芩汤者，散热凉血。该患病迁 3 年，是以气滞湿郁，郁而蕴热，热躁血妄，泛溢皮肤而作疹痒。热郁脉亦滑，气滞脉可缓，缓与滑搏，热积湿郁，缠绵难去。但病见大势去，还应疏郁，健脾化湿，杜绝源头，为从本治。

104. 寒冷性瘾疹

任某，女，46 岁，广播电视局职工。2010 年 7 月

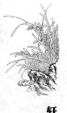

6 日初诊。

每遇冷风吹拂，被吹拂之皮肤瘙痒。搔之皮肤泛起片片丘疹，形如豆大，或聚簇成团状，或连成条索状。痒不可奈，剧则伴呼吸困难。四季皆然，冬尤著，反复不已 10 年。素往月经色黯，淋沥不畅（经期 10 余日）。带下色白、量多、有异味。舌黯淡润、胖、边齿、尖黯，苔白。脉缓滞，右细弦、左细尺弱。拟方桂枝加附子汤合姜甘苓术汤，温脾暖肾、宣通营卫。

桂枝 20g　白芍 30g　甘草 15g　生姜 30g

大枣 15g　川附子（久煎）20g　茯苓 20g

白术 20g　干姜 20g

水煎 4 剂。

2010 年 7 月 16 日：上方 4 剂尽，恰值经至。此汛行经畅，色亦正，腹大舒。舌黯淡、津中、边齿，苔少白。脉缓，右弦细、左尺细。上方再进 4 剂（干姜、川附子各增为 30g）。

2010 年 8 月 27 日：药尽效彰。虽遇冷身痒，仅小作而已。因暑假忙未复诊。此汛经色正，腹舒畅，带下已正常。舌黯淡、边齿、津中，苔白。脉缓细，右弦。拟方同上去川附子，加党参 20g，黄芪 20g，当归 15g，姜半夏 15g。强化调气血以固表、化痰湿以运津，水煎 4 剂。

2010 年 9 月 6 日：刻下症已愈。舌黯淡、津中、边齿，苔白。脉细右弦。拟方桂枝新加汤合黄芪当归补血汤收功处之。

桂枝 20g　白芍 30g　甘草 15g　生姜 30g

大枣 10g　党参 20g　黄芪 20g　当归 15g

三七粉（冲）5g

水煎 6 剂，间日服之。

1 年后访之，无恙矣。

按：阳虚卫弱表不固，冷风吹之，营卫失和而疹痒发作，先予桂枝加附子，温阳通调营卫而气血和；姜甘苓术暖脾肺、行气化津而脉行畅利。再拟桂枝新加汤增味固卫表、补气血，以资巩固。

105. 皮肤瘙痒——柴桂姜汤疏郁散热获愈

王某，女，45 岁，农民。1984 年 7 月 14 日初诊。

周身皮肤瘙痒 6 年，近加重月余。每于夏季必发，秋凉则缓。近半年来终日频繁发作。身一阵烦热一阵痒，搔之，皮肤泛起粟粒状疹点，色红。体肥壮，食、眠好，二便一般。舌淡红润，少白苔。脉缓滑中取，右略弦。拟方柴胡桂枝干姜汤，疏郁散热、化湿止痒。

柴胡 48g　黄芩 16g　甘草 12g　桂枝 16g

干姜 12g　花粉 24g　牡蛎 12g

水煎 3 剂。

药尽症减其半，照方复进 3 剂。

1984 年 8 月 12 日：痒大衰，仅下肢时痒。舌正常。脉缓右略弦。仍拟原方约其小剂。3 剂尽，告愈。

按：该患皮肤瘙痒，夏季发作，湿郁作祟也。舌见润、体肥壮亦足信，脉缓滑略弦者，湿郁气机阻滞也。气滞湿易郁，湿阻亦蕴热，相互纠结，犯逆皮肤迁延不愈。治当疏郁散滞，化湿当以温药为宜，但湿阻蕴

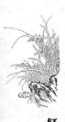

热亦当清。温清兼顾而不悖，方用柴胡桂枝干姜汤正当所宜。

106. 皮肤皲裂——散郁通血痹，四逆散加芍甘汤合治之

李某，女，68 岁，农民。2011 年 2 月 23 日初诊。

双手虎口处及拇、食指背侧皮肤皲裂，粗糙，泛红裂口条条，瘙痒、渗血。燥痛 2 月余。舌淡红、略黯润，苔少白。脉缓右弦。拟方芍药甘草汤加味，通利血痹，佐以化湿。

白芍 40g　甘草 20g　赤芍 15g　生薏苡仁 30g

2011 年 3 月 7 日：上方 4 剂尽，显效。但瘙痒仍在，上方去薏苡仁合四逆散加味。

白芍 40g　甘草 20g　赤芍 15g　柴胡 10g

枳实 10g　生地 30g　益母草 20g

2011 年 3 月 15 日：4 剂尽，病愈。唯患处皮肤略粗糙，时小痒，皮色正常，皲裂全部愈合。上方再拟 6 剂，间日服之，痊愈。是年 9 月 26 日访之，愈后未复发。

按：芍药甘草汤加味治疗皮肤皲裂症，乃临证中疗他病偶得之，诊验数案皆获其效。芍甘者缓急疏通血痹，合赤芍以增其力。本方或合四逆散，取其疏滞散热解毒之用；或合生地、益母草、茜草，取其活血化瘀通经之效；或合沙参、麦冬、生地、取其养阴清热生津之功。

107. 皮肤白斑——黄土汤加减获愈

孙某，女，20岁，未婚，农民。1987年11月7日初诊。

半年前发现颈项、胸、背、双上肢皮肤白斑，形如蚕食状，边缘不整齐。斑处色白，泛起薄薄白屑，搔之即脱。尤以胸前、下颌处为著。二便正常，月经色淡，带下色白、质稠、量多。舌黯淡红、津中，少白苔。脉右弦左细。拟方黄土汤化裁，温中暖脾、养血活血。

生地18g　甘草18g　白术18g　川附子（久煎）18g

阿胶（烊化）18g　　黄芩18g

赤石脂（无黄土，以此代用之）48g

水煎服。

1987年11月21日：上方4剂尽，项背处白斑大为消退，以基本恢复正常肤色。颈、胸处亦见斑片消减。效不更方，继服4剂。

1987年11月26日：颈前白斑消除，皮肤色泽亦正常。此汛经色好，带下正常。舌黯淡红，少白苔。脉右弦左细。原方照服4剂，以资巩固。2个月后访之，已痊愈矣。

按： 黄土汤，方书言症至简，今以药测证似知：生地、黄芩、阿胶，滋阴养血、清热除烦；附子、白术、甘草，温阳暖脾、建中益气；赤石脂温经调血。集养阴清热、温阳益气于一炉。虽寒温并用，清补兼施，但总归一理血之方也。白斑者，皮肤色泽不荣也。移用"远血"之方他治，非但白斑净除，且经、带之症亦同愈。

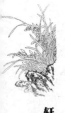

仲师制方真乃如神也。

108. 黄褐斑

案 1 冷某，女，40 岁，已婚。2006 年 6 月 2 日
初诊。

面色黯黄，少泽，明显粗糙。有黄褐斑于目眶周
边，鼻柱、上额、两颧漫延分布，俨然如蝴蝶，至今
5 年余，唯近 2 年加重。素往大便细软黏滞不爽，多为
初硬后软，2～3 日一行，每便必排 2～3 次，且多有
未尽之意。常感下腹闷胀，气窜隐痛。舌淡红润、边齿
痕，苔薄白。脉缓右细左弱，左寸略大。综观舌、脉、
症为痰湿内郁，气机阻滞，浊排不利，清升不爽。拟方
参苏饮加苍术，宣通表里、调中利腑。

党参 15g	苏叶 10g	陈皮 10g	枳壳 10g
前胡 10g	姜半夏 15g	葛根 15g	木香 5g
甘草 5g	桔梗 5g	茯苓 15g	生姜 10g
大枣 10g	苍术 10g		

水煎服。

2006 年 7 月 5 日：上方 3 剂尽，腹闷胀减，复进 4
剂。腹闷胀除。但大便状况未见好转，舌脉亦无改善。
拟方胃苓汤，疏达郁滞、通利肠道、化湿排浊。

苍术 15g	川朴 10g	陈皮 10g	甘草 10g
茯苓 15g	猪苓 15g	白术 15g	泽泻 20g
桂枝 10g			

水煎服。

2006 年 7 月 18 日：药进 4 剂显效。复进 4 剂，便

较通利，1～2日一行。黄褐斑大为消减。舌淡红润、边齿痕，苔薄白。脉细略缓，中取。效不更方，再进4剂。

2006年7月26日：刻下，大便正常。黄褐斑持续消退。舌淡红润、尖略殷，苔白。脉细略缓中取。拟方温中兴阳化痰湿、调理肝肾逐郁滞。

干姜15g　姜半夏15g　泽泻20g　白术15g

三七粉（冲）5g　　鸡内金5g　菟丝子20g

淫羊藿15g　苍术15g　生薏苡仁30g　大黄5g

冬瓜仁（捣）5g

水煎服4剂。

2006年8月1日：面黄褐斑基本退净，面色已见明润。舌淡红润、边齿痕，苔白中略密。脉缓细。拟方当归芍药散加味，调冲任逐瘀滞、理肝脾化痰湿。

当归15g　　川芎15g　白芍30g　　茯苓15g

白术15g　　泽泻20g　三七粉（冲）5g　鸡内金5g

姜半夏15g　干姜15g　生薏苡仁30g　甘草10g

水煎4剂，间日服之。

2006年8月7日：颜面明显明润。舌淡红润，苔少白。脉右细、左略弱。拟方同上，当归芍药散加味。水煎6剂，间日服之。

2006年9月9日：刻下黄褐斑已净尽，面明润。为巩固疗效，疏方如下。

茯苓15g　桂枝10g　　白术15g　甘草10g

干姜15g　姜半夏15g　牡蛎20g　生薏苡仁20g

苍术10g

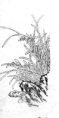

水煎 6 剂。间日服之。

半年后来院欣曰：便爽腹舒。见颜面明润姣好。

按：大便黏滞，多日一行，努排不尽。秽浊滞留、蕴积为痰为湿，碍阻气机，气郁血滞，面肤失荣而斑斑渐见。本案先行参苏、胃苓者，意在通利出路，杜绝秽浊源头，是为首务。源头已绝，积浊已排，自然病势大减。再行温化，逐瘀调冲任、理气血，则日趋向愈矣。

案 2 刘某，女，40 岁，已婚，食品厂会计。2007 年 11 月 26 日初诊。

黄褐斑状如面具，斑缘清晰如人工化妆，远见一目了然，犹如佩戴黑框眼镜，已 10 年矣。缘于 10 年前，做面膜美容，皮肤过敏遗留之。屡治未果。素往食、眠可。经色黯，大便黏滞。舌黯淡、边黯、津中，少白苔。脉缓细，右寸弱。拟方当归芍药散合四乌贼一芦茹丸，调冲任、散瘀化湿。

当归 15g　川芎 15g　白芍 30g　茯苓 15g

白术 15g　泽泻 15g　海螵蛸 20g　茜草 10g

三七粉（冲）5g

水煎服，间日服之。

2008 年 1 月 14 日：上方进 12 剂，症无改善。舌黯淡、边黯、边齿痕、略胖、津中，苔白密。脉缓滞，右细左弱。拟方化痰湿、散瘀血、祛滞浊。

干姜 15g　姜半夏 15g　香附 15g　当归 15g

五灵脂 10g　枳实 10g　白术 20g　三七粉（冲）5g

生薏苡仁 30g　大黄 10g　冬瓜仁 10g　甘草 10g

水煎服。

2008年2月2日：上方间日进服12剂。面斑大为消散，尤以颧部消除大半。大便通爽，经行畅利，色较好。舌黯淡、边黯、边齿痕、津中，少白苔。脉略缓，右细、左略滑。拟方化痰瘀、调肝肾。

香附15g　五灵脂10g　当归15g　三七粉（冲）5g

山药20g　鸡内金5g　枳实15g　白芍20g

甘草10g　干姜15g　女贞子20g　淫羊藿15g

水煎服。

2008年4月12日：上方间日服18剂（或去枳、芍或加枸杞20g，菟丝子20g），眼眶周围颧部几近净尽，额部亦大为消减。舌边淡黯、边齿痕、津中，少白苔。脉左尺细弱。拟方为散剂缓图。

香附150g　五灵脂100g　当归150g　山药200g

鸡内金50g　三七粉50g　女贞子200g

菟丝子200g　淫羊藿150g

共为细末，每服5～10g，日两次，白水下。

2008年7月16日：刻下近愈，为巩固疗效，再拟上方散剂一料照法服。每周服5日，休息2日，缓图全功。

2008年11月6日：来院告知痊愈。见面斑全无，面色红润。

按： 本案面斑虽为人工所致，但舌黯、脉缓者，说明已有痰湿瘀郁内在因素，经色黯、便黏滞亦可佐证。初诊方虽可化痰祛瘀，但无温化通滞之力，不效之因，药不胜病故也。调整方药后而步步见功，可见方剂选用先后有序，不可小觑。当然，后期散剂两料，为收全功

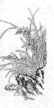

轩园医耘录
——医案得失与方药心悟

之缓图，铺实基路。

案3 王某，女，42岁，已婚，商场职员。2011年5月23日初诊。

面色黯黄，少泽，双目窠外周满布黄褐斑已半年有余。近期因眠差、心悸，面斑尤为增著。舌淡红略黯、润，苔少白。脉躁右细。拟方桂枝新加汤增味，宣通营卫、和畅气血、宁心除烦。

桂枝20g 白芍30g 甘草15g 生姜20g

大枣15g 小麦30g 百合20g 党参15g

茯苓20g

水煎服。

2011年7月1日：上方进6剂，斑色变淡。心悸除、眠好，复进6剂。刻症：面斑大为消减，面色见有明润，照方再进6剂。

2011年7月13日：面斑几近净除。舌淡红润，苔薄白。脉右细左虚。拟方理中汤加味，温化痰湿、散滞祛瘀。

党参20g 白术15g 茯苓15g 干姜20g

甘草10g 山药20g 桂枝15g 鸡内金5g

淫羊藿20g

水煎6剂。

2011年8月2日：刻下近愈。舌淡红润，苔薄白。脉右细左虚。拟方同上，加补骨脂20g，山茱肉15g，枸杞15g。滋补肝肾、荣肤养颜。水煎10剂，间日服之。

2011年8月26日：面色明润，两目外眦处仅数点淡斑。照上方进 10 剂。

2011 年 9 月 20 日：面斑尽净，为巩固疗效，拟方如下。

党参 20g　干姜 30g　甘草 15g　白术 20g

砂仁 10g　桂枝 15g　山药 20g　三七粉 5g

淫羊藿 20g

水煎 10 剂，间日服之。

按： 该患近因眠差、心悸，面斑尤为增著而来就诊。虽面斑是主病，眠差、心悸为次症，但"主不明，则十二官危"。心不宁静，焉能推动气血和畅，故以桂枝合甘麦大枣，宁心怡神，加参、苓、百合益气化阴。药进 18 剂，面斑大好，舌黯、脉躁已除。心气怡和，再议着力化湿散瘀消积，间或调养肝肾，从本求源，缓图全功。

109. 扁平疣

赵某，女，32 岁，已婚，工人。2004 年 11 月 29 日初诊。

扁平疣密布于额头、两额角、颧部、目眶下，大者如绿豆，小如粟粒，色晦黯，高出皮肤。平素体质好，经、带可，无明显不适。舌淡红、津中，苔白。脉滑中取，右细左弱。拟方五苓散合姜夏散增味，兴阳化湿祛赘物。

干姜 15g　姜半夏 15g　茯苓 15g　猪苓 15g

白术 15g　桂枝 10g　泽泻 20g　生薏苡仁 40g

甘草 10g

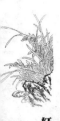

水煎服。

2004 年 12 月 20 日：上方进 8 剂，疣体缩小，数量减少。大者仅如粟粒，色明显浅淡，面有明润意。舌淡红、津中、尖略红，苔白。脉滑中取。拟原方加夏枯草 15g，再进 8 剂。

2005 年 1 月 10 日：持续收效。舌淡红、津中、尖略红，苔白。脉略滑中取。拟方越鞠丸合姜夏散加味，疏达郁滞、化湿祛赘。

苍术 15g	川芎 10g	香附 15g	栀子 10g
神曲 15g	生薏苡仁 40g	夏枯草 20g	干姜 15g
姜半夏 15g	三七粉（冲）5g	鸡内金 5g	甘草 10g

水煎 10 剂，间日服之。

2005 年 2 月 17 日：药尽，颧部、额角、目眶处赘疣已消除，仅残存额头廖廖几处。照上方（越鞠丸加味）加白术 15g，泽泻 20g，木贼草 15g。

2005 年 3 月 8 日：上方进 8 剂，仅见额头处星星点点数颗赘疣，拟方为散剂，清扫残赘，缓缓而图全功矣。

苍术 100g	川芎 50g	香附 150g	栀子 50g
神曲 100g	生薏苡仁 200g	夏枯草 100g	干姜 50g
姜半夏 50g	三七粉 50g	鸡内金 25g	木贼草 50g

共为细末，每服 10g，日两次，白水下。

按：疣者，皮肤之赘生物也。本案之患无症可辨，但有脉滑可凭，故以痰湿论治。湿郁瘀滞，溢于皮肤而生赘疣。化痰湿勿忘兴阳，故以姜夏散贯穿始终，或合五苓，兴阳行津化痰湿；或配越鞠，疏气滞散瘀通经；

或用消积散瘀之品，强化通经活络之力。散剂者，缓缓消磨，久病慢症，缓见其功。

110. 脓窝疮——柴桂姜汤散郁化湿治之

王某，男，21岁，未婚，农民。1983年1月3日初诊。

臀、股多处脓包，痒痛月余。病始，先见臀部，继而两股后缘泛起脓包10余枚。大者如杏核，小者如豆，红肿、溃破，溢出脓血样黏液，结痂。形状不一，此起彼伏，时时痒痛。红肿者，形呈凸状，溃破者，形作凹陷。舌红，苔白略腻。脉缓，弦细中取。拟方柴胡桂枝干姜汤，散郁清热、暖脾化湿、蠲除血毒。

柴胡 36g　干姜 10g　桂枝 12g　黄芩 12g

花粉 18g　牡蛎 10g　甘草 10g

水煎服。日1剂，分3次服。

1983年1月19日：药进3剂，脓包大为消退。舌象已正常，脉缓左弦细。原方再进4剂，以获全胜。药尽，果如。

按： 该患脓窝疮，以时时瘙痒，溢出脓血样黏液，可知湿邪郁之。舌苔腻、脉缓弦细可证。虽有舌红，不得谓火热炽盛，乃湿郁遏滞，阳不得宣散尔。否则药进3剂，何以舌象正常。余用柴胡桂枝干姜汤常得意外之效。

"脓窝疮"，病名。一种化脓性皮肤病。出《外科正宗》卷四。由湿热二气交感，蕴蒸皮肤而成；或因先患湿疹、痱子，复经瘙痒摩擦，破伤感染所致。好发于

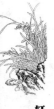

颜面、手臂、小腿等处。初起红斑或小水泡，旋即变成黄豆大水疱，渐成脓疱。疮周红赤，焮热痒痛，疮壁较厚，破后凹陷成窝，干燥结痂渐愈；亦有反复发生经久不愈者。可伴有身热、口渴等全身症状……"（《中医大辞典》）

111. 瘰疬——普济消毒饮消散之

刘某，女，35 岁，农民。1994 年 11 月 26 日初诊。

颌下偏左处肿块状如杏核。高出皮肤，椭圆，质韧，边缘清楚，不痛不痒 3 年。每遇外感或情志不畅时则肿大、变硬，引牙齿、耳前胀痛。药之，痛止肿消复原如杏核。终日伏在。年幼时曾患腮腺炎。

舌黯淡红、津中，苔白。脉右寸弦、左细略滑。拟方普济消毒饮加味，清热散结、消肿祛瘀。

黄芩 10g	黄连 10g	牛蒡子 10g	玄参 24g
甘草 15g	桔梗 5g	板蓝根 10g	升麻 5g
柴胡 15g	马勃 10g	连翘 15g	陈皮 10g
僵蚕 10g	薄荷 5g	白头翁 15g	丹参 20g

三七粉（冲）5g

水煎 6 剂。

1994 年 12 月 3 日：药尽，肿消痛除。肿核已如赤豆状，照方再进 4 剂，祛邪务尽。

1994 年 12 月 10 日：肿核全无，停药告愈。

按： 该患颌下肿核应属中医之瘰疬，与年幼"腮腺炎"病史似不应相关。余曾多次用本方治疗痄腮（腮腺炎）及其后遗瘰疬肿痛获效。今试用之，不期效佳。先贤东垣之方不欺也。

112. 瘿瘤

赵某，女，40岁，已婚，农民。1995年5月12日初诊。

喉结处肿核状如鸡卵，边缘清晰，质韧，不痛4月余。舌淡红、津中，苔薄白。脉滑，两寸弦。拟方疏郁导滞、化痰散结。

枳实 15g　　白芍 15g　茯苓 20g　姜半夏 10g

鸡内金（冲）10g　　　穿山甲（冲）10g

草决明 15g　夏枯草 15g　　　　生地 30g

水煎服。

1995年7月27日：上方煎服24剂，肿核消退八九。舌同前，脉弦细中取。为求全功，组方如下。

鸡内金 50g　穿山甲 50g

共研细末，每服5g，日两次。

草决明 15g　夏枯草 15g　生地 30g

10剂。水煎取汁，冲服散剂。

1995年8月28日：药尽，肿核全无。停药告愈。

按：本案系用经验方。枳、芍散结祛积；苓、夏化痰化湿；鸡内金、穿山甲消磨祛积、化痰通痹；草决明、夏枯草清热散结散瘀；生地养阴生津，以防消磨之过。诸药共奏疏滞化痰、散结祛痰湿之效。

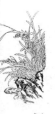

113. 多发性痈肿

王某，女，36岁，已婚，农民。1980年5月18日初诊。

患者2年来曾因右腋窝脓肿先后3次切开引流，抗菌治疗愈合。孰料今春于右上臂外侧又见脓肿，经切开引流愈后不盈月，又于右肘上见脓肿，切开引流。现抗菌治疗，换药引流痛苦不已，创口久不愈合，因此要求中药治疗。

舌黯、津中，苔黄中略腻。脉数右虚洪。体中等，食、眠好。该患仅两年右臂三处五次脓肿，显系体内邪毒积郁深久，治当清热凉血、解毒排脓。拟方四妙永安汤加味。

金银花30g　玄参15g　当归10g　甘草6g

蒲公英30g　地丁15g　丹参20g

水煎服。

1980年6月3日：上方进服12剂，红、肿、热、痛大减，创口愈合，心中自感爽朗。舌黯、津中，苔白略黄腻。脉沉细弱，右寸虚洪。热毒显系大衰，正气亦见亏虚，脉细弱故也。拟方散瘀、化湿、解毒。

乳香10g　没药10g　　皂刺6g　　丹参20g

川附子6g　生薏苡仁10g　刘寄奴6g　白术10g

地骨皮6g

进退水煎服。

1980年7月3日：上方进20剂，近愈。唯劳累后右臂肿胀略痛而已。舌淡红、津中，苔白黄相兼。脉缓右洪。再拟二诊方进退服之。

1980年8月1日：上方服28剂，亦无不适感，仅右臂时有肿胀。舌象正常，脉缓右虚洪。考虑暑天煎服中药麻烦，改拟代茶饮方。

金银花30g 甘草10g 生薏苡仁30g 丹参20g

1980年8月22日：代茶饮方进服18剂，反见末次创口处肿热，起有硬条。急予调服二诊方。

1980年10月6日：进服28剂后，创口肿痛全消，局部扪之软和，但劳作久仍有不适。改服薏苡附子散。

生薏苡仁250g 川附子80g

共研细末，每服6g，日2次，白水下。

1981年1月6日：上方散剂连服两料。入冬以来，近日天寒，时感右臂隐痛不利，时引拇指甲痛。再拟薏苡附子散加三七。

川附子100g 生薏苡仁250g 三七粉15g

共研细末，每服6g，日2次，白水下。

1981年11月10日：访之，近1年右臂无恙，始告全功。

按：该患之病可谓顽矣，经治近年，汤药服百剂，散剂进三料。近愈时，顾及煎剂麻烦改拟代茶饮，招致邪毒死灰复燃，医之过也。可见，病痼深久者之治，一不可贪功急躁，二不可忽视邪毒降伏未除之患。为医者一虑不及，必将有损，不可不慎。

114. 阑尾痈肿

邢某，女，35岁，已婚，农民。2010年12月10

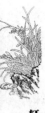

日初诊。

右下腹阵阵隐痛不得弯腹1周。该患1周前因右下腹阵痛时剧，经乡医"输液抗炎"治之，势缓。今日来院做彩色B超示：阑尾肿大8.2cm×1.4cm×1.6cm。外科令其手术，因惧怕而要求中药治疗。舌黯淡润、边齿痕，苔白剥。脉躁滑中取，右著。右下腹压痛。拟方温阳散结、消肿祛腐。

干姜30g　　甘草20g　　　白芍40g　枳实15g

姜半夏20g　生薏苡仁40g　桔梗15g　桂枝20g

冬瓜仁10g

水煎服。药渣趁热外敷患处。

2010年12月23日：药尽4剂，腹痛减，下腹略舒缓。照方再进4剂兼外敷，持续收效。刻下：舌淡红、略黯、津中，苔白剥。脉躁滑中取，右著。上方去通泄之桔梗、冬瓜仁，增川附子温阳强化散凝，加三七粉借以化瘀。

干姜30g　　甘草20g　枳实15g　白芍20g

姜半夏20g　川附子（久煎）15g　桂枝20g

生薏苡仁40g　三七粉（冲）5g

水煎服。

2010年12月29日：上方进6剂，大好。今日彩超示：阑尾肿大明显缩小：5.3cm×1.0cm×0.9cm。舌淡红略黯、津中，苔白剥。脉滑中取，右弦。拟上方进退，强化祛痰湿、化瘀积之力。

干姜30g　甘草20g　枳实15g　白芍20g

苍术10g　生薏苡仁40g　川附子（久煎）20g

桂枝 15g　鸡内金 5g

水煎服。

2011 年 1 月 13 日：上方进服 12 剂后，右下腹无疼痛，压之时隐痛。舌淡红、津中，苔白剥。脉右弦细。拟方约其小剂缓图。

干姜 20g　甘草 15g　枳实 10g　　　白芍 30g

川附子（久煎）15g　生薏苡仁 30g　桂枝 15g

鸡内金 5g　三七粉（冲）5g

水煎服。

2011 年 1 月 27 日：上方进服 12 剂，近愈。舌淡红、津中，苔白剥。脉右弦，虚硬。拟方同上进退。

干姜 20g　　甘草 15g　茯苓 15g　白术 15g

姜半夏 20g　川附子（久煎）15g　鸡内金 5g

三七粉（冲）5g　枳实 10g

水煎服 12 剂，间日服之。

2011 年 4 月 1 日：诸症已愈。今日彩色 B 超示：未见阑尾肿大。告愈。

按： 寒则凝，凝则瘀郁，瘀郁不通则局部肿痛。本案治取温阳消肿法，是以舍症从舌、脉矣。舌黯润者，阳不温通，痰湿郁阻也，郁者亦易致瘀也；脉躁滑者，痰湿郁阻蕴热也。燥者，躁动不安之急也，阳困不达故也。温阳者，振兴阳气，温通经脉，通则痰瘀可化。"病痰饮者，当以温药和之"，仲师之训不可忘矣。故病症消减，舌、脉亦见改善，借此渐增化瘀消积之药，方有用武之地。方中薏、附对药，温化寒滞痰湿不失为良方也。

十三、妇科病证

115. 月经量多——桂枝茯苓丸，瘀去新生则愈

刘某，女，23岁，已婚，纺织工人。1984年10月20日初诊。

月经量过多伴小腹痛1年。患者1年前因"人工流产"后致小腹痛，渐见月经量过多。每行经量多如涌泉，历时1周。经净后则周身乏力，头晕气短，少食不美。月经周期规律。大便正常，小便常黄时伴灼热感。先后迭进归脾、补中益气、阿胶等药，收效鲜少。刻下，血红蛋白仅6g/L。舌黯红，苔腻略黄。脉滑数中取。小腹压痛，以右侧为著。综合舌、脉、症，此为瘀血未去故也，阻碍新血复生。治当下瘀血，怎奈体虚血亏，予以桂枝茯苓丸消磨瘀血缓图矣。

桂枝18g　桃仁18g　丹皮18g　白芍18g

茯苓18g

水煎6剂。

1984年11月6日：药尽，小腹痛大减。此汛来潮量明显减少，血红蛋白8g/L。舌黯红苔白，脉略滑。拟方当归芍药散，调冲任、理肝脾、和气血兼以化瘀。

当归18g　川芎18g　白芍48g　茯苓24g

白术24g　泽泻32g

水煎 3 剂。

药尽腹痛除，停药食谷养之。

1985 年 2 月 6 日：欣曰，前病早愈，已怀孕 3 月矣。

按：每汛月经量过多，以致呈贫血状 1 年。医者只见其贫血、气短、乏力，不辨舌、脉之象及腹症，便予补之，焉有不败，舌黯红者，瘀郁不祛，滞积蕴热也。脉滑数者，热郁瘀郁，结成可下之实也。右少腹压痛者，瘀故也。医家常言，瘀血不祛，新血不生，故体虚血贫迁延而已。瘀祛新生，血气和利体自康复矣。

116. 绝经复潮——小柴胡疏达散郁获愈

孙某，女，57 岁，已婚，农民。1983 年 7 月 4 日初诊。

绝经 3 年，复潮 3 日。昔有高血压病史 2 年。近 10 余年无重大疾病，近期亦无服用其他药物，无明显诱因，突现月经复潮 3 日，量一般，色黯红。腰板滞样沉痛，晨间口苦，时有溲灼热感。血常规正常，血压 185/100mmHg。舌黯红尖著、津中，苔白。脉弦，右寸关硬、左弦细尺弱。拟方小柴胡汤疏达枢机、升宣少火。

柴胡 30g　黄芩 10g　姜半夏 10g　党参 10g
甘草 10g　生姜 10g　大枣 10g
水煎服。

1983 年 7 月 28 日：药进 2 剂，经立净。唯面部漫肿，血压 155/90mmHg，食眠好。舌黯红、津中，少白苔。脉弦细，右寸略大。拟方桂枝加龙骨牡蛎汤，调营

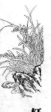

卫和气血而涩精。

桂枝 24g　白芍 24g　甘草 18g　生姜 24g

大枣 24g　龙骨 24g　牡蛎 24g

水煎 3 剂，以固疗效。

半年后访之，无恙矣。

按：余临证常以小柴胡汤治月经淋漓，多获殊效。此案选用小柴胡汤之思考有：舌黯红、脉弦者，枢机不利，少火遏郁也；火郁犯逆，下扰血室，经潮复来。"火郁发之"，正当小柴胡汤所为也。"伤寒中风，有柴胡证，但见一证便是，不必悉具"，故药之，效若桴鼓。

117. 痛经顽症

王某，女，34 岁，已婚，农民。2009 年 6 月 4 日初诊。

每行经则右少腹疼痛，经净后尤剧，反复不已 10 年。痛时遇暖暂缓，剧则周身拘紧冷汗出。或频频欲呕，或急急二便。经期、经量、经色尚可，多次妇科诊查及彩色 B 超检查无异常。今来诊，经近净。舌淡红、津中、边齿痕，苔少白。脉右弦紧，尺弦细，左尺细。此寒凝脉痹故也，治当温化寒凝。拟方当归芍药散合吴茱萸汤。

当归 15g　川芎 15g　白芍 45g　茯苓 15g

白术 15g　泽泻 20g　吴茱萸（洗）10g　党参 15g

大枣 10g　生姜 15g

水煎 3 剂。

2009 年 6 月 23 日：上方，边服药边痛减，药尽痛除。照上方复进 6 剂，间日服之。刻下无恙，唯待经至再观察。舌淡红、津中、边略黯，苔少白。脉右弦、左细弦。上方再进 3 剂。

2009 年 7 月 1 日：此汛，腹未痛，刻已经净 3 日。舌淡红、津中、边黯淡，苔少白。脉右尺细、左尺弱。拟方桂枝新加汤增味，和营卫、调冲任、理气血、温肝肾。

桂枝 15g　白芍 30g　甘草 10g　生姜 15g

大枣 15g　党参 15g　茯苓 15g　白术 15g

山萸肉 15g

水煎 6 剂，间日服之。

2009 年 7 月 16 日：近期好，此汛行经 1 周，腹舒畅。舌淡红、津中、边齿痕，苔白密。脉左尺细。拟方当归芍药散加味，调冲任、理气血，以固疗效。

当归 15g　川芎 15g　白芍 35g　茯苓 15g

白术 15g　泽泻 20g　丹参 15g　枸杞 15g

菟丝子 20g

水煎 4 剂。

药尽告愈，半年后访之，无恙矣。

按：本案脉弦紧者，寒凝之象也。下元冷，寒凝肝逆，经脉痹阻，症见身拘紧冷汗出，欲呕欲便痛之剧。吴茱萸汤暖肝平冲降逆；当归芍药散温经固冲理气血。药后症缓，脉虽已见改善，但尺脉细弱，显露肝肾不足之证。故以温建中焦以固疗效、补益肝肾以养冲任，免愈后复发之忧矣。

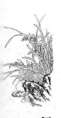

轩园医耘录
——医案得失与方药心悟

118. 湿郁带下

孙某，女，29岁，已婚，农民。1986年5月4日初诊。

带下质稠、色白、量多1年。月经一般，二便调，别无明显不适。舌淡红润、略胖、边黯红，苔白略腻。脉缓滞，右弦。此湿困带脉，冲任失固，浸淫下注，先宜疏滞化湿祛浊，方拟四逆散合泽泻汤。

柴胡24g　枳实24g　白芍24g　甘草24g

白术18g　泽泻32g

水煎4剂。

药尽，症大减，照方再进4剂。

1986年5月14日：诸症已愈。舌淡红润、边齿痕，苔白。脉缓右略弦。拟方苓桂术甘合枳芍散，再行着力健脾固带化湿。

茯苓32g　桂枝24g　白术18g　甘草12g

枳实18g　白芍18g

水煎3剂。

1986年6月5日：来院欣曰痊愈。

119. 行经哮喘

李某，女，32岁，已婚，农民。1987年5月13日初诊。

每随经期发作喘息，延迁1年。病由情志起，初见小咳时喘息，渐重，剧则端坐呼吸。每于经前2～3日发病，症见喘息，喉间哮鸣，时作咳嗽。经净则自行缓解。近两月发病于经前 12 日左右。月经周期可，经期 3～4 天，色淡，量少。带下一般，二便可。刻下已发病 5 日，喘息状，喉间哮鸣。听诊可及哮鸣音，右肺著。舌黯淡润，苔白。脉缓弱滑。拟方苓桂术甘合瓜蒌、薤白，健脾化痰、疏滞祛饮。

茯苓 32g　白术 18g　桂枝 24g　甘草 18g

瓜蒌 18g　薤白 12g

水煎服。

1987 年 5 月 18 日：药进 4 剂，喘息减半，虽值经至，其喘亦见缓解。照方复进 12 剂。

1987 年 6 月 6 日：今喘息作（经前 1 周），但较前大减其锐。舌黯淡润，苔白。脉缓滑中取。拟方柴胡桂枝加芍药合瓜蒌、薤白，疏气机、缓急迫、通肺宣肃。

柴胡 32g　黄芩 10g　姜半夏 10g　甘草 10g

党参 10g　生姜 12g　大枣 12g　　桂枝 12g

白芍 24g　瓜蒌 12g　薤白 10g

水煎 3 剂。

1987 年 6 月 11 日：药尽，喘息除。改拟苓桂术甘合枳芍散。

茯苓 32g　白术 18g　桂枝 24g　甘草 18g

枳实 18g　白芍 18g

水煎 3 剂。

1987 年 6 月 16 日：刻下病情稳定。舌黯淡润，苔白。脉略滑中取，右略弦。拟方芍甘姜贝汤（自拟方），缓急解痉平喘化痰饮。

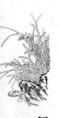

白芍 32g　甘草 32g　干姜 16g　川贝母 16g

水煎 3 剂。

1987 年 6 月 21 日：病处缓解期，改服散剂。一缓图全功，二免煎药之劳烦。上方芍甘姜贝汤为细末，每服 6g，日两次，白水下。

1987 年 7 月 21 日：病情持续稳定。此汛经前，经期未有发作喘息。上方散剂继服之。

1987 年 8 月 10 日：此汛虽未发病，但有欲动之势，一二日自行消除。上方散剂继服之。

1987 年 10 月 3 日：近两汛未有发病，病属已愈。为巩固疗效，再行上方散剂服之。半年后访之，已愈。

按：本案行经哮喘者，痰饮作祟也。但病缓如常人，又无兼证可辨。故注重舌、脉象的辨证。舌黯淡润者，黯多郁，润则湿，痰饮郁阻也；脉缓弱滑者，缓见气滞，弱滑乃痰饮郁阻，气遏不利。气遏饮愈郁，饮郁气愈遏，互为朋党，留恋不去，乘经行之虚，犯及气道，病作哮喘。治以温化痰饮、疏郁开滞为宗，或侧重于疏滞，或偏著于化饮，但"温药和之"贯穿始终。病虽已缓解，但散剂仍照法服用 4 个月，为求效远故也。

120. 行经烦躁——肝寒扰心，当归四逆加萸姜温降之

徐某，女，18 岁，未婚，职员。1997 年 9 月 10 日初诊。

每汛前必无由烦躁伴小腹闷，1～2 天汛至则烦躁自除，遂即小腹坠胀而痛，时时欲行二便，双膝冷痛。

经净则诸症渐缓而止，迁延1年有余。平素身常畏寒，经期可，行经3～4天，经量一般，色黯褐、瘀块多，带下色黄、量多、质稀。舌淡红、津中、边齿痕，苔薄白。脉两尺弦细，左关弦。证属下元亏虚，寒凝痹阻，冲任失养。治宜温经通脉。拟方当归四逆加吴茱萸生姜汤。

当归15g　桂枝20g　白芍20g　细辛5g

甘草10g　通草5g　大枣15g　生姜15g

吴茱萸（洗）10g

水煎4剂。

1997年9月20日：药尽，身畏寒、膝冷大减，带下亦大好。食增，舌同上。脉两尺细，左沉，原方照服4剂。

1998年3月10日：来院告云，药进8剂，行经烦躁等症悉除。

按： 本案行经烦躁者，肝寒气逆，烦扰心志不宁而为也。行经小腹闷胀、时欲二便，为肝气横逆无制所为。又脉见两尺弦细，下元虚寒也，且左关弦尤显肝气独盛。脉证相符，治宜当归四逆汤温经通脉。又因经色黯瘀块多，带下质稀量多，双膝冷痛，病迁1年，此"内有久寒者"也，宜加吴茱萸、生姜暖肝降逆。果然药进8剂而痊。

121. 行经头痛

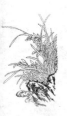

刘某，女，34岁，已婚，个体经营者。2010年3月9日初诊。

每于经至头巅痛，剧则引枕、眶处胀痛，恶心呕吐，经净头痛自除。渐治渐增重，迁延 10 余年。屡经各地医院相关理化检查无病据。近几年增见每日三餐后易便泄。舌黯淡润、边齿痕，苔白。脉右细紧，左伏细。拟方暖肝降逆解痉，芍药甘草汤合吴茱萸汤。

白芍 30g　甘草 15g　吴茱萸（洗）15g　党参 20g

大枣 15g　生姜 30g

水煎 6 剂。

2010 年 4 月 12 日：此汛期头痛锐减，且发作时间大为缩短。舌黯淡润、边齿痕，苔白。脉细右弦。拟方桂枝合理中加味，暖中温阳降逆。

桂枝 20g　甘草 15g　干姜 30g　党参 20g

白术 20g　肉桂（后入）10g　　砂仁 10g

生姜 20g　大枣 15g

水煎 6 剂。

2010 年 8 月 20 日：行经头痛已数月未发。因省亲而停药，故近日复作，但势大减，勉强可忍。舌淡红、津中，苔少白。脉细右弦。拟方桂枝加芍药汤增味。

桂枝 20g　白芍 40g　甘草 15g　生姜 20g

大枣 15g　党参 20g　干姜 30g　姜半夏 20g

砂仁 10g

水煎 4 剂。

后原方去大枣加吴茱萸（洗）15g，再进 4 剂。

2010 年 9 月 7 日：此汛头痛未发作，上方再进 6 剂，间日服之。后拟下方巩固疗效。

桂枝 20g　肉桂（后入）10g　干姜 30g　甘草 15g

党参 20g　白术 20g　吴茱萸（洗）15g　大枣 15g

生姜 30g

水煎服，间日进服 6 剂。

按： 肝脉之行"……连目系，上出额，与督脉会于巅……"该患行经头巅、目眶胀痛，恶心呕吐之剧，乃肝寒气逆作祟。以舌黯淡润、脉细紧左伏，尤显寒凝沉痼，非一时之为也。拟方芍药甘草合吴茱萸者，先行暖肝缓冲、解痉通痹为急务。药进 6 剂，病去大势，脉显弦细，寒凝已缓，再予理中焦、暖下元，以求本固。

122. 热入血室——症如疟状，小柴胡得愈

侯某，女，33 岁，已婚，农业银行职员。1993 年 9 月 6 日初诊。

头痛发热，咽干燥痛，寒热往来，每隔 2～3 天发作一次，刻下已发作 3 次。缘于 10 天前月经方净，不慎感冒。经自服感冒药（不详）症除。两天后忽然发作头痛发热，以上午 8～10 时为著，历时一天症自除。自此间日发作之，除此别无所苦。舌淡红、津中，苔白中略黄。脉数，两寸略洪。此热入血室，按法治之，小柴胡汤可矣。

柴胡 32g　黄芩 12g　姜半夏 12g　党参 12g

甘草 12g　生姜 12g　大枣 12g

水煎 2 剂。

药尽而愈。

按： 热入血室者，乃经期或其前后，感受外邪的一种病症。"妇人中风，七八日，续得寒热，发作有时，

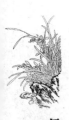

经水适断，此为热入血室，其血必结，故使如疟状，发作有时，小柴胡汤主之。"该案即如是，以法治之而立愈。

123. 子悬

张某之妻，34岁，农民。1988年2月25日初诊。

妊娠7个月，腹痛两日。症见脐下窜动即作气冲脘腹顶痛，逆胀两胁，剧则呕吐，坐卧不安，经服止痛药（不详）未效而来院。舌象正常。脉滑，右寸关略弦。全腹未扪及明显压痛处。此子悬也，方予紫苏饮子。

紫苏 10g　陈皮 10g　大腹皮 10g　白芍 15g

当归 15g　川芎 10g　党参 12g　甘草 10g

水煎服。

1988年2月29日：其夫来院欣云：一剂痛止，二剂腹舒。

按：子悬，又称胎气上逆。以妊娠六、七月，腹满脘胁胀痛者谓之。多为气机壅滞，血气失和以致胎气上逆，逼迫脘胁而病子悬。方予紫苏饮子和气血、理肝脾、顺气安胎而愈。名方功效，千古不移。

124. 妊娠淋证——苓桂术甘加龙牡温和之

张某，女，24岁，已婚，农民。1984年8月20日初诊。

妊娠2个月，近两日尿频、急、痛，伴以全身乏力。眠不佳，大便干。昔有"淋证"病史，经治好转。

舌淡红润，苔白中略黄。脉虚滑，右尺虚大、左尺细弱。尿常规：蛋白（＋），脓球（＋＋＋），红细胞（＋）。拟方苓桂术加龙牡。

茯苓 32g　桂枝 24g　白术 18g　甘草 12g

龙骨 24g　牡蛎 24g

水煎 3 剂。

1984 年 9 月 25 日：药尽，症减其半，照方再进 4 剂。刻下，因症除自行停药，故见复发，仍拟原方进 4 剂。

1984 年 9 月 30 日：病症已除。尿常规正常。停药告愈。

按： 昔有"淋证"史，妊娠 2 个月复发。舌润，脉虚滑尺弱，虚故也。脾阳不振，无力行津，积郁为湿，偏注下焦而为淋者。苓桂术甘者，健脾运津以行水，合龙牡者，清虚热而涩精。妊娠淋证之治，安胎为首务，切不可为淋而治孟浪也。

125. 乳癖

杨某，女，49 岁，农民。1995 年 7 月 13 日初诊。

左侧乳房触痛，扪之肿块状如鸡卵，边缘清，质韧，表面光滑。B 超检查：左乳腺囊肿 4.5cm×3.5cm×4.0cm。遂赴省级医院 B 超复查亦然。舌淡红、边齿痕、津中，少白苔。脉缓弦，左细滞。拟方四逆散加味，疏滞散郁、消积化瘀。

柴胡 24g　枳实 24g　白芍 24g　甘草 24g

姜半夏 10g　茯苓 20g　鸡内金（研冲）10g

瓜蒌 10g　穿山甲（研冲）10g

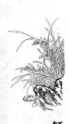

水煎 6 剂。

另调配胶囊剂：

水蛭粉 70g　　三七粉 30g

混匀纳胶囊（0.5g），3 粒，日 2 次，吞服。

1995 年 8 月 7 日：药进 6 剂，兼吞胶囊剂，肿块见消减。原方加薏苡仁 15g，草决明 15g，夏枯草 15g，复进 6 剂，持续收效。舌淡红、津中，苔少白。脉弦滞滑中取，右著。拟方如下。

枳实 24g　　白芍 24g　　白术 15g　　薏苡仁 20g

瓜蒌 10g　　姜半夏 10g　　夏枯草 15g

鸡内金（研冲）10g　　穿山甲（研冲）10g

水煎 6 剂。

1995 年 8 月 21 日：症减大半，改拟散剂一料。

枳实 200g　　白芍 200g　　白术 100g　　草决明 150g

瓜蒌 100g　　姜半夏 100g　　鸡内金 50g　　穿山甲 50g

芒硝 50g　　三七粉 50g　　水蛭粉 50g　　川贝母 50g

共研细末，每服 10g，日 2 次，白水下，缓图全功。

1997 年 3 月 18 日：因他事来院告曰：药尽而愈，康健无恙。

按：本案乳癖之治，先以四逆散加味，疏导郁滞，调畅气机，使通路开放。配以胶囊剂消积化瘀、通利血痹。病势消减，着力疏滞化痰散瘀。病去大半者，再服汤剂，有病轻药重之嫌，因汤者荡也。扫残邪，散剂见长，有利缓图尔。

十四、奇病杂症

126. 目泣症——苓桂术甘加芎附，兴阳布津而愈

王某，男，39 岁，农民。1982 年 3 月 11 日初诊。

双目不自主流泪 1 年。无痛痒，无定时，不分天气冷暖皆可间断发作，泪流如泣，以右目为著，曾多次经眼科诊治，乏效。舌淡红，苔中蚀。脉缓，左虚、右弱。拟方苓桂术甘加味，健脾化湿以运津。

茯苓 45g　桂枝 24g　白术 18g　甘草 18g

川芎 12g　川附子（久煎）12g

水煎服。

1982 年 3 月 16 日：上方进 3 剂，泪流衰其大半。舌同上。脉缓虚两手平。原方照服 4 剂而痊愈。

按： 目泣症，自行命名。苔中蚀者，多为湿邪浸渍所为，脉缓左虚右弱者，中阳不足，脾虚湿郁。方以苓桂术甘，兴阳布津、健脾化湿。用附子温阳行气散阴霾，佐川芎上行通窍，津液布行湿不生，窍道畅利泪不泣。是故得愈。

127. 口咸——苓桂术甘合姜夏枳芍，兴阳散郁而愈

张某，男，35 岁，汽车配件门市个体者。2005 年

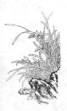

1月17日初诊。

口中咸，时时自溢流涎味亦咸，3个月有余。素嗜烟酒，体肥。舌淡红、胖、边略黯、津中，苔白。脉略滑，中取弦。拟方苓桂术甘合姜夏散、枳芍散，疏郁散滞祛痰湿、温中行气化津液。

干姜15g　姜半夏15g　茯苓25g　桂枝15g

白术15g　甘草10g　　枳实10g　白芍15g

水煎服。

2005年1月21日：上方3剂尽，口咸大减其势，效不更方，复进3剂，愈。

按： 口中咸，咸入肾。似应治肾，但病在痰湿困脾，故不责肾。舌胖黯者，痰湿郁瘀也；脉滑弦者，痰湿内阻，气行郁滞也。痰湿阻，脾气困，上溢于口异味生。方以苓桂术甘，兴阳布津，杜绝源头；枳芍者，疏郁导滞，给以出路；姜夏者，暖中化湿，温药和之。诸药共奏兴阳布津、疏郁化湿之功。痰湿去，口中清，因而得愈。

128. 口酸——柴桂汤合香苏饮疏滞和胃而愈

纪某，男，59岁，农民。2009年1月2日初诊。

口中味酸40余天。非泛酸、烧心之谓。酸味久存口中绵绵不断，即便饮白开水亦感口味酸。缘由情志不爽，吸烟过多渐现口酸。5天前，胃镜诊为"慢性浅表性胃炎并糜烂，HP（－）"。舌淡红、津中、边略黯，苔白略黏。脉躁右弦。病由情志起，外加吸烟刺激，昔有胃病史，结合舌、脉之象，证显肝胆气郁，犯胃上逆。

治当疏利气机、缓和胃气，拟方柴胡桂枝汤加芍药合香苏饮。

柴胡 35g　黄芩 15g　姜半夏 15g　甘草 10g

党参 15g　生姜 15g　大枣 15g　桂枝 15g

白芍 30g　香附 15g　苏叶 10g　陈皮 10g

水煎服。

2009 年 1 月 5 日：上方 3 剂尽，口酸大减，唯时恶心，食欠美。效不更方，照方再进 4 剂，间日服之，告愈。

129. 鼻塞并泄泻——桂麻各半先解肌，柴桂加味调枢机，鼻塞泄泻怪病愈

王某，男，38 岁，农民。1998 年 5 月 20 日初诊。

1 年前，天盛热冷水浴后，身渐冷，时恶寒。不意渐显鼻塞、流涕，亦未介意，渐重且伴随腹鸣，便泄。便后仍欲再便，一日 2～3 次稀便不爽。时烦热阵阵小汗出则鼻通腹舒。每遇冷尤剧，鼻塞流涕则腹鸣便泄。曾于五官科查无病征。舌淡红、尖略红、津中，苔薄白中密。脉弦紧，右弦著、左紧著。此乃热为寒束，肺卫失宣，偏趋肃下，故上显鼻症下现便状。拟方桂枝麻黄各半汤，解肌表和营卫、调脏腑理肠道。

麻黄（先煎）10g　桂枝 15g　杏仁 10g

甘草 10g　白芍 15g　生姜 10g　大枣 10g

水煎 3 剂。

1998 年 5 月 25 日：药尽，诸症均减。不料又遭雨淋，故症复如初。拟方葛根汤：

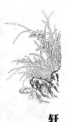

葛根（先煎）25g　　麻黄（先煎）10g　桂枝25g

白芍25g　甘草15g　生姜15g　大枣15g

水煎3剂。

1998年5月29日：药尽，显效。腹鸣便泄虽增重但爽快，此系药效作用。舌淡黯红、津中，苔薄白中略密。脉右弦细。拟方柴胡桂枝汤加薤白、苍术、杏仁，疏达枢机、通利肠秽。

柴胡25g　黄芩15g　党参15g　姜半夏15g

甘草10g　桂枝15g　白芍15g　生姜15g

大枣10g　薤白10g　苍术15g　杏仁10g

水煎3剂。

1998年6月2日：药尽，大效。照方再进4剂，以观之。

1998年6月6日：近愈。鼻症时有小作，便泄状已除。先后拟方桂枝加厚朴杏子汤、柴胡桂枝汤计服10剂，而获痊愈。

按：该案病怪异，每鼻塞流涕则必腹鸣便泄，看似无由，实则病出有因。肺气宣发，卫外主皮毛，肺气肃降，通调水道和大肠。今肺气被寒困束遏郁不宣，故见恶寒、鼻塞、流涕。肺气失宣则偏趋肃下，水走肠间，则作腹鸣便泄。治之，当先解肌表宣通肺气，天气通而地气自和，以药进桂麻各半汤、葛根汤大显其效可资佐证矣。至于遭雨淋，病复发，治疗周折，但总不外通调营卫、疏达枢机而已。

130. 活动后胸咽灼热——养阴生津潜降虚火治愈

田某，女，50岁，经贸委职工。2008年10月14日初诊。

每活动量稍大即发咽中灼干，剧则口渴生烟但不饮，同时伴胸灼热、烦闷不安，反复不已3年。屡治效鲜，昔无他疾可述。舌黯红、尖红、津中，苔白密。脉躁数，右虚、左细两寸大。证显热郁于内，灼于津而焚于上。治宜养阴生津、潜阳降火，方取百合地黄汤合酸枣仁汤加味。

百合25g　　生地30g　甘草10g　知母10g

炒枣仁20g　白芍15g　川芎10g　茯苓30g

牡蛎20g

水煎4剂。

2008年10月29日：药尽，效佳，再进4剂。今日欣曰：近期多次大量活动亦未见发病。舌淡红、津中、尖略红，苔少白。脉右略虚关著，左略细寸大。拟原方略作进退6剂，间日服之，药尽告愈。

按： 该患久有热郁于内，以舌黯红、尖红可知。以脉躁数两寸大可知热灼上焦，心肺阴亏。虽是火热，但为阴亏虚火也，以脉右虚左细可知。"火气虽微，内攻有力"，故病随活动量大而症增剧。治宜养阴生津法，阴津足，虚火自降，心肺得宁而病症除。加白芍、牡蛎者，佐敛阴潜阳之用。

131. 善太息顽症——血府逐瘀，沉疴如洗

刘某，女，35岁，已婚，实验幼儿园教师。2005年12月14日初诊。

反复胸闷太息10年，近来伴以眠不佳。若强忍不作太息则胸憋闷欲痛，太息则缓于一时。素往经色黯、瘀块多。舌淡红，边黯瘀点、津中，苔薄白。脉右弦细，左寸虚。病迁10年，屡治效鲜，何故也。忽忆王清任老先生《医林改错》之胸不任重物一案。再验舌边黯瘀点，经行色黯、瘀块多。遂予血府逐瘀汤加三七粉，开胸散结、祛瘀通络。

生地20g　当归15g　川芎10g　赤芍10g

桃仁10g　红花10g　桔梗10g　柴胡15g

枳壳10g　甘草10g　怀膝10g　三七粉（冲）5g

水煎服。

2005年12月27日：上方4剂尽，大效，照方复进4剂，欣曰已愈。舌淡红、津中、边瘀点，苔薄白。脉右略弦细。拟方简约之以善其后。

香附15g　当归15g　　　川芎10g　白芍15g

甘草10g　三七粉（冲）5g　茯苓15g　茵陈10g

水煎4剂，间日服之。

10年沉疴，一朝如洗。病在血瘀，络脉痹阻。太息之，舒缓血络也。药用血府逐瘀，亦是通经活络而已。

132. 胸热背冷——从热治标获败，从寒治本得愈

王某，女，58岁，农民。2010年5月25日初诊。

心胸烦，灼热，气冲咽，头面烘热而闷痛。随之而来肩背畏冷，如冷风吹拂彻骨，苦不堪言，时缓时急1年。曾予柴胡辈、桂枝类时缓于一时。近月来加重，一日数发或不发。舌淡红、津中，苔白。脉数，右弦细。拟方桂枝汤合理中进退，建中温脾暖肺以通卫，调和脏腑交通表里。

桂枝20g　白芍30g　甘草15g　　生姜20g

大枣15g　干姜20g　姜半夏20g　砂仁10g

肉桂（后入）10g　党参20g

2010年6月2日：上方4剂尽，诸症顿失，心中爽朗，自谓已愈。舌同上。脉躁，右弦左细。嘱原方再进6剂，间日服之，以资巩固。1年后访之，无恙矣。

按：年近花甲，下元渐亏。病见心胸热、肩背冷之寒热错杂症。但舌无病象，知内无大碍，可脉见弦细而数。弦细者，气机郁滞。数则为何，为热，心胸症符而舌象异，况有肩背冷如风吹骨。故数为虚热，以先其时，柴胡、桂枝辈乏效可知。心胸热者，假也；肩背冷者，真也。阳虚不摄，相火犯逆而心胸热；阳虚不温，卫阳失固而肩背冷。桂枝合理中，药进4剂，诸症顿失，脉象亦随之改善。乃中阳温兴，脾肺和暖而卫气充，营卫和谐，气机畅达而上焦宣通故也。

133. 身疲头晕怪症——柴桂汤疏枢机，症怪治不怪

高某，女，64岁，农民。2008年6月14日初诊。

发作性身疲，头晕8年，近半年发作较频。每日数发或不发，发作历时半小时或半日，经卧床或少眠或汗出则自行缓解。发作时症见四肢疲软无力，周身沉疲不易动，喜卧喜眠，头晕目昏不清。6年前患"脑梗死"经治而愈。曾因本病于地市、省级医院诊治乏效。素往食、眠好，二便正常。今日血糖值正常，血压140/75mmHg。舌淡红润，苔薄白。脉弦细中取，右偏著。拟方柴胡桂枝汤，疏达枢机、调营卫和气血。

柴胡 25g　黄芩 10g　姜半夏 10g　甘草 10g

党参 10g　生姜 10g　大枣 10g　　桂枝 15g

白芍 15g

水煎 3 剂。

2008年6月27日：药尽，顿感身轻神爽，诸症如洗。原方继服3剂，病已半月未见发作。舌淡红、津中，苔薄白。脉右弦虚，左弦细。宗上方加龙、牡各15g，葛根20g，药进3剂，竟获痊愈。

按： 该患年过花甲，病发神疲肢软喜眠卧，症似为虚。怎奈，汗出反见病自缓，非虚也。汗出营卫和，气血畅故病自缓。又，脉见弦细右著，乃气机郁滞也。气滞不宣，血行缓怠易疲软。故疏达枢机气行畅、调谐营卫表里和，气血和利则身轻神爽矣。

134. 身寒凉怪症——痰饮作祟，五苓化饮，怪症奇取

杨某，女，70岁，农民。1997年1月17日初诊。

胸腹肢体发作性寒凉5年，近加重1周。患者述，5年前因情志不遂致发此症。嗣后，每隔10天左右则发作，胸、背、腹内阵阵寒凉，伴以咽中有物闷滞不去。缓则尚可忍耐，剧则四肢亦寒凉阵阵不可名状。但肌肤扪之温和不凉，亦无恶寒、畏寒之感。总感自内向外冷彻寒凉难忍。近加重1周，增见颜面烘热少汗出，时伴脘内灼热。素往食、眠一般。口黏涩，时作口渴善饮，则必大饮方可缓之。时作心悸。大便稀，日行2～3次。舌淡红、少津，苔白中腻。脉缓滞滑中取，两寸虚，左尺弦、右尺细。综上，证系水津不运而成饮，饮郁气滞而痹阻，营卫失和而卫阳不宣。治宜疏达枢机、运化水津。拟方四逆散合五苓散。

柴胡15g　枳实15g　白芍15g　甘草15g
茯苓25g　猪苓25g　白术20g　泽泻35g
桂枝15g
水煎4剂。

1997年1月22日：药尽，胸、腹、四肢寒凉均减，口黏涩亦减，上方照服4剂。

1997年1月27日：症大为减轻，咽中异物感亦减。舌淡红、少津，苔薄白。脉缓滑中取，两寸左关虚、右尺弦细、左尺细。拟方五苓散直取之。

茯苓25g　猪苓25g　白术20g　泽泻35g

桂枝 15g

水煎 6 剂。

1997 年 3 月 12 日：药尽，寒凉悉除，至今未见发作。唯时有咽中异物感。口黏涩或渴，少饮即可。偶有脘腹时凉感亦不足为奇。舌淡红、少津，苔薄白。脉略滑，寸关虚弦、右尺弦、左尺细。拟方五苓散合姜夏散，温中兴阳、化饮行津。

茯苓 25g　猪苓 25g　桂枝 15g　泽泻 35g

白术 20g　干姜 15g　姜半夏 15g

水煎 4 剂。

1997 年 3 月 21 日：刻已近愈。为巩固疗效，末诊方间日进服 6 剂，缓图全功。果如。

按：医家常云：顽病多由痰饮作祟。今见舌少津、苔白中腻，乃气不化津、水饮内蓄是其一；脉缓滞而滑，饮阻气郁，阳不温兴是其二；口黏渴，大饮方解是其三。故其治在行津化饮，而疏达郁滞尤为先行，郁散气行饮亦化。症消减，脉改善，则宜着力温阳化饮，以求全功。

135. 恶寒顽症——越婢加术附发之，桂枝加减缓之

吕某，女，58 岁，农民。2011 年 4 月 26 日初诊。

恶风、汗出、恶寒 8 年，加重 3 年。得之于深秋晨起冷水淘洗小麦，遂即肢痛、身冷，自行保暖汗出之，得愈。复因劳累汗出冷风纳凉，症遂复发。几经治疗，且愈治症愈增重。近 3 年尤著，凡有风冷天即不得外

出，若吹拂之即汗出恶寒。居室亦得厚衣保暖、关闭门窗。即是盛夏外出亦着棉衣、绒衣，否则身即恶寒，随即肢蜷寒栗，以厚衣被保暖，渐见汗出，渐栗止，止后身极疲乏。

精神好，食眠一般，常易腹闷痛则便泄，日行2～3次。舌黯边紫、少津，苔白密。脉弦中取，右紧、左弦细。曾予柴胡桂枝汤倍芍药，两剂未尽，非但未效，反见恶寒增重。复以桂枝加芍加黄芪加附子合方，药进4剂。

2011年6月7日：其夫来院询方云：药尽竟无寸效。予以越婢加术附汤，发越肌腠热郁、宣通营卫。

麻黄（先煎）10g　石膏20g　甘草10g　生姜15g
大枣15g　苍术10g　川附子（久煎）10g
水煎3剂。

2011年6月13日：其夫告云：上方进一剂，头颈汗出凉润感。二、三剂汗出黏腻，曾便泄两次，身感轻爽。病有转机，初见收效，照方复进3剂。

2011年6月20日：服上方汗出黏腻，且有异味难闻。刻下，恶风症少减，但仍须穿着厚衣。舌黯红、少津，苔白。脉右弦硬、左细。拟方桂枝新加汤加小麦，调和营卫、益气护阴。

桂枝15g　白芍20g　甘草10g　生姜20g
大枣15g　党参15g　小麦30g
水煎4剂。

2011年6月28日：恶风、恶寒已减。拟方桂枝新加汤增味。

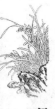

桂枝 20g　白芍 30g　甘草 15g　生姜 20g

大枣 20g　黄芪 20g　党参 20g　小麦 30g

川附子（久煎）15g

2011 年 7 月 20 日：药进 4 剂，诸症大好，虽仍有恶风，但汗出、身恶寒大减，上方照服 6 剂，间日进之。

2011 年 8 月 24 日：刻下，居室内可着单衣。舌淡红、略黯、津中，苔少白。脉缓滞，右弦细。上方再进 6 剂，间日服之。

2011 年 9 月 2 日：刻下病愈，拟方桂枝加黄芪汤增味以资巩固。

桂枝 15g　白芍 15g　甘草 10g　生姜 15g

大枣 15g　党参 20g　黄芪 15g　小麦 30g

水煎 6 剂，间日服之，药尽可矣。

按：汗出冷风吹拂，卫阳被遏，此乃热为寒束。热者，卫阳也；寒者，冷风也。卫阳郁不能宣达肌表，营卫失和故恶风、恶寒。得暖汗出，营卫和则恶寒除。方用越婢者，发越肌腠之热郁，以缓卫阳之困。加苍术者，借温升助其宣散；用附子者，兴阳振卫通表也。药进，先见汗出凉润者，表已松和；继则汗出黏腻者，肌腠通疏也；至后汗出异味者，沉疴老窖也。病机转，症渐缓，据情以调和营卫、益气护阴等剂间日进服，缓图全功。

136. 寒热往来怪症——生脉散加味，养阴益气缓治之

徐某，女，80岁，农民。2007年4月3日初诊。

每日午前9～10时许，背部烦热阵作，剧则随热减衣乃至袒胸露背，不解其烦热。至午后2～3时许，背部又恶寒阵作，剧则随寒增衣乃至重裘如度冬，仍不觉暖。每日前后烦扰4～5小时，傍晚则复常，已历时2月矣。昔有喘嗽病史20余年，近随年岁增高而宿疾趋重。刻下，少食不美，少气不足以息，身瘦弱。舌淡红润、边略黯，苔薄白。脉滑略数，中取弦硬。综上，阳衰不固，阴精暗亏，气阴两虚，阳损为著。拟方益气化饮、温肾保肺治其标，以缓解燃眉之急。

太子参15g　麦冬10g　五味子5g　姜半夏10g

茯苓15g　枸杞15g　大枣10g　神曲10g

甘草5g

水煎2剂。

2007年4月5日：药尽，大效。照方复进2剂，寒热发作大势已去。怎奈病人自认痼疾，年高又厌服药，故而作罢。叹之，此非其治也，病缓可奈，理当从本，以图其治。经曰：六不治者，亦当遵从之。

137. 身寒足冷——守桂枝法加减进退获愈

周某，女，49岁，个体经营者。2008年8月21日初诊。

轩园医耘录
——医案得失与方药心悟

周身恶寒，怕风畏冷，四季皆然，夏月反著，6 年余。近年加重伴双胫、足底发凉怕冷。舌黯润、边淡紫有小瘀点，苔白。脉缓滑右虚。拟方桂枝汤加味。

桂枝 15g　白芍 15g　甘草 10g　生姜 15g

大枣 15g　苍术 15g　生薏苡仁 30g

先通阳解郁和营卫，为温经通痹开导也，因以舌黯润淡紫、脉缓滑故也。

2008 年 9 月 5 日：上方 4 剂尽，身可见絷然汗出，但恶寒、怕风较前增重。此无他，以卫表郁困开宣，肌腠疏达故尔，乃佳兆也。以舌同上，脉右弦虚可知也。不须更弦，上方去苍术加白术 15g，增党参 15g，茯苓 15g，益气强卫之用也。

2008 年 9 月 8 日：上方 3 剂尽，恶寒大减，胫、足怕冷亦缓之。舌淡红润、边略黯有小瘀点，苔薄白。脉和缓，左略细。二诊方再进 4 剂，穷追末寇。

2008 年 10 月 20 日：身寒已除，双胫、足底时有怕冷已无大碍。可喜的是，足底时有汗出且呈温和感。舌淡红、边淡黯、津中，苔薄白。脉右细，左略弱。虽呈一派佳兆，但脉象显现出内寒阳虚不足之本象。拟方桂枝加附子增味。

桂枝 15g　白芍 15g　甘草 10g　生姜 15g

大枣 15g　党参 15g　白术 15g　茯苓 15g

川附子（久煎）10g

水煎 6 剂，间日服之，缓图全功。

后介绍他人来诊告云：痊愈也。

138.汗出腥臊——柴桂汤疏枢机，通玄府异味除

刘某，男，27 岁，未婚，农民。2009 年 11 月 2 日初诊。

身汗出腥臊异味一年半。随汗出量多而异味增大。四季皆然，秋冬为著，时有阴囊潮湿。无奈勤洗浴亦无济于事，除此别无苦言。曾经皮肤科诊断除外狐臭病。舌淡红、边黯红、津中，苔薄白。脉右弦细。拟方柴胡桂枝汤，疏达枢机和表里、宣通玄府调营卫。

柴胡 35g　黄芩 15g　姜半夏 15g　甘草 15g

党参 15g　生姜 15g　大枣 15g　　桂枝 15g

白芍 15g

水煎 4 剂。

2009 年 11 月 9 日：药尽，显效。上方加苍术 15g，生薏苡仁 30g，桔梗 15g，肃肺宣利湿郁。药进 4 剂，汗出异味大为消减，照方再进 4 剂。

2009 年 11 月 30 日：诸症已愈，为巩固疗效，二诊方 4 剂间日服之。再以五苓散 6 剂，间日服之，缓图全功。1 年后访之，已痊愈。

按：汗出腥臊，无症可辨，仅凭观舌、察脉尔。舌边黯红、脉弦细者，气机郁滞，郁而蕴热也。热郁不得透达，卫宣不利，玄府之浊滞留不去异味生。柴胡桂枝者，疏达枢机、宣通表里、卫宣津化，湿浊不留故病得愈。增苍术、薏苡仁者强化升散祛湿之力，加桔梗者，宣肃清肺和皮毛也。

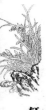

139. 足底发热——辨证不易，选方遣药亦不易

刘某，女，57岁，农民。2008年5月14日初诊。

双足底发热，四季皆然5年，近年加重。舌黯淡红、少津，苔白。脉缓细，右略弦。拟方五苓散。

茯苓15g　猪苓15g　白术15g　泽泻20g

桂枝10g

水煎3剂。

2008年5月19日：本以为轻车熟路，药到病除，怎奈3剂尽竟无寸效。舌黯少津苔白，证属湿邪内郁，药用五苓，何不效焉？只见湿阻，忽视气郁。弦者，肝气郁也，右脉著，枢机不利。开气滞再行化湿方可奏效。拟方柴胡合五苓，柴胡者疏达枢机，五苓者化湿行津。气畅利津自行，津行湿必去。

柴胡35g　黄芩15g　姜半夏15g　甘草10g

党参15g　生姜15g　大枣15g　茯苓15g

猪苓15g　泽泻20g　桂枝10g　　白术15g

水煎3剂。

症大减。效不更方，复进3剂，沉疴如洗。辨证不易，选方遣药更应有序。否则，徒劳也，医之过也。

140. 足底凉痛——守桂枝法通阳化湿除痹

徐某，男，38岁，已婚，某中学教师。2008年8月7日初诊。

双足底发凉，剧则麻痛，怕冷，畏风3年，加重半

年。足症动则缓，静增剧，久立足胫疲痛。冬则缓，夏增剧，夏日夜卧亦得覆盖双足。病因不详，素无大恙，体质好，食眠美，二便调。舌象正常。脉滑中取右著。纵观脉症，病由外湿侵之，营卫失和，经脉痹阻。治宜桂枝加葛根汤增味，调和营卫、通阳除痹、化湿活络。

桂枝 15g　白芍 30g　甘草 10g　生姜 15g

大枣 15g　葛根 20g　苍术 15g　生薏苡仁 30g

怀膝 10g

水煎 3 剂。

药尽症减其半，复进 4 剂，间日服之。

2008 年 8 月 21 日：刻下症除大半，脉右细略弦，左细滞。拟方桂枝新加汤加苓、术，强力祛脾湿。脾主四肢、肌肉是也。

桂枝 15g　白芍 30g　甘草 10g　生姜 15g

大枣 15g　茯苓 15g　白术 15g　党参 15g

2008 年 8 月 29 日：上方 4 剂尽，双足底凉痛已除，唯久立则足底疲痛，脉右弦细。末诊方去参、术、苓，加木瓜、怀膝、葛根柔筋养筋可矣，水煎 4 剂，间日服之，而告痊愈。

141. 肛中窘迫

李某，女，47 岁，农民。2010 年 1 月 6 日初诊。

肛中便意绵绵，虽便不尽，再便却无。不便肛中窘迫，似胀非胀，闷坠下迫不已。终日不绝，忙则缓，闲增剧，苦不堪言，迁延两年，屡治乏效。素往经、带一般，食眠尚可。病由两年前，其夫为渔，遭横祸莫救而

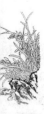

得之。舌黯润，苔薄白。脉缓细滞，右略弦。拟方温中散结祛阴滞、疏利气机畅谷道。

干姜 20g　甘草 20g　白芍 40g　姜半夏 20g

生姜 20g　桂枝 20g

水煎服。

2010 年 1 月 22 日：上方 3 剂显效。依前方进退又 4 剂，虽效不理想。舌淡红润、略黯，苔薄白。脉缓细。拟上方进退，增吴茱萸、肉桂，温肾暖肝降逆。

桂枝 30g　肉桂（后入）10g　甘草 20g　白芍 40g

干姜 20g　吴茱萸（洗）10g　生姜 30g　姜半夏 20g

水煎 3 剂。

2010 年 3 月 25 日：药尽大效，上方连进 12 剂，病愈。近因家务事未复诊，故症见小复，时伴腰疲胫冷。舌淡红润，苔薄白。脉滞，沉细，右弦左弱。拟方温肾暖肝降逆。

桂枝 30g　甘草 20g　干姜 20g　党参 20g

川附子（久煎）30g　砂仁 10g　吴茱萸（洗）10g

姜半夏 20g　生姜 30g

水煎服。

2010 年 4 月 14 日：上方 4 剂尽，症悉除，腰胫冷痛愈，照方再进 6 剂，后已愈。为巩固疗效，间日进服末诊方 6 剂，终告痊愈。

按：此案肛中窘迫，肝寒气逆也。逆者，逆乱失序也，非必上冲，下迫亦是。肝寒气逆者，非吴茱萸不足以镇摄也。以初诊药效平平，加用吴茱萸显效彰彰可知，临证之验不鲜矣。肝寒气逆平定，议用温肾暖肝之

医案得失篇

剂不为晚矣。

142. 溺孔窘迫

崔某，女，55 岁，退休教师。2010 年 12 月 9 日初诊。

反复发作溺孔尿意频频，剧则急于溲之，溲时又无，断断续续，时急时缓，4 月有余。此症近 3 年常有发作，此次为著且持续日久。舌淡黯润，苔薄白。脉缓虚（双手反关）。拟方温肾暖脾、运化水津。

川附子（久煎）20g　白芍 40g　党参 20g　白术 15g
茯苓 20g　甘草 20g　干姜 30g　桂枝 20g
水煎服。

2011 年 1 月 4 日：药进 4 剂，显效。今日泌尿系统彩色超声查无异常。舌黯淡润，苔白。脉缓虚。拟方桂枝加附子合酸枣仁汤，温阳化气行水、宁心安志散郁。

桂枝 20g　甘草 15g　白芍 30g　川附子（久煎）20g
茯苓 30g　川芎 15g　知母 10g　炒酸枣仁 20g
牡蛎 20g
水煎 4 剂。

2011 年 1 月 11 日：病近愈，舌黯淡润，苔白。脉缓虚。为巩固疗效，嘱进上方 6 剂，间日服之。

2011 年 4 月 8 日：因陪他人诊病来院欣曰：药尽而愈。

按：下元亏虚，肾气不摄，尿意频急。治宜温阳益气、健脾制水。合与酸枣仁汤者，取其安神定志之

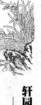

轩园医耘录
——医案得失与方药心悟

用。下元温壮，收摄有序，心神怡和，除烦除躁，是故病愈。

143. 午间尿频

刘某，男，42 岁，某工厂职工。1993 年 7 月 2 日初诊。

每至午间则小便频数，色清，间隔 20 ～ 30 分钟排尿 1 次。整个午间可排尿 3 ～ 5 次。此病反复发作 1 年，每次发作可持续 3 ～ 5 天则愈。间隔 7 ～ 10 天再次发作。所可奇者，其他时间无尿频发作，究其所因，亦不自知。舌黯尖偏红、津中，苔白黄腻。脉滑右弦虚。拟方四逆散合泽泻汤加茯苓，疏达枢机、通调水道。

泽泻 32g　白术 16g　柴胡 24g　枳实 24g

白芍 24g　甘草 24g　茯苓 32g

水煎 4 剂。

1993 年 7 月 6 日：药尽，午间尿频顿除。拟上方略作进退。

柴胡 24g　枳实 24g　　　白芍 24g　甘草 24g

栀子 10g　生薏苡仁 15g　茯苓 32g　淡豆豉 15g

水煎 4 剂。

访之，愈后无复发。

按： 该案其病为怪，唯在午间尿频。观其舌黯尖红者，少火郁遏也，脉滑而弦虚者，气滞湿郁也。治以通调水道，通因通用也。彼虽通且频，实是不通，不通即不畅也。合与栀、豉、苡者清心除烦以助化湿之用。

144. 白淫

王某，女，23 岁，未婚，农民。1988 年 3 月 15 日初诊。

阴中欲交难控，阵阵溢出白色黏液伴四肢拘挛 1 周。该患平素稳重、少言。近因婚恋离散心中不悦而发此病。症见阴中淫欲，意欲交接为快。发作时仰卧，两股交叉摩擦阴部，阴中不断溢出大量白色黏液，四肢拘挛，或呼其家人按摩其乳房则有快感，或不知羞耻，大呼与之交接而不能自控。如此历时 30 分钟至 1 小时不等，汗出后，诸症渐缓，或少眠片刻则如常人。一日发作 2～3 次。

初时家人恐吓、打骂，非但不效反见增重。善言相慰亦无济于事。素体健，无他疾。近来眠差，梦多，意乱。舌淡红、少津，苔白。脉略滑，两寸大，左著，两尺弱。该病为梦交乎？怎奈昼夜俱发病，不但不于梦中且神志清楚，直呼欲所为。此白淫病也，盖由悲郁伤心肺，不能自控其志，遂发此病。拟方桂枝加龙骨牡蛎汤。

桂枝 32g　白芍 32g　甘草 24g　生姜 32g

大枣 32g　龙骨 32g　牡蛎 32g

水煎服。日 1 剂，分 3 次服。

另以黄连 12g，甘草 12g，共捣粗末。沸水渍，频服之，速折其心火。

1988 年 3 月 20 日：上方 2 剂尽，仅有一次短暂发作且可自控。4 剂尽，未再发作。舌淡红、津中，少白

苔。脉右关左寸略大，左尺略弱。处方甘麦大枣汤以复之：甘草 24g，大枣 24g，小麦 32g，水煎 2 剂可矣。

1988 年 3 月 30 日：家人来院谢云：药尽而愈。

按：《金匮》云："脉得诸动微紧，男子失精，女子梦交，桂枝加龙骨牡蛎汤主之。"此病虽非梦交，但与之如出一辙，按法治之而病愈。又《金匮》云："妇人脏躁，喜悲伤欲哭，象如神灵所作，数欠伸，甘麦大枣汤主之。"此非脏躁，但其五脏阴津之损大同小异也，甘麦大枣温润养脏以和之。仲师之神，经方之妙，千古之绝，后人仰之不止也。

145. 白淫、梦交

李某，女，34 岁，已婚，贸易中心职员。1997 年 5 月 30 日初诊。

夜间梦交，昼日淫欲，心烦意乱，时欲哭笑，时急时缓，痛苦不已 3 年有余。病由情志不遂所得。3 年来，夜卧常作梦交。昼日一次或数次淫欲，发作时心身紧张，两股内麻痒，阴中求之欲交，白津绵绵溢出不断。时欲排尿之窘迫，溲频滴点，下阴闷热。强忍之苦，难于言表。若与其夫性交则是夜眠酣，次日神爽（其夫夜不常归）。否则终日昏沉不欲动，身疲心烦，悲欢无常。眠不佳，但食美，体重日见增长。大便软，日行 3～4 次，月经尚可，带下色黄、质稀、量多。为此病，曾辗转县级、地市级、省级各大医院，乃至赴京城，亦屡查无恙而效鲜。无奈，任其发作而已。频、剧时服用"安定"之品或少缓于一时。

体中等，语言有序，叙述时泪自流。面黯，目窠下缘、鼻柱、上唇黄褐斑明显。可见细软胡须浓密。舌黯淡、津中，苔薄白。脉沉缓、细滞，尺弱。拟方桂枝加龙骨牡蛎汤，和营卫交心肾、宁心除烦。

桂枝 30g　白芍 30g　甘草 20g　龙骨 30g

牡蛎 30g　生姜 30g　大枣 30g

水煎服。

1997 年 6 月 11 日：上方 8 剂后，夜间梦交次数大为减少。昼日淫欲亦减，时强忍之可缓。舌黯淡、津中，苔白。脉缓细，尺弱，左寸虚。拟上方合百合地黄甘麦大枣进退之，调阴阳和脏腑、清心宁志。

百合 40g　生地 30g　枳实 15g　白芍 20g

菖蒲 5g　远志 5g　龙骨 15g　牡蛎 20g

甘草 15g　大枣 20g　小麦 20g　生蒲黄（包）15g

水煎 4 剂。

后改拟四逆散合三物黄芩汤加栀豉汤，散郁清热除烦。

柴胡 20g　枳实 25g　白芍 30g　甘草 15g

生地 40g　黄芩 15g　苦参 10g　栀子 10g

淡豆豉 20g

水煎 4 剂。

1997 年 6 月 27 日：梦交早除，昼日淫欲已减八九，阴中分泌津液正常。食、眠好，嘱再进四逆散合方 4 剂。

1997 年 11 月 12 日：近半年时间如常人生活一般，欣喜不已。怎奈近因工作繁杂，家务琐事交困，加之

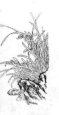

轩园医耘录
——医案得失与方药心悟

停药半年。近周来，常无端心烦、惊慌，引下阴闷热坠胀感，虽仅此而已，也速来诊。舌黯淡、津中、边齿痕，苔白。脉细滑、两寸虚，右著。拟方茵陈五苓散加苍术、薏苡仁、栀子，进服 10 余剂。后拟百合地黄加枳、芍、龙、牡，以及桂枝加龙牡汤，交替进服而上症悉除。为巩固疗效仍拟百合地黄汤合方。

百合 40g　生地 30g　甘草 20g　　大枣 20g

小麦 30g　栀子 5g　　淡豆豉 15g　白芍 20g

牡蛎 20g

进退服之 20 余剂。

至此，大功告成。3 年后，其妹因病来诊，访之，曰其姐健康无恙矣。

按：该患两病交织，昼夜轮发，心力交瘁，可见一斑。病迁 3 年，症见错杂。万变不离其宗，桂枝加龙骨牡蛎令病大势已去，功不可没。后期分歼之战，乃"观其脉证，知犯何逆，随证治之"。百合地黄合甘麦大枣者，不愧为养阴和脏之良方也。

"白淫：指欲念过度时，骤然从阴道内流出的白液，仅偶然发作，与男子遗精相类。其病机早在《素问·痿论》中即指出：'思想无穷，所愿不得，意淫于外，入房太甚，宗筋弛纵，发为筋痿，及为白淫'。说明白淫多由于思虑太过或心愿不遂，导致本病，在有所思或有所见时发作，与带下白物绵绵而下，无有休止者不同。"（《中医妇科学》，成都中医学院妇科教研室编）

白淫一病，较为罕见。《陈源生治带验案四则》有白淫病验案，今摘录之："陈某，女，二十四岁，未婚，

1973 年 6 月 19 日初诊。自述从十八岁起白带增多，偶有所感则抖颤，特别明显地表现在两大腿交叉，紧紧靠拢而抖颤，自己完全不能控制，抖颤后即下白滑之物，并有舒服的感觉；如此月中必发一、二次……抖颤时全神贯注，如呆如痴，大汗淋漓，可延三小时之久。抖颤前必然心烦意乱，或忧郁愁烦，抖颤后白物如注，状若黏胶，极为疲乏，但较之抖颤前却神情清爽……"（《山东中医杂志》，1982，5，296）

方药心悟篇

一、方药简言

医方者，业医辨治病证的方剂也。方剂学是中医药学的主要内容之一。

方剂的组成是按一定的形式（如君、臣、佐、使，七情配伍等要求），由诸多的药物及其一定的剂量，组成相对不变的药物群体，制成煎服剂，或丸、散剂等剂型使用。

方剂古有"七方"之论、"十剂"之说等，按组织形式、性质功能加以分类。近代以来，多以"经方""时方"统分为两大类。先圣及仲师所创制的方剂称"经方"；汉降至近代医家所创制的方剂称"时方"。

"经方"者，经典之方剂也；"时方"者，时代盛行之方剂也。称谓不同是由于产生的年代界定不同，虽有其药物配伍特点不同、功效靶向集中与宽泛不同，但却无优劣高低之分。在临证使用中同样具有可靠的疗效。因此，我们既不要厚古薄今地看待方剂的分类，更不可偏废地传承、学习和使用方剂，才能全面地、正确地传承中医药学这一不可多得的国粹。

在学习和使用方剂时，不仅要熟记药物的配伍组合，更要明确药物的剂量比例，才能理解方剂的药物配伍的相互作用关系所产生的综合效应。明确其方义，掌握其功效，才能熟练使用方剂。

方义者，方剂的药物及剂量配伍的相互作用关系之理也。功效者，方剂的药物群体的协同作用所产生的综合效应也。

不明方剂的方义，岂知方剂的功效；不知方剂的功效，焉能掌握、使用方剂。赘述一言，方剂的功效与方剂的适应证是不可等同的。方剂的功效具有相对不可变性；方剂的适应证则是相对可变的。掌握方剂的功效"如受一渔"；苛记方剂的适应证易犯"守株待兔"之误。

二、经方

（一）桂枝汤类方

1. 桂枝汤

桂枝 15g　白芍 15g　甘草 10g　生姜 15g
大枣 15g

注：遵照原方比例，结合临证习惯用量厘定，仅供参考而已。诸方仿此，时方亦然。方中芍药，近已习用白芍，故亦习惯用之，余方亦是。

【方义思考】

桂枝汤药性温和，能表能里。桂枝辛温，通阳宣卫、温中缓冲。生姜辛温，通阳散寒、暖中止逆。桂、

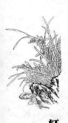

姜合力宣发卫阳以解肌，兴阳行津助汗出，营卫和谐表里通。白芍性凉，疏达阴滞、化阴缓急（疏达阴滞者，即舒经活络理气血也）。既以疏滞之功助桂、姜调营卫之力，又以化阴之能制桂、姜之燥。甘草甘缓和中，解百药之弊，既可助桂、姜宣散，温阳而敛阴，又可佐白芍化阴缓急、疏达阴滞。大枣甘缓和中，配甘草护中敛阴而相得益彰，伍生姜和阴而不滞。

桂枝汤虽为解肌宣卫之剂，实则"安内攘外"之法。"《医宗金鉴》：以桂芍之相须，姜枣之相得，借甘草之调和，阳表阴里，气卫血营，并行而不悖，是刚柔相济之相和也。"（《新编伤寒论类方》）攘外者，通阳宣卫，以行津汗出解肌而调营卫；安内者，温中和里，以平阴阳、理气血而调脏腑。故清代医家王晋三将其奉为"和剂之祖方"。和者，居中和之，助其攘外，固其安内。"姜通神明，佐桂枝行阳、枣泄营气，佐芍药行阴，一表一里，一阴一阳，故谓之和。"（《绛雪园古方选注》）

【方药功效】

桂枝汤为攘外安内和剂之祖方。临证总以通阳调营卫解肌、安中和阴阳护正为其功效。

外证首辨恶寒，再辨发热、汗出。症见啬啬恶寒、淅淅恶风、翕翕发热之状。稍有微风吹拂，即感啬啬恶寒，则症剧于一时。随翕翕发热而阵阵汗出，则症缓于一时。或淅淅恶风即鼻鸣、涕泪自出。脉象应浮。缓脉或可有之，数脉亦可有之。外证扼其"寒与汗"为要：寒者，体感阵阵恶寒也；汗者，身见阵阵自汗出也。

内证着眼于气机郁滞，脏腑失和，经络痹阻等机能失调所致的非实又非虚、非寒又非热的病证。诸如头面、脘腹、肢体、情志以及妇科经带等繁杂病证，多可以桂枝汤或是加减进退，或是合方辨治。

【文献摘录】

（1）"此为仲景群方之魁，乃滋阴和阳、调和营卫、解肌发汗之总方也。凡头痛发热、恶风恶寒、脉浮而弱、汗自出者，不拘何经，不论中风、伤寒、杂病，咸得用此发汗。若妄汗妄下，而表不解者，仍当用此解肌。如所云头痛、发热、恶寒、恶风、鼻鸣干呕等病。但见一症即是，不必悉具。唯以脉弱自汗为主耳……粗工妄谓桂枝汤专治中风一证，印定后人耳目。而所称中风者，又与此方不合，故置之不用。愚常以此汤治自汗盗汗虚疟虚痢，随手而愈。因知仲景方可通治百病，与后人分门证类，使无下手处者，可同年而语耶。"（《伤寒来苏集·伤寒附翼》）

（2）"及服桂枝汤已，须臾，当饮热稀粥一小碗，以助药力，且卧床温覆。一二时许，将遍身漐漐微似汗出（似者，续也，非'似乎'也），病乃悉去。此汗也，当名曰'药汗'，而别于前之'病汗'也。'病汗'常带凉意，'药汗'则带热意，病汗虽久，不足以去病，药汗瞬时，而功乃大著，此其分也……不知以中风证而服桂枝汤，'先得药汗'，是'发汗'也，'病汗'遂除，亦'止汗'也。"（《经方实验录》）

（3）"本方发汗而不伤正，止汗而不留邪，外能解散风邪、调营卫，内能理气血、协阴阳、和脾胃。它应

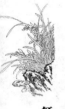

用十分广泛，不仅用于外感，亦多用于杂病。

"使用本方时，桂枝与芍药的剂量相等，否则，不能起到调和营卫的作用。本方凡增减桂枝、白芍任何一种药剂，都会改变其治疗的意义。"（《新编伤寒论类方》）

（4）"所以本方既是发汗解热汤剂，又是安中养液方药，也就是后世医家所谓的'甘温除热'。

"桂枝汤的主要性能是甘温健胃，通过调和营卫使精气胜而表固，邪气不再入侵，故使汗止而热除。也即是甘温除热的道理。"（《经方传真》）

【附记】

（1）本方若用于解肌者，应在服药稍后，热饮小米稀粥一小碗。鼓舞胃气以助药力，促其遍身絷絷然微似汗出。得汗后应慎避风冷至少24小时，否则，病症易反复甚或加重。不可戏之，详见仲师训言。（絷絷然，同漐漐然，皮肤湿润小汗津津的样子。微似汗出，断断续续小汗出。）

（2）方中桂枝者，应以条细、色赤润者为佳，桂枝尖者优佳。白芍、甘草亦应生用。若用于调养中虚不足者，二味或可用炒、炙之品。大枣宜与生姜等量劈之入煎。桂枝汤不宜久煎，"以水七升，微火煮取三升"。以"微火"取其对半液可知，久煎耗损药效故也。

（3）余之先父赵孟實先生，曾用桂枝汤加葛根、秦艽治疗中年男子因劳累所致左拇指弛缓不收，状见垂下不能伸展，手扶勉为其伸，患病半年之久。经服上方十余剂而痊。

（4）某中年妇女，因听信每晚食用苹果两枚，可收美容奇效。一周后，胃脘闷杂、少食、口酸。余以桂枝汤加苓、术三剂得愈。

（5）七岁男童，眠时头身汗出如流，渐见昼日玩耍时亦然，三日矣。虽无他症，亦慌忙寻医。余以小剂桂枝汤服二日，病愈。

2. 桂枝加芍药汤

桂枝 15g　白芍 30g　甘草 10g　生姜 15g　大枣 15g

【方义思考】

本方即桂枝汤原方，白芍用量加倍而成。虽有桂枝义，但白芍用量加倍，则改变了原方功效格局。以和中疏郁为用，轻肌表而趋向于里。和中须疏郁，疏郁为和中。疏者，疏泄条达气机也；郁者，邪郁壅滞也。邪郁者，非必明显可及、可见之郁滞积形也。郁即不畅，气郁是，血瘀亦是，水留、食积等皆是也。

倍芍药者，取其疏达郁滞之力也。既可与甘草疏郁和中而缓急；又可借生姜宣散而疏郁散滞；更为妙者，配有桂枝兴阳化气，疏而不留，泄而不寒。或有云，白芍酸敛肝阴，奈何疏达郁滞？味酸虽能敛，白芍酸味微乎其微，倒是其苦味较为显现。味苦主泄。殊不知有配伍之妙用，若合以归、地，是取其助敛肝养阴，滋而不腻之用；若伍以柴、芩，则又疏达之力见功。君不见芍药甘草汤、四逆散、黄芩汤之制方，况有《本经》"除血痹，破坚积寒热疝瘕"为训。

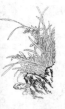

【方药功效】

桂枝加芍药汤为太阳病失表，腹满时痛而设。兼见表证亦可用。临证总以疏郁散滞、缓急和中为其功效。既无明显的寒、热之象；又无突出的虚、实之征。若兼有燥热症见者可酌情与否，若用于阳郁而热滞者，则恰又合"火郁发之"。

【文献摘录】

（1）"桂枝加芍药汤，此用阴和阳法也。其妙即以太阳之方，求治太阴之病……且倍加芍药，又能监桂枝深入阴分，升举其阳，辟太阳陷入太阴之邪。"（《绛雪园古方选注》）

（2）"临床应用本方，要抓住脾胃不和与气血不利和脾阴偏虚这三个病理环节，使用本方则万举万当。"（《新编伤寒论类方》）

【附记】

余常以此方调治胸、脘、腹，气滞痞闷、隐痛之病症。或治头目昏闷隐痛，或疗肢端烦痛，或用于行经腹痛等病证而已。但总以气郁不和为其治也，若兼有内郁之实者，则宜本方加大黄 5～10g，名为桂枝加大黄汤，借和中巧取通腑气、泄积滞可矣。正如柯琴所云："满而时痛，下利之兆。大实而痛，是燥屎之征。桂枝加芍药，小试建中之剂。桂枝加大黄，微示调胃之方。"

3. 桂枝加葛根汤

桂枝 10g　白芍 10g　甘草 10g　生姜 15g

大枣 15g　葛根 20g

【方义思考】

本方即桂枝汤原方桂枝、白芍各减原量1/3，加葛根。桂枝汤外证调和营卫、解肌散风寒。今桂、芍减量而增入葛根，辛凉解肌、宣通经输。因而喧宾夺主，合力宣解项背强痛而除拘紧之苦。解营卫之郁困，散经输之困结，则经络周流气血畅、筋脉柔和项强除。

经输者，余之愚见，可谓项处大椎穴周边部位。（"太阳之经输在背。经云：邪入于输，腰脊乃强"《医学衷中参西录》转引陈古愚语）大椎者，督脉之穴。督脉者，阳脉之海，手足三阳经脉均交汇于此。输者，转输也，枢纽之意。风寒之邪凝郁项背肌腠，拘紧不舒而痛。用葛根升阳散风、疏利经输，合桂枝汤通营卫、利气血共奏其效。

观东垣先生调治上、中焦之病，常用葛根，升胃气以利和降，起发阴气而生津（《本经》云葛根起阴气）。余谓起阴气者，起者，启发、起动也；阴气者，营阴之津也。葛根协诸药，升散疏利阴郁之滞，郁散则阴津布行，经脉舒和而已。

【方药功效】

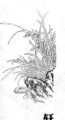

桂枝加葛根汤针对太阳风寒表证伴见项背强痛而设。临证以宣通卫阳、疏利经输、通经活络为其功效。凡见头面部痛症、肩项不利、臂指麻痛、耳听失聪者，以病机属卫阳束困，经输不利，气血郁滞所致的病证，多可选用本方。非必兼见表证，或必见项背强痛者方可使用，活法圆机而已也。若症中夹有郁热者亦可用，因尚有葛、芍之凉解，若痛症见著或邪郁日久者，则可倍白芍用量，强化疏滞之力而增缓急解痉之功。岂不又成为桂加芍、桂加葛之合方也。

【文献摘录】

（1）"桂枝加葛根汤……但于桂枝芍药各减一两，既不使葛根留滞太阳，又可使桂枝白芍并入阳明，以监其发汗太过。其宣阳益阴之功可谓周到者矣。"（《绛雪园古方选注》）

（2）"……这是风邪客于太阳经脉，经气不能流通，筋脉失于濡养的表现。加葛根以宣通经络之滞，又可升腾津液而滋筋脉之拘急。后世还用本方治疗外感不解，而又有下利之证，或治疗风寒背部痹痛，以及下颌关节炎等也都有效。"（《新编伤寒论类方》）

【附记】

（1）本方葛根先煎去上沫，是为有利发挥药效也。"麻黄葛根俱有沫，沫者浊气也。故仲景皆以水煮去其沫，而后入诸药。此取其清扬发腠理之义。"（柯琴语）

（2）余临证治风寒感冒者，若见咽燥不利或微痛，病已二、三日者，多辄取桂枝加葛根汤。因该患多般已有情志火郁潜在而后染外感者，取用多效，亦有"治未病"之意也。

（3）咽部肿痛病证，或兼见发热、恶寒者，多可先以桂枝加葛根汤处之。尤以慢性咽部燥痛反复不已者，先服之以治其标，后予缓图治其本。

（4）常易头闷不清伴以项背沉滞隐痛不适，尤以长期操作电脑者，服此方，常收意外之效。

4. 桂枝加厚朴杏子汤

桂枝 15g　白芍 15g　甘草 10g　生姜 15g

大枣 15g　厚朴 10g　杏仁 10g

【方义思考】

本方即桂枝汤原方加厚朴、杏仁。在桂枝汤解肌和营卫的基础上，加入消胀除满、宽胸理气之厚朴，宣肺平喘；伍以润肺止咳之杏仁，清理气道。构成了宣通肌表、止咳平喘的方剂。

肺气宣肃有序，气道畅利，肺系和谐，咳喘自止。方中厚朴偏于温降，主于疏利，趋于肺气肃降；杏仁偏于清润，虽苦微温，主于宣散，利于肺气宣发。同时杏仁又兼有行津行水之功，对于气道痰涎的清除默默有功。

【方药功效】

桂枝加厚朴杏子汤为喘家通用方。以解肌散表、宣肺肃降、疏理气道、止咳平喘为其功效。喘家兼有风寒表证者多优先选用，无表证者亦可选用，非喘家而作喘咳者亦宜选用。在确认非热邪壅肺证为先决条件，至于是否喘家，有无表证及咯痰等症，仅作或有症可矣。"必伏其所主，而先其所因"则临证方可圆通。

【文献摘录】

（1）"今之临床治疗肺炎作喘，往往首先想到麻杏甘膏汤，对于风寒表未解，而见发热、汗出、咳喘的肺炎患者，本方常有令人满意的治疗效果，临床上切勿忽视。"（《新编伤寒论类方》）

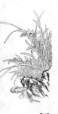

（2）"本方桂枝汤解肌散邪，加杏仁宣肺降逆，厚朴下气消痰，适用于原有咳喘而又因感冒新邪者。"（《伤寒论译释·上册》）

【附记】

（1）余临证常以本方，治疗喘家因劳累、情志而致旧病复发者。或用作喘家缓解期的调和剂，亦佳。

（2）杏仁行津行水之功是通过宣肺（汗出）而通调水道（小便）实现的。使用不当或过量亦可见患者颜面虚浮，可资佐证。参阅麻黄杏仁薏苡甘草汤、麻黄连翘赤小豆汤、麻仁丸等组方，则自解矣。

5.桂枝加芍药生姜各一两人参三两新加汤（简称桂枝新加汤）

桂枝 15g　白芍 20g　甘草 10g　生姜 20g

大枣 15g　党参 15g

注：方中人参近多用党参代之，故亦习惯改之。若重症者亦应用之。余方仿此，兹不赘述。

【方义思考】

本方即桂枝汤原方，白芍、生姜各增原量 1/3，加党参而成。桂枝汤本为解肌、和中、调营卫，加党参是因汗出（误汗、过汗）损气伤津。虽有气津不足之损，但以气津运行郁滞为其变，以"身疼痛"可知也。故增量白芍旨在疏达郁滞而缓急，以其凉润又寓养阴生津之义；增量生姜暖中温阳，鼓舞中气而宣通卫阳，和理气血。

桂枝新加汤证，虽有汗出致"身疼痛"之变，但仍有营卫不和的桂枝证，故于原方增加芍、姜用量，以疏达气津之郁，改变气津之虚。

本方虽仍有其解肌宣卫之功，但是更趋向温阳和中、益气养阴、交通表里之效。

【方药功效】

桂枝新加汤为发汗后身疼痛、脉沉迟者而设。总以温阳通卫、疏郁和中、益气生津为其功效。鉴于此，或兼有些小风寒者亦可选用，若表证汗出不得法者或体虚及久病者，亦在选用之列。至于用治何病证，其原则，即寒邪客之，或外邪或内生。总以中阳欠温，卫失宣通而阴郁阻滞，经脉不利故也。

【文献摘录】

（1）"桂枝汤，调和营卫，一丝不乱，桂枝、生姜和卫，芍药、大枣和营。今祖桂枝人参汤法，则偏于卫矣。妙在生姜加一两，佐桂枝以大通卫气，不使人参有实邪之患。尤妙芍药亦加一两，仍是和营卫法。名曰新加者，申明新得其分两之理而加之也。"（《绛雪园古方选注》）

（2）"于桂枝汤加人参生姜健胃，增芍药以养液，故治桂枝汤证胃气虚衰，津液不足，心下痞硬而脉沉迟者。"（《经方传真》）

【附记】

（1）余常以此方治疗脾胃不足之脘腹隐痛，痞闷呃逆；胃肠不和之泄泻；寒袭下元之少腹隐痛；外邪寒袭之头痛或口眼阵挛不正者。

（2）久病体虚，或素体脾胃虚弱者，偶因饮食不节，症见脘痞、少食，日久不愈者，用此方效佳，小建中汤（即桂枝汤倍芍药增入饴糖）亦佳。

（3）至于"脉沉迟者"不必拘泥，总以脉行不力或脉行不利之象为凭尔。

6. 桂枝加龙骨牡蛎汤

桂枝 15g　　白芍 15g　　甘草 10g　　生姜 15g

大枣 15g　　龙骨 15g　　牡蛎 15g

【方义思考】

本方即桂枝汤原方加龙骨、牡蛎。桂枝汤外可调营卫而解肌，内可和脏腑而理气血。加入龙骨、牡蛎潜降心阳之燥，纳敛肾阴之精。功则偏注于内，和脏腑而调阴阳；交泰心肾而宁神志。温兴太阴脾肺，怡和少阴心肾。守中焦而协调上下，怡神志而百脉和利。

【方药功效】

桂枝加龙骨牡蛎汤原为男子失精、女子梦交而设。以调营卫、和气血、理脏腑、安神志为其功效。药性平和而无寒热之偏，用于生殖系奇病怪症者，则取其潜阳敛阴宁志之能；用于情志类病证，则用其和脏腑、安神志之功；用于小便不禁、经带淋漓等病症，则用其固涩收敛之力。诸如此症，凡无明显寒、热、虚、实之象，多可选用。

【文献摘录】

（1）"沈氏所谓：劳伤心气，火浮不敛，则为心肾不交；阳泛于上，精孤于下，火不摄水，不交自泄，故病失精；或精虚心相内浮，扰精而出，则成梦交是也。

徐氏曰：桂枝汤外证得之，能解肌去邪气；内证得之，能补虚调阴阳；加龙骨、牡蛎者，以失精梦交为神精间病，非此不足以收敛其浮越也。"（《金匮要略心典》）

（2）"龙骨、牡蛎均为强壮性收敛药。而又作用于烦惊、不眠以及幻觉等神经证，尤其有治胸腹动悸的特能，故桂枝加龙骨牡蛎汤，治桂枝汤证、胸腹动悸、烦惊不安的梦交失精者。

"失精梦交，多由情欲妄动，神志不宁，因生梦幻所致。龙牡之用，不只为固精，主要在于敛神宁志，合桂枝汤调营卫以和气血，为此证的正治。"（《经方传真》）

【附记】

（1）桂枝加龙骨牡蛎汤，确为一首潜阳敛阴而宁心安志、和谐脏腑而敛正固精的神奇方剂。《难经》曰"损其心者，和其营卫"，真经典也。

（2）余临证，桂枝加龙骨牡蛎汤，用于中年梦交患者（其中一例未婚），以及儿童秽语外阴摩擦症（男、女学龄前儿童各一例），均获佳效。除已婚梦交患者疗程较长外，余者多为数剂而愈。

（3）临证，头闷项痛隐隐，心烦不悦少安者；不寐或眠而不实反复发作不已者；遗尿及尿失禁者；梦遗、失精及妇科经带淋漓等病证。余常以本方获满意之效。

（4）某些久病、虚证恢复期，用此方或合小建中汤，缓缓收功，效亦佳。

7. 桂枝加桂汤

桂枝 25g　白芍 15g　甘草 10g　生姜 15g　大枣 15g

【方义思考】

本方即桂枝汤原方桂枝增加原量 2/3 而成。桂枝汤药性温和，能表能里。外可通阳调营卫而解肌；内可和脏腑而理气血。桂枝辛温升散，今增其量，取其味重达下，平冲降逆之功。辅以生姜温通、宣达、和胃以助降逆；佐以白芍、甘草缓急迫、疏壅滞，以畅其通路；大枣甘缓护中调治为使。平冲者，平顺寒迫冲脉之逆气；降逆者，顺降冲气之逆乱。虽为降逆，但既非迫降，亦非镇降，乃和顺而降、温阳散寒、宣通内外而降。

桂枝加桂汤，对于加桂，历来有争议。或云加肉桂，或云加桂枝。余初涉经方亦谓应加肉桂，因寒邪内迫冲脉，理应温阳固下元。其实不然，后经临床遇奔豚气病者，即按仲师所云，桂枝加量，药进二三剂，冲气必除，体安而愈。

【方药功效】

本方为奔豚气而设。总以温阳散寒、暖肝疏滞、平冲降逆为其功效。临证着眼点：一是病机为寒迫冲脉；二是症见气逆上冲。

奔豚气病于冲脉，证有寒热两别。故仲师制方有二：一为桂枝加桂汤（出《伤寒论》）；一为奔豚汤（出《金匮要略》）。前者为寒邪迫逼冲脉为患；后者为热邪壅滞冲脉而病。一寒一热，大相径庭，辨别要点在舌象、脉象及其见症矣。

方药心悟篇

【文献摘录】

（1）"……唯加桂二两，便可温少阴而泄阴矣。原文云更加桂二两者，加其两数，非在外再加肉桂也……"（《绛雪园古方选注》，上海科学技术出版社，1982）

（2）"桂枝既可以疏肝解郁，又可以补心阳以降逆气。所以，加重桂枝的剂量而制大其服，则外可散寒，内可平冲，而奔豚自已。"（《新编伤寒论类方》，山西人民出版社，1984）

【附记】

（1）冲脉者，起于胞宫出于会阴，与任、督二脉呈一元三歧之势。循少腹两侧，时并肝、肾二经，经胸上抵咽喉。"气从少腹上冲心者"，少腹者，小腹之两侧，正值肝、肾、冲脉所行。冲脉者，冲要之汇也，为病多见胸腹拘急，气逆急痛。

（2）临证若见脘腹胀满，气冲嗳气、呃逆而非热证所为者，亦可辨证用之。

（3）奔豚气者，初服桂枝加桂汤时。或可有一时性两胁下气逆满胀。勿惊，稍事自止。再服药遂见冲逆渐缓而愈。

8.桂枝加附子汤

桂枝 15g　白芍 15g　甘草 10g　生姜 15g
大枣 15g　附子 10g

【方义思考】

本方即是桂枝汤原方加附子。桂枝汤外调营卫、内

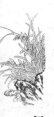

和脏腑，加入附子温少阴之经、扶心肾之阳，扶阳温经固卫成为重点。附子辛温，温阳散寒之力雄，直走内外之迅烈。既可助桂枝、生姜兴阳宣通营卫，又可扶白芍、甘草甘缓化阴生津。温阳通经而又益阴敛守，可谓万全之策。

【方药功效】

桂枝加附子汤为汗出伤阳，正虚恋邪而设。以扶阳固卫、温经散寒、调营卫、安脏腑为其功效。临证凡见阳气不足引动诸症，多可选用，非必兼见风寒之表。当然，体弱易感或迁延不愈者，尤应首选。

【文献摘录】

（1）"附子辛温，为一有力的温中祛寒逐湿药，尚有振兴代谢机能的作用，无论表里若陷于阴证者，多宜以本药配方治之。

"桂枝加附子汤为少阴病的发汗剂，即不因误治，而见本方证者亦宜用之。"（《经方传真》）

（2）"桂枝加附子，治外亡阳内脱液。熟附虽能补阳，终属燥液，四肢难以屈伸，其为液燥，骨属不利矣。仲景以桂枝汤轻扬力薄，必藉附子刚烈之性直走内外，急急温经复阳，使汗不外泄，正以救液也。"（《绛雪园古方选注》）

（3）"用桂枝汤调和营卫，加附子扶阳温经固表。俾阳能摄阴，则漏汗止，营卫调和而诸证可愈。"（《新编伤寒论类方》）

【附记】

（1）方中附子应久煎，可收减毒增效之功。附子

10g，一般煮沸20分钟后合诸药同煎。当然，由于饮片种类、质、量及处方目的不同，其煎煮时间亦不尽相同。

（2）余临证，常以桂枝加附子汤治疗阳虚所致头痛、目眩、项背不利、脘腹闷痛、下元虚痛以及妇科经带诸症，其效可嘉。

（3）若卫阳久虚，进此方效欠佳者，可加少量（桂枝的半量）黄芪（即桂枝加黄芪汤）成合方，其效得佳。

◎桂枝汤类方比较

本节讨论桂枝汤类八首方剂。为临证选方时有所参考，仅做粗略的方剂比较而已。

【桂枝汤】

桂枝汤为安内攘外和剂之祖方。若仅看作风寒表证、营卫不和云云，则贬低了桂枝汤之功效，因而亦缩小了适应证的治疗范围。参阅《伤寒》《金匮》，仲师用桂枝汤之训示，计有数十条之多。且不论汗、吐、下误治证之用桂枝汤，即是霍乱病吐利止后身痛不休者，"宜桂枝汤小和之"的量证用药的消息和解之法。又及"妇人得平脉……无寒热，名妊娠，桂枝汤主之"的和胃安胎法等。桂枝汤临证运用范围之广，可见一斑。

桂枝汤攘外是桂、姜的通阳宣发，以行津汗出的形式，解肌而除"荣弱卫强"之势，使营卫和谐联防护卫肌表。桂枝汤安内是与攘外同步的，是桂、姜化阳，芍、甘化阴，以阴阳互化形式而使阴阳和、脏腑调、安中和胃护津的。桂枝与生姜既能宣表行津又能温里行气，上升下达因芍、甘化阴而温阳不燥，表里宣通而脏腑和顺。攘外因有安内护守不致宣发太过而伤正；安内因有攘外而表里宣通不致中满滞郁。营卫和而表里宣通，阴阳和而脏腑安顺，内外上下和谐态势尔。

桂枝汤药仅五味，剂量比例恒定。不容随意加减进退，否则不成其桂枝汤。因方剂功效的发挥不是单味药效机械地相加，而是诸药相合相成的综合效应。故方剂的选用注重功效而非治疗的适应证。

大凡桂枝汤类方，不同程度地具有安内攘外之功，但随着方剂的药味加减、剂量进退，便不同程度地改变了原有功效的格局。方剂功效变，其适应证亦变。或偏于疏达阴滞而缓急；或趋向宣通经输而柔强；或注重宣发而肃肺降逆；或取于调气血而通经活络；或重于温中暖下、散寒降逆；或偏重扶阳温经固卫。不一而已。细观仲师桂枝汤类方，制方有法，调配有章，变化无穷，神鬼莫测。临证方剂的据情调配，尤须注意药物剂量比例，亦是方剂取效的关键所在。

【桂枝加芍药汤】

桂枝加芍药汤，因倍加白芍的用量，功效作用趋向于里而减缓于表，以疏达阴郁之滞的痛症为其主治。白芍本具"除血痹、破坚积寒热疝瘕"之力，今倍用其量，突出疏达阴滞之功（芍药甘草汤、黄芩汤中白芍之用可为佐证）。桂枝加大黄汤是因阴郁滞积有欲成实之势，故于本方再加大黄尔。与势欲承气证者，亦可视为"治未病"也。

【桂枝加葛根汤】

桂枝加葛根汤，桂枝与白芍各减原量的 1/3，再加葛根用量倍于桂、芍。葛根辛凉解肌、宣通经输、清热生津。从剂量比例的格局上突出葛根的宣通经输之力。虽有解肌调营卫之功，但喧宾夺主地合力通经输，宣散经脉局部凝郁之滞。这与桂枝加芍药汤、桂枝加大黄汤是有明显区别的。

【桂枝加厚朴杏子汤】

桂枝加厚朴杏子汤，是桂枝汤原方加厚朴、杏仁而成。在调营卫解肌的同时，以宣通肺气而肃肺降逆。厚朴虽宽胸下气，因有杏仁之宣散而使肺气宣降不相冲逆。肺气的宣发与肃降虽是反向，但又必须两向相谐而相和。宣降肺气，厚朴、杏仁并用，相须之妙，并行不悖而相得益彰。桂枝加芍药汤虽有疏达郁滞、畅利气机之力，但偏趋于里，因无宣发肺气之能，就更无肃降肺气上逆之功。

【桂枝新加汤】

桂枝新加汤方名就明示"加芍药、生姜各一两，人参三两"。亦即桂枝汤原方，白芍、生姜各增原量的 1/3，加党参量同桂枝而成。是在疏达郁滞、通经活络的同时兼顾和营卫、益气生津。

桂枝加芍药汤、桂枝加葛根汤，虽可通经除痹、缓急除痛，但温中补虚之力则明显不足。若是桂枝加芍药汤增入饴糖名为小建中汤，则可与之媲美，但在益气温经上又略逊一筹。桂枝加黄芪汤亦可治表虚身痛等证，但综合力较桂枝新加汤明显不足。

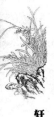

【桂枝加龙骨牡蛎汤】

桂枝加龙骨牡蛎汤，即桂枝汤原方加与桂枝等量的龙骨、牡蛎。这是一首很奇特的方剂，仅于桂枝汤中增入龙骨、牡蛎两味药，方剂的功效即刻神奇莫测。用于神志、情志、生殖等系的病证，是其他桂枝汤类方无法比拟的。

【桂枝加桂汤】

桂枝加桂汤，是桂枝汤原方增加桂枝原量的 2/3 而成，以温阳暖肝降逆而称著。焦点是桂枝增量，味重下趋而平冲。

【桂枝加附子汤】

桂枝加附子汤，是桂枝汤原方加附子而成。虽与桂枝加桂汤在温阳上是一致的，但平冲降逆之力则有所不及，以温阳固卫为其首务，则又是其他桂枝汤类方所不能及。

（二）麻黄汤类方

9. 麻黄汤

麻黄 12g　桂枝 10g　杏仁 10g　甘草 5g

【方义思考】

麻黄汤药简、力专、效宏，"为开表逐邪发汗之峻剂也"（柯琴语录）。

麻黄辛温，宣开毛窍、温卫通津促汗出。汗出营卫通，寒郁解而表和。配辛温之桂枝既能温阳通卫助其汗出解表祛邪，又能与甘草化阳护津监制麻黄发汗勿过。杏仁味甘苦性温，佐麻黄通气道宣降肺气；行水道疏利郁浊。助麻黄汗出驱邪不留废浊；辅桂枝解郁行津、通经活络。甘草甘缓和中，既可协调麻、杏之宣降，又能缓和麻、桂之温燥，四药合奏为发汗逐邪第一方。

《绛雪园古方选注》评云："麻黄开窍发汗，桂枝和阳解肌，杏仁下气定喘，甘草安内攘外，四者各擅其长，有非诸药之所能及。"

或有曰，上文杏仁之说有悖于方书之解。《中药学》的"止咳平喘，润肠通便"是其常也，人皆知之。杏仁宣发肺气，经汗出即可疏利肌表水湿之郁；杏仁肃降下气、通利水道，又是自小便泄除水湿之内蓄。其作用虽不如某些利水化湿药如车前子、泽泻等显现，但默默协助之功不可没也。如麻黄连翘赤小豆汤，麻黄杏仁薏苡甘草汤、大青龙汤等配伍杏仁即可认证。又如祛暑化湿的三仁汤、六和汤、藿朴夏苓汤等方剂的杏仁之用可见一斑。但是，杏仁的宣湿行水的功效，须在发表药物的协同作用下才能有效地发挥。相反的，在止咳平喘方剂中，杏仁使用不当，又可出现颜面浮肿现象，是否又可视为佐证矣？

【方药功效】

麻黄汤以"发汗逐邪第一方"著称。以发汗解表、散寒逐邪、宣肺行津、通经活络为其功效。临床新病、表证者扼其"寒、汗"为要；顽疾沉疴者着眼于"寒、痛"为著。寒者，通体或肢体局部恶寒也；汗者，周身或病患局部无汗也；痛者，肢体或关节局部痹痛不利也。

凡寒邪入侵，凝滞不去，经脉痹阻而致病证者，不

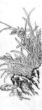

论久新，只要正气支持，多可选用麻黄汤。借发散宣通之力，行锐浚驱邪之施，为容后缓图预置先决条件。

【文献摘录】

（1）"人之伤于寒也，阳气郁而成热，皮肤闭而成实。麻黄轻以去实，辛以散寒，温以行阳。杏仁佐麻黄，达肺气、泄皮毛、止喘急。王好古谓其治卫实之药是也。然泄而不收，升而不降。桂枝、甘草，虽曰佐之，实以监之耳。"（《伤寒贯珠集》）

（2）"桂枝汤证，由于自汗出，郁集于体表的体液和废物得到部分排出，虽亦身疼痛，但不剧烈，并亦不至迫及于肺；而麻黄汤证，由于无汗，体液和废物充盈于体表，压迫肌肉和关节，因使身、腰、骨节无处不痛，并逆迫于肺而发喘。只以自汗出和无汗的关系，遂有虚实在表的不同反映，亦即或宜桂枝或宜麻黄的用药关键。"（《经方传真》）

（3）"若本案所示，其人作麻黄汤证，不服药者一月之久，而麻黄汤证依然存在。及投以麻黄汤，一剂而愈，其效又依然如响。是盖其人正气本旺，故能与邪久持也。"（《经方实验录》）

【附记】

（1）麻黄汤中麻黄应先煎数沸去上沫，再纳诸药煎煮之。（麻黄量在30g以下者，大多沸水上无沫。此山西名医李可先生经验谈。余意以去除沸水之滚珠可矣。）"古方中有麻黄，皆先将麻黄煮数沸吹去浮沫，然后纳他药，盖以其所浮之沫发性过烈，去之所以使其性归和平也。"（《医学衷中参西录》）

（2）"麻黄汤……若喜功屡用，必不戢而召亡阳之祸矣，故服已又叮咛不须啜粥，亦恐有留恋麻黄之性也。"（《绛雪园古方选注》）

仲师在论大青龙汤煎服法中警示曰："一服汗者，停后服，汗多亡阳，遂虚，恶风烦躁，不得眠也。"麻黄汤煎服法，亦当准此。方书中训示麻黄汤禁忌及服药将息，当"常须识此，勿令误也"。

（3）中年女性，因汗出冷浴致膝、踝关节恶风恶寒，酸痛如麻。虽在盛夏，上身风扇纳凉，膝下至踝必以毛巾被覆之，数年不愈。余先以麻黄汤两剂，症去大半，后以桂枝汤加味调治获愈。

（4）《范中林六经辨证医案选》记叙范中林老先生临证运用麻黄汤，可谓出神入化，堪称一绝。其治疗"长期低热""水肿""痹证""歧视""睑废"等病案，每阅览其范例，"未尝不慨然叹其才秀也"。

10. 葛根汤

葛根 20g　麻黄 10g　桂枝 10g　白芍 10g
甘草 10g　生姜 15g　大枣 15g

【方义思考】

葛根味甘辛性凉，解肌散热，升腾津液而柔筋润脉。升阳宣发，通利经输而缓痉急除痹痛。借麻黄发表通卫之汗出，驱邪于经输达表外出，又以生津之功制麻黄汗出勿过。配以桂枝汤，调营卫安中和阴阳而固守阵地。表郁宣散，经输畅利，外和内平，真乃安内攘外并举之良方也。

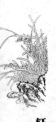

【方药功效】

本方即桂枝加葛根汤再加麻黄，乃仲师为项强、痉病者制方。以宣散表寒之困，通解经输寒凝之束而舒经活络为其功效。表实、疼痛、痉急为其辨证要点。至于下利者非为首选，乃是二阳合病，以解表通利经输，缓阳明之迫急而除协热痢也。

【文献摘录】

"葛根善行经输，能升腾津液，滋润筋脉，又能解肌驱邪外出；麻、桂解表发汗，协葛根以解表邪；桂、芍调和营卫，并助葛根以通利经输；姜、枣、草则益中焦而调和营卫。"

"桂枝汤加麻黄发汗散邪，又不致汗出太多而伤津液。加葛根利经脉之凝结，使津液敷布以解除项背强急的证候。"（《新编伤寒论类方》）

【附记】

（1）方中葛根、麻黄应先煎去上沫，纳诸药再煎。"麻黄葛根俱有沫。沫者浊气也，故仲景皆以水煮去其沫。而后入诸药，此取其清扬发腠理之义。"（《伤寒来苏集·伤寒附翼》）

（2）范中林老先生治青年临产之妇，染麻疹未治复感风寒，导致疹陷成痉，危在旦夕。范老用葛根汤去枣加升麻，痉止神清，遂即顺产。后调治得愈。（《范中林六经辨证医案选》）

（3）中年女职工，夏月纳凉，次日晨起即项强，渐剧引肩背痛不易动，如蟹横行步来门诊。余拟葛根汤两剂汗出而愈。

方药心悟篇

11. 桂枝麻黄各半汤

麻黄 5g　桂枝 10g　甘草 5g　杏仁 5g　白芍 5g

生姜 5g　大枣 5g

【方义思考】

本方即麻黄汤、桂枝汤各 1/3 量合为一剂。取麻黄汤解表发汗之峻，合桂枝汤解肌和营卫之缓。既可发汗驱邪又能调和营卫，发汗不峻而营卫和，表、肌两层外邪皆尽。表者，肌表之皮毛层也；肌者，肌表之里肌层也。故古人有麻黄解表，桂枝解肌之谓，是有一定道理的。

【方药功效】

本方，仲师为面赤身痒、时寒时热如疟状的病证而制方。以解表邪散寒郁之凝，和营卫而通经脉之痹为其功效。

本方多用于邪居于表，郁滞日久演变的病证。如肢体烦痛、局部麻木、皮肤瘙痒、喘咳等。亦可用于冷凝局部的病证，如顽痹、筋挛等症，借其汗出散邪解凝之力，缓解病痛，为后治拓开路径或创造机隙。

【文献摘录】

（1）"桂枝汤调和营卫，所以为汗液之地，麻黄汤疏达皮毛，所以为汗液之用，且芍药、草、枣之酸收甘缓，配生姜、麻、桂之辛甘发散，有刚柔并济，从容不迫之妙，故能收到小汗邪解的效果，却无过汗伤正的流弊。"（《伤寒论译释·上册》）

（2）"本方取小剂量的桂枝汤与麻黄汤合方，吸两

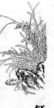

方之长，弃两方之短，使之疏解肌表，发散小邪，实有刚柔相济，邪去而不伤正之美。"（《新编伤寒论类方》）

【附记】

（1）桂麻各半汤，诸家多谓小剂。以余愚见，虽为小剂，但汗出解表疏肌却有箭力，尤其某些表邪郁滞日久的痛、痹、痒等症，往往快马轻刀却收意外之效。

（2）中年农妇，劳作汗出，冷水擦洗，而致肩背沉痛伴瘙痒数年。痒则不沉痛，沉痛则不痒。余予桂枝麻黄各半汤两剂，病去大半，后调之而愈。

12. 越婢汤

麻黄 12～15g　石膏 30～45g　甘草 10g

生姜 15g　大枣 15g

【方义思考】

越婢汤是以发散表寒越出肌腠热郁之方剂。麻黄宣散表寒之郁困，生姜温中通卫，助麻黄宣散。石膏"其性凉而能散，有透表解肌之力"（张锡纯语录），伍以麻黄既可借其汗出之力，以清解肌腠之热郁，又可制约麻黄之辛燥。甘草甘缓居中，合大枣外监麻黄发散无过；合生姜内制石膏寒凉勿凝。诸药合奏发汗宣散寒郁困表，清解肌腠发越热郁痹阻，营卫通而气津和利。

越婢者，余谓之：宣发卑遏之卫阳，越出肌腠热郁之稽留。卫表不和，寒留不去，邪无从出，卫卑不扬失于宣通而恶寒。卫阳不行，津失温通，遏阻肌腠，蕴积产热。卫表失和，津液郁阻，又互为因果。若欲通解，则必汗出通卫，清除津阻蕴热，双向而为，此麻黄、石

方药心悟篇

膏合用越婢之妙义也。

【方药功效】

越婢汤是仲师为风水病所制之方。以通卫宣散表寒、清解肌腠热郁为其功效。外症当有恶寒不解（恶寒是第一位的）。其身或沉重或疲痛，或作肌腠发热（即无大热，手扪之久则热显，或局部明显发热）。一般不作口渴，若病久伤及阴津或可见口渴而已。虽有经保暖汗出症缓于一时者，但邪郁不得解，此乃"病汗"，非"药汗"，故仍当发越之。

仲师曰："风水、恶风，一身悉肿，脉浮不渴，续自汗出，无大热，越婢汤主之。"此方之用，非必风水，凡是关节肿痛，或身痛、恶寒、烦热，反复不愈，证属卫表困束，热郁稽留者，多可选用。

【文献摘录】

（1）"故君以石膏重镇之品，能平息风浪以退热。引麻黄直越其至阴之邪，协生姜散肌表之水，一物两握其要也。又以枣、草安中养正，不虑其过散伤液，所以图万全也。"（《金匮方歌括》）

（2）"此亦同麻杏石甘汤，为外邪内热的治剂。但无杏仁则治喘的作用较弱，但有生姜大枣则健胃逐水的作用加强……"（《经方传真》）

【附记】

（1）越婢者，发越遏郁使其伸张也。越者，越起，伸屈、发越之义也；婢者，卑也，位卑。躬身不得端直也。卫阳被寒束遏郁不得宣发，阳因郁而蕴热滞留不去，气津运行因之壅滞而诸症起也。越婢汤者，发越卫

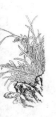

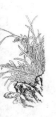
轩园医耘录
——医案得失与方药心悟

阳以汗出改变遏郁之卑，使其卫阳宣通，气津畅行，滞热、湿郁亦随势而去也。

（2）越婢加术汤，即本方加白（苍）术，以增温中州而健脾化湿；加术同时再加附子，取其温阳通经行水；加半夏者，祛痰湿化秽浊而下气也。

（3）余之先父赵孟寰先生，曾以越婢加术附，治少年男子创伤左足内踝漫肿，皮色黯紫，疼痛碍行 1 年余，药进 10 余剂肿痛大减，皮色正常而渐愈。又，越婢加半夏治老年男患，咳嗽上气面浮，两睑肿如葡萄，痰吐不爽黏滞泡沫状，3 剂症减，6 剂大好，再行调治而愈。

（4）中年农妇，恶风、汗出、恶寒 8 年，居室关闭门窗，盛夏亦着棉绒衣。冷风吹之即寒栗、蜷卧，保暖汗出后症减，身尤疲乏。余先予桂枝、柴胡等剂无效。改拟越婢加术附，一剂汗出凉润，二三剂汗出黏腻，再进剂汗出异味而身爽和，后以桂枝加味收功获愈。

13. 麻黄杏仁薏苡甘草汤

麻黄 10g　杏仁 5g　薏苡仁 10g　甘草 20g

【方义思考】

麻黄发表通卫，开启皮毛，宣肺气行津而汗出；肺气得降而水道畅。杏仁通肺气，辅助麻黄，升而汗出可化津，降而行水又祛浊。薏苡仁微寒甘淡，利湿化浊又能舒缓筋脉祛挛急。唯甘草量大，既解湿郁之毒而止痛，又制麻黄发散之烈，同时监制杏、薏利湿化浊勿伤其津。各尽其职，相合相制，共奏其功。

方药心悟篇

方中药物四者，无麻黄之开，杏、薏之利则不行；无杏、薏之利，一则麻黄之功不彰，二则稽留之湿浊不得尽除。若无甘草之安中监护，麻黄辛燥则勿制，杏、薏通利易无度，可见甘草量大有真谛。

或有云，甜主中满，况甘草量大宁勿滞乎？甘草量虽大，但在既有升散又有疏利之组方中，则能尽其职而无壅滞之弊。

【方药功效】

本方，仲师为风湿而治之方。以发表通卫、汗出逐湿、清散肌热、利湿化浊为其功效。

湿邪稽留肌腠，郁而蕴热，津不化行，脉不畅利，故诸多关节肿痛、烦热，或恶风（寒）。病得之"汗出当风"或"久伤取冷"。邪近于外者，发散最速，从表袭来仍从表驱除，此方为宜。

临证凡邪郁肌腠，久而化热，滞而不利，肢体诸节或肿痛或烦痛或沉疲而痛者，多可选用本方。

【文献摘录】

（1）"病者一身尽疼，发热日晡所剧者，名风湿。此病伤于汗出当风，或久伤取冷所致也，可与麻黄杏仁薏苡甘草汤。"《金匮要略》

（2）"盖痉病非风不成，湿痹无寒不作。方中麻黄散寒，薏苡除湿。杏仁利气，助麻黄驱寒之力。甘草补中，予薏苡胜湿之权。制方之精密如此。"（《金匮方歌括》）

【附记】

（1）本方是共剉麻豆大（粗末状），每服四钱匕，

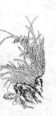

水煎去滓，温服，有微汗，避风。上为水煎剂量，比照原方仿计。

（2）中年农妇，夏月水地劳作。患双膝独肿胀如瓮，皮色见红，烦热而痛不得屈伸。余先予麻黄杏仁薏苡甘草汤三剂，症减大半，继以原方进退得愈。

14. 小青龙汤

麻黄 10g　桂枝 10g　干姜 10g　白芍 10g

甘草 10g　细辛 5g　半夏 10g　五味子 5g

【方义思考】

麻黄、桂枝辛温发表、宣发肺气，以汗出解散表之寒凝而通卫阳。干姜、细辛、半夏，辛温通经、温脾肺、化痰饮，肃肺下气而利水气。白芍、甘草苦甘化阴、疏滞，缓急迫、除痹阻，既可监麻、桂发汗勿过，又可助姜、辛、夏肃肺化饮。五味子纳气归肾，合芍、甘化阴敛肺又能兼制麻、桂之燥；配姜、辛、夏助化痰祛饮又不伤正。

外寒散，肺气宣发营卫和；内饮除，肺气肃降水道畅。上下顺通，表里和畅，气、血、津液周流如常。

【方药功效】

本方仲师为外邪内饮病证而设。以通阳宣卫散外寒、温脾暖肺化里饮为其功效。本方在"文革"时期更名"解表逐饮汤"，方名倒也有些道理。临证凡见寒饮凝滞留而不去，或见肺系病症，或见肢体肿胀不利等病症，不论有无表寒，亦可辨证选用本方。

【文献摘录】

（1）"蔚按：此伤寒太阳之表不解而动其里水也。麻、桂从太阳以祛表邪，细辛入少阴而行里水，干姜散胸前之满，半夏降上逆之气。合五味子之酸、芍药之苦，取酸苦涌泻而下行。既欲下行而仍用甘草以缓之者，令药性不暴，则药力周到，能入邪气水饮互结之处而攻之。凡无形之邪气从肌表出，有形之水饮从水道出，而邪气水饮一并廓清矣。喻嘉言云：方名小青龙者，取其翻波逐浪以归江海，不欲其兴云升天而为淫雨之意。若泥麻黄过散，减去不用，则不成其为龙，将何以翻波逐浪乎？"（《长沙方歌括》）

（2）"此于桂枝汤去大枣之泥，加麻黄以开玄府，细辛逐水气，半夏除呕，五味、干姜以除咳也。以干姜易生姜者，生姜之味气不如干姜之猛烈，其大温足以逐心下之水。苦辛可以解五味之酸，且发表既有麻黄细辛之直锐，更不藉生姜之制横散矣。"（《伤寒来苏集·伤寒附翼》）

【附记】

（1）"小青龙汤是效果可靠的止咳平喘剂。我们认为：它毕竟是为发汗散寒而设，若下虚之人误用本方，则能引起冲气上逆，可出现手足厥逆，气从少腹上冲胸咽，手足痹，其面翕如醉状，应当引起我们的注意。所以，本方不可以久服，恐伐肾根，以待证情有所缓解，即以苓桂术甘剂调理善后而为妥。"（《新编伤寒论类方》）

（2）青年女性，患鼻渊经年，时鼻塞失闻香臭，时

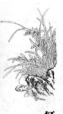

涕流不畅，易感冒。先服桂枝加厚朴杏子等方，虽少效但不理想。后改拟小青龙服之两剂效佳，再进四剂近愈。后经桂枝剂进退而痊。

15. 麻黄附子细辛汤

麻黄 10g　附子 10g　细辛 5g

【方义思考】

麻黄发表通卫，开启皮毛，散寒凝之郁困。附子辛温大热，温阳散寒，通经除痹。细辛辛温散寒除痹，走窜经络而通窍。外有麻黄解寒凝之困，内有附子壮火鼎力相助麻黄之开，又能固守元阳，安内不受其损。细辛于二药中，上升下达，联通麻、附有序、有节、有利，实施攘外安内之法。

【方药功效】

本方乃仲师为阳虚感寒之病证而设。以温经开表、通络开窍、散寒除痹为其功效。凡阳虚寒凝表里不通者，或寒凝郁困，痹阻局部失于宣通者，多可选用。

【文献摘录】

（1）"蔚按：少阴病始得之，是当无热，而反发热。为太阳标阳外呈，脉沉为少阴之生气不升。恐阴阳内外不相接，故亦熟附子助太阳之表阳而内合少阴。麻黄、细辛启少阴之水阴而外合于太阳。须知此汤非发汗法，乃交阴阳法。"（《长沙方歌括》）

（2）"故用附子以解里寒，用麻黄以解外寒，而复佐以辛温香窜之细辛，既能助附子以解里寒，更能助麻黄以解外寒，俾其自太阳透入之寒，仍由太阳作

方药心悟篇

汗而解，此麻黄附子细辛汤之妙用也。"（《医学衷中参西录》）

【附记】

（1）"水肿，孙某，男性，39岁，全身反复发作高度浮肿、尿少，伴咳喘气短、恶心、头晕、腰痛、耳鸣、四肢逆冷半年余……用麻黄附子细辛汤二十剂大效，七十余剂肿势全消。"（《经方临证集要》）

（2）卢崇汉先生的《扶阳讲记》记载了用麻黄附子细辛汤治疗"暴哑""暴聋""暴盲"三个成功案例。指出"麻黄附子细辛汤这个方，具有极其强大的宣肺散寒、温通肾阳、开窍启闭的功力。可以用来治疗寒邪困阻肾阳，窒塞清窍而引起的疾病，往往能够起到极好的疗效"（《扶阳讲记》）。

（3）余曾用治宫颈癌后期者，症见小腹坠满痛胀，二便不通。以麻黄附子细辛汤进服，痛减、二便得通，症缓于一时。

◎麻黄汤类方比较

此节，麻黄汤类方仅述七首，为辨证选方计，略作类方比较。

【麻黄汤】

麻黄汤为解表发汗、通卫宣肺之代表方剂。不可将其仅限于风寒表证之治，其宣开皮毛经汗出而通窍除痹之功不可没。上则宣表通卫，肺气和；下则肃肺降气，水道畅，因而表寒去，水邪除，经脉通，气津行而百脉和利。参阅范中林老先生运用麻黄汤的独到技巧，可恍

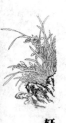

然也。

【葛根汤】

"葛根汤内麻黄襄，二味加入桂枝汤"。葛根汤虽是发表散寒之剂，但其发散之力远不及麻黄汤力专效宏，因有麻、葛合力于桂枝汤，故以宣解太阳经输之寒邪痹阻见长，这是他类麻黄剂无可比拟的。因借解经输之困以缓邪迫阳明之势（二阳合病下利者），又是他类麻黄剂所不具备的。

【桂枝麻黄各半汤】

桂枝汤、麻黄汤各取 1/3 量合之即为桂枝麻黄各半汤。是以发散皮毛、宣通解肌两相兼顾，祛邪而又不相伤的和缓发表之剂。取麻黄之峻，用桂枝之缓，肌表通而营卫和，邪祛正安，气津和利。

本方用于邪郁肌表，日久不去之痛、痒、喘、咳等症收效不凡，是他类麻黄剂不能比拟的。若欲稳中取胜而用于表实证，抑或冷凝经输之痹者，则非但力所不及，或可贻误治疗。

【越婢汤】

麻黄汤去桂、杏加石膏、生姜、大枣即为越婢汤。方中虽有麻黄，不仅发表之力逊于麻黄汤，而通窍除痹之能亦远不及麻黄汤。但宣散发越寒束肌腠蕴积之郁热，却是麻黄诸方所不能及的。越婢者，发越卫阳束困卑屈之态，澄出卫阳遏郁蕴热之势也。

至于本方加术者，是因热郁水湿困阻偏重，用之崇土化湿而助之；加半夏者，是因痰湿内盛，用之化浊下气也；加附子者，是因阳气亏虚，鼓动激阳助发越一臂之力，实亦有攘外而先安内之义也。

【麻黄杏仁薏苡甘草汤】

麻黄汤去桂枝加薏苡仁即麻黄杏仁薏苡甘草汤。虽可汗出通阳，但其功效侧重于宣表、祛湿、化浊而兼清郁热。较之越婢，虽同有宣表发越肌腠之力，但彼以发越郁热为著，此以宣化湿郁为功，二者没有替代之用。

【小青龙汤】

小青龙汤是外解表寒之束、内温水饮之凝之方。虽有解表寒、化湿浊之力，但与越婢、麻杏薏草之宣表、化湿、散热则大相径庭。彼是表寒束困肌腠郁热兼而有之；此为表寒里饮互困而无热也。

【麻黄附子细辛汤】

麻黄附子细辛汤是以阳虚寒凝，表里困阻为治。与小青龙汤有大同小异之处，二者均是以阳虚为主要矛盾。但小青龙证则是外表寒内水饮，困束心肺剧则亦可及肾；麻附辛证则以寒邪外袭，直逼少阴窘迫之势，易现闭、痹证。

（三）柴胡汤类方

16. 小柴胡汤

柴胡 25～35g　黄芩 10～15g　党参 10～15g
半夏 10～15g　甘草 10～15g　生姜 10～15g
大枣 10～15g

【方义思考】

柴胡苦、辛，微寒，升散解郁，透达三焦，宣解

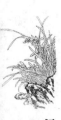

半表之邪向表而出。佐以黄芩苦寒，清泄半里之邪由里而去。柴芩相合，升降疏达枢机而除"寒热邪气，推陈致新"。生姜、半夏，温中和胃，升清降浊以助枢机升降出入。党参、甘草主以守中益气，又可监制升散勿损阳之过；大枣、甘草甘缓益阴，又可监制清泄勿伤阴之弊。升散无过，清泄无损，关键在守中和之，故云和解之剂。

和者，和解，调和也。不偏不倚，不亢不卑，居中和之。少阳病，邪居表里间。从六经界分，在太阳之里，阳明之表；以寒热看，有寒热往来的两重性；就虚实论，既有虚象，又有实征。故少阳病介于表里，不虚不实，非寒非热之证，汗、吐、下三法皆非所宜。治之，崇和为上，和为贵。

【方药功效】

"小柴胡汤和解供，半夏人参甘草从，更用黄芩加姜枣，少阳百病此为宗"。余甚赞汪昂老先生的歌诀，素谙细品悟真谛：此歌诀妙在"和"字。一个"和"字将小柴胡汤的功效概括；一个"宗"字将小柴胡汤治疗范围划出。

"小柴胡汤升清降浊，调理经府，是和表里，以转枢机，故为少阳之主方。"（章虚谷语录）由此可谓：小柴胡汤疏达枢机，升清降浊，调其寒热，和其表里是其功效总括。临证，凡是气机不利而致的气血郁滞，津液失布，寒热失调，心神不宁，胃肠不和，筋脉痹阻，妇科经带异常等病证，皆可选用。此不宜尽言，亦不必尽言，"知其要者，一言而终"者也。

【文献摘录】

（1）"程郊倩：柴胡疏木，使半表之邪得从外宣，黄芩清火，使半里之邪得从内彻，半夏豁痰饮，降里气之逆，人参补内虚，助生发之气，甘草佐柴芩，调和内外，姜枣助参夏通达荣卫，相须相济，使邪无内向外解也。"（《伤寒论译释·上册》）

（2）"柴、芩解足少阳之邪，即用参、甘实足太阴之气，截其所不胜之处也。仍用姜、枣和营卫者，助半夏和胃而通阴阳，俾阴阳无争，则寒热自解。《经》曰：交阴阳者，必和其中也。去滓再煎，恐刚柔不相济，有碍于和也。七味主治在中，不及下焦，故称之曰小。"（《绛雪园古方选注》）

（3）"本方寒热并用，功补兼施，辛升、苦降、甘调合于一方之中，虽治在肝胆，又旁顾脾胃；既清解邪热，又培补正气，而使三焦疏达，脾胃调和，内外宣通，枢机畅利，则半表半里之邪解。"（《新编伤寒论类方》）

【附记】

（1）"夫柴胡之性，不但升提，实原兼有发表之力，古方去滓重煎者，所以减其发表之力也。"（《医学衷中参西录》）

（2）"本方的作用在于柴胡，故必须重用。《时方妙用》说：'方中柴胡一味，少用四钱，多用八钱。'认为柴胡的剂量以大于人参，甘草一倍以上为宜……运用本方解热时，不必过于拘泥后世的'升阳劫阴'之说。"（《新编伤寒论类方》）

（3）余之先父赵孟賨先生善用小柴胡汤。每遇少阳证，化裁之，多显奇效。尤以本方进退治愈肝病重症者为多。

余常以本方用于头面空窍病，胸、胁、脘、腹疾，肢体关节痛，情志、津液、经带等病证，收效多佳。

少年女子，感冒自服药谓得愈，但每日头目不清，午前午后阵作寒热往来，勉强听课学习，缠绵月余。余予小柴胡汤二剂，寒热除、头目清。

少年男孩，感冒二三日未治，忽见躁动不安，幻视寻物不知所措，喃喃不知所语，询之则言语不伦，"如有神灵所作"。小柴胡加栀子豉汤，两剂大好，四剂愈。

中年农妇，情志所伤，时悲切啼哭，时喃喃自语，时偷偷含笑。家人惧，以为"神灵所作"，如法炮制不效，又强行针刺、镇静安眠，醒后症作依旧。予小柴胡合甘麦大枣汤三剂霍然而愈。

青年女性，行经淋漓，两汛间期无几日，迁延三月余，除身沉滞而别无所苦。方予小柴胡汤两剂经净，四剂尽，停药观察，月经周期复常。

（4）近年来不少医者喜用柴胡辈疗肝胆病不乏其效，亦有用之效鲜者。（近年，日本医生用小柴胡汤治肝病有致发坏病者。不究辨证、用药正确与否，反责柴胡之难，雷同海外龙胆泻肝丸案云云。）究其因者，除辨证失误外，多为药味加减失常造成。只注重火热征象（尤以炎症云云），苦寒药物堆砌。意在清火"消炎"，实乃败胃寒胆。少阳生机之火被大队苦寒药冰敷，故愈进药非但病不除，反见食少不美，虽脘胁痛势有减，但却缠绵隐痛终日不适。究其所以然者，组方违背仲师"和解"之旨也。

再者，柴胡剂的运用，应注意柴胡剂量在方剂中所占的比例，切不可等同其他药物。试看仲师柴胡剂，除四逆散为各味药等份外（桂林古本《伤寒杂病论》载方各药不等份），组方多突出柴胡剂量（多为他药剂量两倍左右）。重点在发挥柴胡升阳疏郁、透达三焦、宣清肌热的作用。再看东垣用方，柴胡量很平淡（当然时代不同，衡量值亦不同），重在升阳解郁。

又云，昔有柴胡劫肝阴之说，如此大剂量岂非坏事？非也！不可否认柴胡有劫肝阴之弊，凡升燥之药皆可有矣，非独柴胡也。再者，劫肝阴是有条件的，非必逢用必劫。其一，本肝肾阴不足，多用之可败矣；其二，本欲升阳解郁，反徒增其量者，亦可致败；其三，不当用者而反复用之，焉有不劫之理。况且患者又有体质差异，气候区域之别，种族、习性不同等，不易细观深究的因素，故应辩证看待分析问题，尚可公允。

17. 大柴胡汤

柴胡 25～35g　大黄 5～10g　枳实 10～15g

黄芩 10～15g　半夏 10～15g　白芍 10～15g

生姜 15～20g　大枣 10～15g

【方义思考】

本方是小柴胡汤去参、草，加大黄、枳实，增量生姜而成。柴、芩配合升降相因，疏达枢机之郁，半表之邪得以表出。因半里之邪已趋阳明入里，故增大黄配以

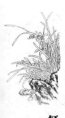

黄芩通下郁里之邪；枳实、白芍、半夏疏滞破积、散郁除痹，协同大黄、黄芩推荡腐浊而畅利气机。大枣与增量的生姜，既可和胃调中助向表散邪，又可制泄下通里无损阴津。"斯方也，柴胡得生姜之倍，解半表之功捷；枳实得大黄之少，攻半里之效徐。虽云下之，亦下中之和也。"（《医案金鉴》）

【方药功效】

本方之治立在少阳枢机，颇涉阳明之里。故云"妙法内攻并外扬"。总以疏达枢机、表里双解、通郁导滞、清热泄下为其功效。临证握其枢机不利，气津郁滞，化热化燥，蕴积痹阻而诸症蜂见者为其要。

本方多用于肝、胆、胃、肠等热性、实性病证。凡热邪充斥三焦，向表不出，走里不去者，症见头面五官、脘腹痞阻，以及妇科经带等病证，多可选用，旨在和解攻下，双向祛邪尔。

【文献摘录】

（1）"方用芍药、黄芩、枳实、大黄者，以病势内入，必取苦泄之品以解在内之烦急也。又用柴胡、半夏以启一阴一阳之气。生姜、大枣以宜发中焦之气。盖病势虽已内入，而病情仍欲外达，故制此汤，还藉少阳之枢而外出。"（《长沙方歌括》）

（2）"以热邪从少阳而来，结于阳明，而少阳未罢，不得不借柴胡汤以下阳明无形之热，故于本方去人参、甘草实脾之药，倍加生姜，佐柴胡解表，加赤芍破里结，则枳实、大黄下之不碍表邪矣。柴胡治中，大黄导下，二焦并治，故称大。"（《绛雪园古方选注》）

【附记】

（1）本方有无大黄，向有争执。略计偏执于有者众矣。王叔和云："若不用大黄，恐不名大柴胡汤。且经文明言下之则愈，若去大黄，将何以下心下之急乎？"可信。

（2）大柴胡汤亦应去滓再煎。本方用于胆腑病证痛胀急重者，确有速效，但服药过急、过多，亦可导致痛症加剧。以其疏导通痹过激、过急故尔。改为少量多次分服，可免之，其效亦不减。

18. 柴胡加龙骨牡蛎汤

柴胡 25g　黄芩 10g　半夏 10g　党参 10g

生姜 10g　茯苓 10g　大黄 15g　大枣 10g

桂枝 10g　龙骨 10g　牡蛎 10g　铅丹 2g

注：铅丹，现多不用，以代赭石、生铁落代之亦可。

【方义思考】

本方即小柴胡汤去甘草加茯苓、桂枝，于柴胡汤疏达枢机中兴阳化水、通调津液；加大黄通腑泄下，以祛里郁之热邪。枢机转、津布行、腑气通，尤以龙、牡、铅丹潜阳镇静而宁心志。可谓解少阳之郁，以调枢机升降；泄阳明之热，以利腑气和畅；潜阳沉镇而宁心志、和胆气。"邪来错杂不一，药亦错杂不一治之"。（王晋三语录）

【方药功效】

本方所主，乃是表里俱病，虚实夹杂，症情错杂的

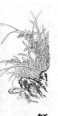

二阳并病。以疏达枢机、通行津液、清泄阳明、祛腐化浊、重镇安神、宁心和胆为其功效。临证握其少阳枢机不利，阳明郁滞不畅，三焦失顺，神志失和而诸证错杂为要。

本方之用，多在神志病类。凡心悸心烦、不寐、惊恐不宁或见癫狂者，证属二阳并病，多可选用。须注意方中铅丹（又名樟丹）有毒，中病即止，以免铅中毒。近多弃之不用，以代赭石、生铁落代之亦可。

【文献摘录】

（1）"故用柴胡为君，以通表里之邪而除胸胁满。以人参、半夏为臣，辅之。加生姜、大枣而通其津液，加龙骨、牡蛎、铅丹收敛神气而镇惊，为佐。加茯苓以利小便而行津液，加大黄以逐胃热止谵语，加桂枝以行阳气而解身重错杂之邪，共为使。"（《长沙方歌括》）

（2）"本方所主……证情虽较复杂，但主要病变在于少阳，为肝胆失调，气火交郁，心神被扰，不得潜藏所致。故本方仍在小柴胡汤上加减，以开郁泄热、镇惊安神，表里兼治为其宗旨。"（《新编伤寒论类方》）

【附记】

（1）近代名医岳美中老先生曾用本方化裁治愈癫痫患者（见《岳美中医案集》）。余亦用本方治不寐、惊恐者，其效不凡。

（2）中年男子，情志不爽又染外感，经治几日，除身烦沉疲别无不适。体温38℃，身体却不感发热。周围血象白细胞持续 $22×10^9/L$ 不降，静脉点滴抗生素三日，血象白细胞仍在 $20×10^9/L$ 不降。改用中药治疗，拟柴胡加龙骨牡蛎汤原方进服两剂，白细胞降至$10×10^9$/L。继进一剂，周围血象正常，身轻神爽而出院。此案颇奇，故记之。

（3）农妇，69岁，病患反复心烦、心悸、惊恐不安，梦中惊叫，逐年加重已10年。近尤剧，夜晚不能独自居家。昼日生活劳作一如常人。病得之情志不遂又被惊吓所致。方用柴胡加龙骨牡蛎去铅丹加生蒲黄，三剂大效，六剂大势已去，后以小柴胡汤加味调服而愈。

19. 柴胡桂枝汤

柴胡 25g　黄芩 10g　党参 10g　甘草 10g
半夏 10g　桂枝 10g　白芍 10g　生姜 10g
大枣 10g

【方义思考】

本方即小柴胡汤与桂枝汤各半量相合而成。柴胡汤疏达枢机、透宣三焦；桂枝汤调和营卫、平和脏腑。两向相协，表里调和，气机条达，升降有序，气津和利，邪去正安。

正如柯琴所云："此太阳少阳并病之轻者。故取桂枝之半，以解太阳未尽之邪。取柴胡之半，以解少阳之微结……故方以柴胡冠桂枝之前，为双解两阳之轻剂"。

【方药功效】

本方所制为太、少并病的两阳双解之剂。总以疏达枢机，调和营卫，宣通内外，顺调脏腑，和利气津为其功效。因其功效作用较为宽泛，故临证适用性亦较强。凡因气机郁滞，营卫失和而致非虚非实，不寒不热，表

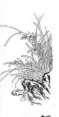

里兼见的病证，如头面项背、胸胁脘腹、肢体关节、妇科经带等病证，多可选用本方。

正如刘渡舟所云："此方又治神经官能症的周身气窜作痛，以及风痹挟有肝气等证，其效果亦令人满意。"

【文献摘录】

（1）"章虚谷：此小柴胡与桂枝合为一方也。桂枝汤疏通营卫，为太阳主方；小柴胡和解表里，为少阳主方……太阳证未罢……少阳证已现，故即以柴胡为君，使少阳之邪开达，得以仍从太阳而解也。"（《伤寒论译释·下册》）

【附记】

临证选用柴胡桂枝汤，凡见兼夹病症较著者，可随症合方，或加味处之，收效较捷。

（1）头项、肢节烦痛苦著者，倍用白芍，加葛根、三七。

（2）胸闷脘痞缠绵不已者，合香苏饮或半夏厚朴茯苓汤为佳。

（3）胃肠湿郁热滞，尤其过食膏粱厚味者，宜加大黄、冬瓜仁、桔梗。

（4）痰湿郁阻，日久不去者可加泽泻、白术、枳实。

（5）瘀血痹阻者，宜加香附、五灵脂、当归。

（6）带下量多者，宜加苍术、薏苡仁、茯苓。

（7）淋证者合蒲灰散；痛经者合失笑散。

（8）合小陷胸治胆系病；合栀子豉疗不寐。

举例而已，多则泛泛，易与框束，又疑添足。所以然者，"观其脉证，知犯何逆，随证治之"可矣。

20. 柴胡桂枝干姜汤

柴胡 35g　黄芩 15g　桂枝 15g　甘草 10g

干姜 10g　牡蛎 10g　天花粉 20g

【方义思考】

本方虽是柴胡剂的化裁，但与柴桂及柴加龙牡者却大变而异。柴胡、黄芩疏达枢机，解少阳表里之郁。干姜、甘草温中暖脾化太阴之湿。用桂枝合甘草兴阳化气，外协柴、芩清疏之力；内助姜、草温化之功。干姜合牡蛎辛散通郁开滞，温而不燥。天花粉清热生津，散郁热、除痹阻，既助柴、芩清疏，制其疏达勿过；又借姜、桂、草兴阳化气、布行津液。疏解少阳之郁火、温化太阴之湿郁，两相并行不悖，通阳疏郁、行气化津是本方之妙。

【方药功效】

本方应为少阳、太阴兼病所主。总以疏达少阳枢机、温兴太阴转输，解郁清热、散结化湿为其功效。少阳气郁，太阴湿郁；气郁化火，湿郁蕴热。治之，气郁，清热疏之；湿郁，温药和之。寒热调配，疏达温化而已。临证凡属气滞郁结，津血失和，瘀郁痹阻，寒热夹杂的头面痛症、关节烦痛及情志类病证，多可选用。用于不明原因停经者其效不凡（可能与天花粉相关），前提是排除相关病因。

【文献摘录】

（1）"此方有和解散结、宣化停饮的作用，柴胡黄芩同用，以清少阳半表半里之热，瓜蒌根、牡蛎同

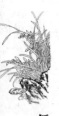

用，能逐饮开结，干姜桂枝同用，可振奋胃阳、宣化停饮……"(《伤寒论译释·下册》)

【附记】

（1）本方未有云："初服微烦，复服汗出便愈。"临证确也，仲师无虚言。病者服药多在第一剂二三服时"微烦"，亦有一服即显现。"烦"者，非烦躁不安之烦，乃胸胁满闷不适之感，一般可耐。再服身见漐然汗出，烦得除，即"便愈"之义，非指病愈。此阳兴化气通津故也。

（2）本方的煎服法亦应注意"去滓再煎"，可减缓"初服微烦"之苦楚。

（3）老年女性，周身灼热瘙痒，疹点大如高粱、小如粟粒，聚簇成片，泛泛无处不作一年有余。余初拟柴胡桂枝汤加味无寸效。改拟柴胡桂枝干姜汤四剂显效，再进四剂近愈。后约其小剂间日服之，八剂而痊。

21. 四逆散

柴胡 15g　枳实 15g　白芍 15g　甘草 15g

【方义思考】

柴胡疏达枢机、升发少阳；枳实宽中导滞、行气散结。二者相伍，一升一降而利枢机，气机升降出入有序则阳兴宣达。白芍疏达阴滞而通血痹，合枳实疏滞开郁相得益彰，助柴胡升阳透发疏浚经脉。甘草和中益气，合柴胡助散结而不伤阴；合白芍缓急除痹而化津。外有柴胡之升，里有枳实之降，白芍疏滞通痹，甘草居中斡旋，三方四邦相辅而相成矣。

方药心悟篇

【方药功效】

本方所主阳郁不达，经气痹阻症见四逆者。总以疏达枢机、开郁散结、导滞除痹为其功效。临证选用非必四逆，凡由阳郁不达，气机不利引发诸证，非虚寒所为者，多可选用本方。所谓阳郁不达者，此"郁"或为阳气被遏，或为热邪积蓄而滞；"达"者，或为上行外出，或为下行通达而已。

【文献摘要】

"方中柴胡疏利肝胆、透达阳郁；枳实降胃导滞、行气散结。二者一升一降，使枢机运转，阳气外达。芍药平肝和阴，土中泻木；甘草补中益气，与芍药相配，又能调和肝脾，而治腹痛。四药合而成方，使气机条达，阳郁得伸，则肢厥可温，肝脾调和，则胁腹满痛与泄利下重自除。"（《新编伤寒论类方》）

【附记】

（1）本方四味药虽云各等份，是为散剂而言。若用煎剂则可随证变化，调整药物间的比例。如主清热者，柴胡、枳实可增量；若欲导滞为主者，枳实、白芍可增量；设脾胃不悦者，枳实、白芍应量少；湿郁久滞者，枳实宜增，甘草宜少。此仅原方使用而言，若加味或合方者宜当别论。

（2）男性，中年，业医。虽有喘咳宿疾，但无大碍。近染外感自治得愈，但旧病喘咳日渐增剧，痰涎难咯，夜不成寐，迁延半月有余。余拟四逆散加瓜蒌、薤白，三剂大好，复进三剂得痊。

轩园医耘录
——医案得失与方药心悟

◎柴胡汤类方比较

柴胡汤类方，本节计选六首，多以柴胡为君组方。为临证选方有所了解，略作比较而已。

升发少阳、疏达枢机、透宣三焦、通经活络为诸方功效之宗。

【小柴胡汤】

小柴胡汤主疏少阳、和其表里。不偏不倚，不亢不卑，不温不火，和颜悦色，缓和从容地安内攘外而扶正祛邪。

【大柴胡汤】

大柴胡汤，因热邪充斥三焦，故其力偏治于里。因是二阳并病，不忘疏达枢机是前提，外和促里通，治里不陷外邪。双方力量有序有节而有利。

【柴胡加龙骨牡蛎汤】

柴胡加龙骨牡蛎汤，虽病症错杂，虚实夹杂，因仍有少阳之郁，故柴胡减量用之，免治里陷邪之患。虽是二阳并病，但多以情志症见错杂，故药亦错杂治之。药味虽杂，其治不乱，始终以疏枢机、通腑气为其主线。

【柴胡桂枝汤】

柴胡桂枝汤，既有小柴胡汤之功，又有桂枝汤之能，此珠联璧合之范。专力疏达枢机不及小柴胡；通腑泄热又不如大柴胡；治理情志错杂病症则更非柴胡加龙骨牡蛎汤可比。唯启迪内外，宣通上下，和利气津是其专长。

【柴胡桂枝干姜汤】

柴胡桂枝干姜汤，虽是柴胡剂却大异其他柴胡剂。因其外有少阳枢机之郁，里有太阴湿郁之困。故疏解郁火与温化湿郁两相并行，以通阳疏郁、行气化津为其主旨。是大柴、柴桂及柴加龙牡等所不可比拟的。

【四逆散】

四逆散者，散结开郁而清热，通腑导滞而不峻。以"疏"为治，以"达"为旨。气机上行外达，下行通达，活泼自如，气津和利是和剂要求所在。

观仲师柴胡剂，凡须强化疏达枢机之力者，柴胡用量必大（八两），且须去滓再煎，缓其升阳的燥悍之性，有利于发挥疏达枢机之功。小柴、大柴、柴桂姜者是也。柴桂、柴加龙牡者，不需突出疏达枢机之力，则量减半且无须去滓再煎。四逆散各药等份，为末白饮和服，不在此列。

（四）承气、白虎汤类方

22. 调胃承气汤

大黄 15～20g　芒硝 10～15g　甘草 10～15g

【方义思考】

大黄苦寒，通腑泄热，祛腐泄秽，洁净胃肠。配以咸寒芒硝，软坚散结，清热化毒，通润谷道。甘草者甘缓也，建中益气，可使硝黄逗留中焦，尽祛邪热而和胃，故陈修园称其"法中之法妙无穷"。此方在三承气汤中力量最缓，正如汪昂歌诀所云"甘缓微和将胃保"。

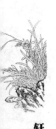

轩园医耘录
——医案得失与方药心悟

【方药功效】

调胃承气汤乃仲师为通腑泄热而设。以通腑泄热、导滞祛积、降逆顺气、调胃和肠为其功效。临证凡见中焦腑实者，即当选用。或欲借通腑气、散邪积，祛其所致诸般见症者，可合方行之。腑气通，积邪散，气机顿时旋达，病机迅时向愈转化，病愈在望。

【文献摘录】

（1）"调胃承气者，以甘草缓大黄芒硝留中泻热，故曰调胃，非恶硝黄伤胃而用甘草也。泄尽胃中无形结热，而阴气亦得上承，故亦曰承气。"（《绛雪园古方选注》）

（2）"蔚按：此治病在太阳而得阳明之阳盛证也。经曰：热淫于内，治以咸寒。火淫于内，治以苦寒。君大黄之苦寒，臣芒硝之咸寒，而更佐以甘草之甘缓。硝黄留中以泄热也。少少温服，亦取缓调之意。"（《长沙方歌括》）

【附记】

（1）调胃承气汤主在调整药力缓泄和胃，故临证不必强调大便秘结。仲景所示"燥屎"有时指中焦无形的、弥漫的热邪郁结。若为"胃中有燥屎"则文理不通也。

（2）少年女子，脐周疼痛，日便数次，时缓时急半月矣。查舌苔腻根部著，脉滑有力，与调胃承气汤两剂而安，后以和胃剂告愈。

（3）本方煎服法，仲师有云"少少温服之"。对于病证无大便燥结或体较弱者，不失为稳妥之法。

方药心悟篇

23. 大黄甘草汤

大黄 10～20g　甘草 5～10g

【方义思考】

大黄苦寒泄下，荡激六腑，推陈致新，降逆顺气，佐甘草甘缓，逗留中焦，缓泄不峻，泄不伤正。两相配合，并行不悖。泄中缓行，缓不留邪，相得益彰。

【方药功效】

本方所主"食已即吐"。以泄下降逆、通腑清热、降火散瘀、安中和胃为其功效。临证凡见火热充斥，瘀郁滞积，局限性、热性病证，多可选用，或与他方联合运用，其效亦佳。

【文献摘录】

"食已即吐者，大黄甘草汤主之。"（《金匮要略·呕吐哕下利病脉证并治》）

【附记】

（1）大黄甘草汤虽为煎剂，宜分次少少服之，效佳。或改为散剂服之亦佳。仿调胃承气汤"少少温服之"之意也。

（2）中年女性，脑中风恢复期，因事惊恐又进硬食。遂即脘痞少食，渐为少食不下，竟至水入即吐已三日。予以大黄甘草汤加白芍，水煎"少少温服之"。竟然不吐，渐缓，能少进稀食。后经药、食调理盈月得愈。

24. 桃核承气汤

桃仁 10g　甘草 10g　芒硝 10g　大黄 20g

桂枝 10g

【方义思考】

方中大黄为君涤荡结热，通泄阳明，佐芒硝软坚散结，激荡腐秽而推陈致新。桃仁苦平，善于行血，得硝、黄之涤荡，活血通络、化瘀散结相得益彰。桂枝、甘草辛甘兴阳，化气行津，既辅桃、黄之泄；又制硝、黄之悍，"此又承气之变剂也"（柯琴语录）。

【方药功效】

本方乃仲师为太阳蓄血证而设。以荡泄结热、祛瘀导滞、通经活络为其功效。临证握其热结于里，瘀阻经脉，舌、脉实象为要。不必局限蓄血证云云。凡见热结瘀阻引发诸如皮肤疮痒、化斑者；头项、肢体、脘腹疼痛、麻木者以及妇科经带病证等，多可选用本方。

【文献摘要】

（1）"蔚按：桃得阳春之生气，其仁微苦而涌泻，为行血之缓药。得大黄以推陈致新，得芒硝以清热消瘀。得甘草以主持于中，俾诸药遂其左宜右有之势。桂枝用至二两者，注家以为兼解外邪，而不知辛能行气，气行而血乃行也。"（《长沙方歌括》）

（2）"《本经》谓大黄有'下瘀热'的功效。它不仅长于泄气分之实热，而又有泻血分瘀热的作用，故与桃仁配伍，而增强破瘀活血之功。用桂枝之义，在于辛温通阳行气，气行则血行，气利则血活，与桃仁有相辅相

成之用。"(《新编伤寒论类方》)

【附记】

（1）桃核承气汤虽为"蓄血证"而设，但非专注"祛瘀血"也。可以谓其偏注于"通泄"，以服后"当微利"可知之，是为缓泄也。煎服法曰："煮取二升半，服五合，日三服。"尤可知也。

（2）青年农民，患阳痿近年。药、食进补，疲软日重。舌黯红边紫斑，脉滑有力。予桃核承气汤煎服。患者偏信众医为虚应补，仅服一剂则罢。两月后自行复诊，仍拟原方，三剂尽，身轻腹爽，复进三剂，显效。调治几日告愈。

25. 白虎汤

石膏 45～60g　知母 15～25g　甘草 10～15g

粳米 30～45g

【方义思考】

石膏辛、甘，大寒，质重气轻，清泄阳明气分之热，量大力专为君药。知母味苦性寒，辅石膏以清热，其质润又能益阴生津。甘草、粳米安中益气生津，既可制石膏、知母重滑之性，以逗留阳明尽清热邪，又能制其寒凉勿过。诸药共奏清气除热、生津救阴之功。

【方药功效】

注家共谓白虎汤证有四大：大热、大汗、大烦渴、脉洪大。但总以清气分之火炽、泄阳明之实热、生津救阴为其功效。临证选用本方，非必"四大"俱见方可。凡热炽阳明未成腑实者，即可选用。

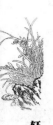

【文献摘录】

（1）"白虎汤，治阳明经表里俱热，与调胃承气汤为对峙，调胃承气导阳明腑中热邪，白虎泄阳明经中热邪。石膏泄阳，知母滋阴，粳米缓阳明之阳，甘草缓阳明之阴。因石膏性重、知母性滑恐其疾趋于下，另设煎法，以米熟汤成，俾辛寒重滑之性得粳米甘草载之于上，逗留阳明，成清化之功。名曰白虎者，虎为金兽，以明石膏知母之辛寒，肃清肺金，则阳明之热自解，实则泻子之理也。"（《绛雪园古方选注》）

（2）"石膏辛甘大寒，能清阳明气分之热，量大力专，故为主药；知母苦寒而润，滋肺肾之阴而生津液，又能助石膏而清火热之邪；炙甘草补中益气；粳米养胃以滋化源，且制知母、石膏之悍而保胃气于中。"（《新编伤寒论类方》）

【附记】

（1）"世人皆知石膏性寒，但石膏质量重，溶解于水的成分有限，若不大量用则无效。《神农本草经》谓为微寒即由于此。"（《经方传真》）不失为临床家真言也。

（2）男性，退休干部，染外感自服药乏效。静脉输液治疗5日，反见体温日渐升高。每日午后2时许身热如潮，体温39.5℃左右。后汗出热退，口渴饮水，连续4日发作如上。予白虎汤一剂效，二剂愈。

26. 竹叶石膏汤

竹叶 10g　石膏 30～45g　麦冬 20～30g

半夏15g　党参10g　甘草10g　粳米30g

【方义思考】

竹叶味甘淡、性寒，清心除烦、通津利尿，助石膏清气，引热下行。麦冬清润而凉，养阴生津止烦渴。半夏辛燥，降逆化饮，伍麦冬润燥相制，温凉相宜，除烦和中。参、草补中益气，助麦冬生津，助半夏降逆，又制石膏之寒。更有粳米之甘汁护胃，益气生津而不腻，恋石膏尽清余热烦渴不损胃。故徐灵胎云："此仲景先生治伤寒愈后调养之方也。其法专于滋养肺胃之阴气以复津液。"

【方药功效】

此仲师为热病后气阴两伤立方。以清热除烦、生津止渴、养阴益气为其功效。多用于热病恢复期证见气阴不足者。临证凡见烦热不解，气阴两虚所致病证者，多可选用，非必热病后者云云。

【文献摘录】

"竹叶甘淡而寒，凌冬不凋，秉阴气而生，能使水津上奉，导虚热以下行；石膏辛寒，清热生津。二药配伍，则清热除烦而又生津。人参益气以生津，炙草补中而扶虚，两药配伍，则补中益气，以扶正虚。麦冬甘寒，而能大滋胃液，半夏辛润能降逆止呕，二药相反相成，既能行麦冬之滞，又能治胃逆之吐。粳米平补而滋胃气，使其清热而不伤胃，补虚而不留邪。"（《新编伤寒论类方》）

【附记】

竹叶石膏汤、白虎汤，煎煮法皆为"煮米熟汤

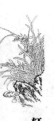

成""温服一升，日三服"。白虎汤，粳米与诸药同煎，而竹叶石膏者是"去滓，内粳米，煮米熟汤成"。则更加说明竹叶石膏汤以益气养阴为主，清热除烦为辅。

◎承气汤类方、白虎汤类方比较

承气与白虎虽不相类，功却相近，作用于阳明功效大同小异也。承气者，攻腑实之燥结，多从二便泄下，重在救津；白虎者，解内热之充斥，由汗与小便散，偏于生津。

攻腑实，破燥结，降逆和胃者，调胃承气汤力专速达；大黄甘草汤力逊不及。清热降火，散瘀顺气和胃者，大黄甘草汤则牛刀小试游刃有余；调胃承气汤则有过之而无不及。

桃核承气汤的泻下之力，是以攻积化瘀式泄下瘀郁滞热，陈积久瘀者尤显奇功。大黄甘草汤亦可散瘀化滞，是泻火降逆式通化，但破旧化腐力显不足。

白虎汤力主清气分之热，兼顾生津；竹叶石膏汤力主生津养阴益气，兼顾清热。二者均能清热，力专程度不同，白虎者武，竹叶石膏者文。二方同为清热生津，但养阴益气则有明显差异，白虎者相辅相成，竹叶石膏者较为专注。

（五）苓桂术甘汤类方

27. 茯苓桂枝白术甘草汤

茯苓 20g　桂枝 15g　白术 10g　甘草 10g

方药心悟篇

【方义思考】

茯苓甘、淡，平，宁心安神、渗湿制水。得桂枝之兴阳化气、安和心神而悦志，温化水饮而行津，顺降逆气而制水泛。白术苦、甘，温，健中州而暖脾，温化津液而绝水饮之源。苓、术相伍，渗利水湿与健运水津并行。友邻结合，去水化饮更显相得益彰。甘草和中，配茯苓而宁心除悸；合白术甘温益脾；得桂枝辛甘化阳，安中益中。四药相合，共奏温中化饮、制水降逆之功。

【方药功效】

本方旨在健中化湿、祛痰饮，作用于太阴脾肺。以兴阳暖中、化饮布津、降逆去水为其功效。临证应握其"虚与湿"为苓桂术甘汤方药的要点。虚者，中阳虚不足也；湿者，水饮内郁不去也。以水饮致发诸多病证凡属中阳不足者，可选用本方。

本方之用，茯苓量大为君，突出渗利之功；桂枝次之，强调兴阳振奋之用；白术温健，调动水津分布；甘草中和诸药相向协力也。渗是针对败津之水湿，振是调畅气机，温是健脾运化，和者中兴合和也。

【文献摘录】

（1）"此太阳、太阴方也，膀胱气钝则水蓄，脾不行津液则饮聚。白术、甘草和脾以运津液，茯苓、桂枝利膀胱以布气化，崇土之法，非但治水寒上逆，并治饮邪留结，头身振摇。"（《绛雪园古方选注》）

（2）"本方为温中降逆、化饮利水之剂。茯苓淡渗利水以行饮；白术健脾以制水逆；桂枝通阳消阴、理气降冲；合茯苓则能伐水下行；合甘草则助心阳以治悸。"

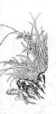

（《新编伤寒论类方》）

【附记】

余常以苓桂术甘辨治杂病，如脘闷少食者合入二陈汤；泛恶重症者合小半夏；头眩心悸加入龙骨、牡蛎；夹有气机郁滞者合枳实芍药散；偏于寒饮者合干姜半夏散；妇科带下量多增入苍术、薏苡仁，等等。随证治之可矣，不必拘泥"水气上冲，起则头眩"云云。

28. 五苓散

茯苓 15g　猪苓 15g　白术 15g　泽泻 20g
桂枝 10g

【方义思考】

茯苓健脾渗湿，猪苓甘淡利水，二苓相伍，强化渗湿利水之功。白术崇土燥湿，力在运化水津，津行四布，水湿无聚生之源。内郁水湿由二苓渗利，借泽泻甘淡、性寒，利水散热，汇于水道通利而出。水湿渗利排出，水津四布运化，赖以气化转输。幸有桂枝辛温，兴阳化气，助渗利，促津运。诸药分工合作，有节有序，共奏化湿布津之功。

【方药功效】

五苓散，仲师为太阳病"水蓄证"而设。总以兴阳化气、渗湿利水、温建中州、布津行水为其功效。临证凡见中阳不足，湿郁津阻所致病证多可选用。汪昂《汤头歌诀》称本方为行水总剂。后世对其化裁几多，合小柴胡者为柴苓汤；配平胃散者为胃苓汤；或增减药物而成四苓、猪苓、茵陈五苓者等。可见本方临证出方率之

方药心悟篇

高。五苓散非为强渗强利之剂，而是渗湿利水与布津行水双向运化并行尔。

【文献摘录】

（1）"苓者令也，化气而通行津液，号令之主也。猪苓、茯苓、泽泻，皆化气之品。有白术从脾以输转之，则气化而水行矣。然表里之邪不能因水利而两解，故必加桂枝以解之。作散以散之，多服暖水以助之。使水精四布，上滋心肺，外达皮毛，微汗一出，而表里之烦热两蠲矣。白饮和服，亦即桂枝汤啜粥之义也。"（《长沙方歌括》）

（2）"苓，臣药也。二苓相辅，则五者之中，可为君药矣，故曰五苓。猪苓、泽泻相须，藉泽泻之咸以润下，茯苓、白术相须，藉白术之燥以升精。脾精升则湿热散，而小便利，即东垣欲降先升之理也。然欲小便利者，又难越膀胱一腑，故以肉桂热因热用，内通阳道，使太阴里水引而竭之，当知是汤专治留着之水，渗于肌肉而为肿满。若水肿与足太阴无涉者，又非对证之方。"（《绛雪园古方选注》）

【附记】

（1）"本方亦有利湿之效。后世医家治湿病多以五苓散加减。如茵陈五苓散治湿多热少的黄疸之病。若与平胃散合方，名胃苓汤，治湿盛的大便濡泻。若加苍术、附子，名苍附五苓散，治阳虚而寒湿内盛的腰膝冷痛、腿酸踝肿等病证。若加人参，名春泽煎，治老人正气虚衰，少其懒言，心悸息短，晨起而目胞肿。若加姜枣，又治风湿疫气等证。"（《新编伤寒论类方》）

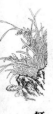

轩园医耘录
——医案得失与方药心悟

（2）余临证选用五苓散治几多病症：老年农妇因渴饮水不当，症见心悸、不寐数月，方与五苓散得愈。行经口渴饮水不解者，五苓散治之愈。周期性发作口渴饮水，饮则吐，渴饮减则便泄如水，数年不愈，方与五苓散煎服得缓，后改散剂收功而愈。

29. 甘草干姜茯苓白术汤

甘草 10g　干姜 20g　茯苓 20g　白术 10g

【方义思考】

干姜辛热，温阳散寒，合甘草辛甘化阳，暖肺益气，启动水之上泉，行水化饮。合白术之温燥，固中护土，杜绝饮之祸源，布行水津。茯苓渗利，得干姜之温而通行水道，得白术之燥而渗湿相助。诸药合奏温阳化饮、益气行津、利水散湿、通经除痹之效。

【方药功效】

甘姜苓术汤，又名肾着汤。仲师原为腰困沉痛症而制。总以温化太阴、行水布津、散湿除痹为其功效。临证，非必拘于"腰重如带五千钱"者。握其"寒与湿"两字为病机要点可矣。

中阳式微，湿邪泛溢，生痰成饮，气嗽痰喘者可用；寒阻脾胃，少食脘闷者可用；寒趋肾系，湿漫四逆，浮肿漫漫者可用；湿郁气阻，二便失利者可用；湿犯下元，经带异常者亦可用。不需赘述，方剂功效了然于胸，临证选用则游刃有余。

【文献摘要】

"虽苓术并用，但以来自于甘草干姜汤，故反治小

便自利。干姜重用伍苓术反更治湿痹，此方所以治肾着而腰以下冷痛也。"(《经方传真》)

【附记】

余常以甘姜苓术汤加龙、牡治"不寐""遗尿"等病症，颇获良效，附记供参考。

30. 小半夏加茯苓汤

半夏20g　生姜15g　茯苓10g

【方义思考】

半夏味辛性温，辛能散结，下气止逆；温则通化，降浊化饮。伍以生姜辛温宣通，暖中和胃，降逆止呕，又制半夏燥悍之毒。茯苓宁心渗水，助半夏化痰饮以利浊，同生姜渗湿以行津。三药合奏温中通阳、化饮散结、降逆和胃之效。

【方药功效】

本方乃仲师为"饮家"病症而制。以温中通阳、化饮散结、降逆和胃为其功效。凡因痰饮湿浊郁阻之病症，多可选用，非必见呕、见渴之症俱。此方既可独立施行，又宜合方或加味联用。

【文献摘录】

"水滞于心下则为痞，水凌于心则眩悸，水阻胸膈则阴阳升降之机不利为呕吐。方用半夏降逆、生姜利气、茯苓导水，合为涤痰定呕之良方。"(《金匮方歌括》)

【附记】

（1）本方是以小半夏汤（半夏、生姜）加茯苓而

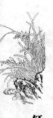

成。诸如生姜半夏汤（半夏煎汁入生姜汁再煎），因呕频改变煎煮法，取其效速也。若以干姜易生姜名为干姜半夏散，功同小半夏汤，唯突出温阳暖中之功。

（2）余之先父赵孟寰先生，中年时曾患肩背冷如掌大症。多于早、晚两时发作，每肩背冷，则心中愠愠欲吐，甚则心悸。遂服小半夏加茯苓汤，一剂减，三剂愈。

31. 半夏厚朴汤

半夏 15g　厚朴 10g　茯苓 15g　生姜 20g

苏叶 10g

【方义思考】

半夏辛温散结、祛浊降逆，配厚朴辛温行气燥湿，强化散结、祛浊、降逆之功。茯苓宁心悦志助其散结，渗湿利水助其祛浊。生姜宣发通阳，和中祛秽，伍以苏叶温中行气，内外宣通，上下调和。既助夏朴散结开郁，又助夏朴化浊降逆。郁解浊降，气机顺调，脏腑和悦。

【方药功效】

半夏厚朴汤，仲师为"妇人咽中有炙脔"者制方。后世演变为"四七汤"，以夏、朴、苓、苏四味药疗七情病故尔。本方以温中散结、解郁化浊、降逆和胃为其功效。临证凡见七情不舒引发诸病症，均可选用，非必"梅核气"云云。

【文献摘录】

（1）"方中以半夏降气，厚朴解结气，茯苓消痰。

尤妙以生姜通神明助正祛邪。以紫苏之辛香散其郁气。郁散气调，而凝结焉有不化者哉。后人以此汤变其分两，治胸腹满闷呕逆等症。名七气汤，以治七情之病。"（《金匮方歌括》）

（2）"此小半夏加茯苓汤更加厚朴、苏叶消胀行气之品，故治小半夏加茯苓汤证而满闷气结者。如以苏子代苏叶更良。"（《经方传真》）

【附记】

余临证以半夏厚朴汤治疗情志郁结之不寐、头眩、少食者，其效颇验。若见枢机不利，气机郁结为著者合入柴胡桂枝汤，尤佳。

◎苓桂术甘汤类方比较

本节讨论苓桂术甘汤类方计有五首。它们的温阳化饮为其大同，其各自侧重点为小异。核心意思为有相互错位使用的可能，但不可因其大同，忽略了辨证选方的严格性，故此作以方剂比较。

【苓桂术甘汤】

苓桂术甘汤是针对水饮内聚，阴霾上犯，故突出茯苓用量，重在渗利水湿，疏降水气凌心之势。尤以桂枝兴阳除霾、振奋心气、调畅气机而宁心安志。

【五苓散】

五苓散者，着重解决津水混杂，清浊不分的问题。因津不四布，水不运化，或弥漫或聚集为饮为痰泛滥成灾。主以二苓加术崇土化湿，四布水津，绝其水饮祸源，辅以泽泻汇集渗利水浊。对水饮之治，五苓散独具

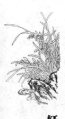

稳扎稳打、缓图取胜基本功，若用煎剂又可发挥出短兵相接的突击之力。

【甘姜苓术汤】

甘姜苓术者，重点是温中暖胸阳，以阳光普照自上而下消散阴霾。在强化太阴脾肺，布津行水的同时渗湿化饮。突出干姜用量，辅以甘草，辛甘化阳，散寒除湿。

【小半夏加茯苓汤】

小半夏加茯苓汤，是着力于水饮聚集犯逆的局部灾患。重用半夏辛燥散结、降逆祛秽，佐茯苓者宁心渗水也。用于水饮泛滥重症者，若不作加味或合方之治，则恐力不胜任矣。

【半夏厚朴茯苓汤】

半夏厚朴茯苓汤，以散结解郁、和胃降逆为重点。故主以半夏配朴、苏宽中行气。生姜用量大，取其宣通散郁，以和中为贵也。行气散结较他方见长，化饮利湿则略逊一筹。

（六）吴茱萸汤类方

32. 吴茱萸汤

吴茱萸（洗）10～15g　党参 10～15g

生姜 20～30g　　　　大枣 10～15g

【方义思考】

吴茱萸，味辛、苦，性热，暖肝散寒通痹、破结降逆祛浊。伍生姜倍加温阳散寒、散结之力。党参扶正益气。大枣甘缓护中，既制萸、姜之辛辣，又制萸、姜之辛燥。全方药简力宏，散寒降逆通痹之效著。

【方药功效】

本方乃针对厥阴寒逆而制。以温阳暖肝、散寒散结、降逆通痹为其功效。临证握住"寒"与"逆"为要。寒者，阳虚寒凝也；逆者，肝气泛逆也。凡见寒凝肝脉，气逆痹阻者，多在选用之列。当然，头痛剧吐，烦躁、手足冷者是为典型症见。

【文献摘录】

（1）"非用气味之雄猛者，不足以当绝处逢生之任也。吴茱萸辛苦大热，禀东方之气色，入通于肝。肝温则木得遂其生矣。苦以温肾，则水不寒。辛以散邪，则土不扰。佐人参固元气而安神明。助姜枣调营卫以补四末。此拨乱反正之剂。与麻黄附子之拔帜先登，附子真武之固守社稷者，鼎足而立也。"（《伤寒来苏集·伤寒附翼》）

（2）"吴茱萸苦辛大热，苦以降逆，温以祛寒，是治肝胃气逆呕吐涎沫的要药；生姜辛温，长于止呕，辅佐吴萸温中散寒、降逆和胃；人参、大枣甘温滋润、补中益气，以扶正虚。"（《新编伤寒论类方》）

【附记】

（1）"剧烈头痛或头晕而呕吐，或恶心欲吐，无热象者（即除外小柴胡加石膏汤证），本方俱有捷验，西医所称的梅尼埃病亦多见本方证，宜注意：偏头痛，尤其偏于左侧者，大多属于本方证；胃脘疼，呕而不欲食者，宜本方。若更腹鸣，大便溏频者，可与半夏泻心汤加吴茱萸治之，即本方与半夏泻心汤合方，无论胃肠

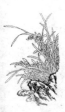

轩园医耘录
——医案得失与方药心悟

炎、胃溃疡依证用之，均有良验；剧痛的青光眼而呕恶者，也多有应用本方的机会。"(《经方传真》)

（2）重症痛经者，余多以本方或合桂枝加芍药汤收效颇捷。厥阴头痛，用之确有立竿见影之效。

（3）方中"吴茱萸洗"，据山西名医李可先生的经验，多宜入煎前温水搓洗换水七次。既可削减灼辣之苦，又避辛燥之悍，唯缓和药性是也。若用制吴茱萸者则不必再洗之。

33. 当归四逆加吴茱萸生姜汤

当归 15g　桂枝 15g　白芍 15g　细辛 10g

甘草 10g　通草 5g　大枣 20g　吴茱萸（洗）15g

生姜 30g

【方义思考】

当归味甘、辛，性温，善补阴养血、充利经脉。配以桂枝汤倍用姜、枣，主在兴阳通卫、和营益阴、通经活络以除寒性血痹。佐以细辛、通草，温内通经，达外活络，通联百脉，煎入清酒更利散寒除痹，温经脉而利气血。加吴茱萸、生姜者，因"内有久寒"，强化辛温散结之力，破凝滞、散陈寒而通血痹。

【方药功效】

当归四逆加吴茱萸生姜汤，以温经散寒、充益血脉、暖肝降逆、通利血痹为其功效。临证握其"寒"与"虚"为要。寒者，或卒寒或久寒，总以经脉血痹为征；虚者，"经脉中温气虚少也"（彭子益语录），非必血虚不足是也。凡因寒凝血痹而见症者，诸如头身痛、痛经、手足冻伤等，多有选用时宜。

【文献摘要】

（1）"是方桂枝得归、芍，生血于营。细辛同通草，行气于卫。甘草得枣，气血以和，且缓中以调肝。则营气得至手太阴，而脉自不绝。温表以逐邪，则卫气行四末而手足自温。不须参术之补，不用姜桂之燥。此厥阴之四逆，与太少不同治，而仍不失辛甘发散为阳之理也。若其人内有久寒者，其相火亦不足，加吴萸之辛热，直达厥阴之脏。生姜之辛散，淫气于筋。清酒以温经络，筋脉不沮弛。则气血如故，而四肢自温，脉息自至矣，此又治厥阴内外两伤于寒之剂也。冷结膀胱而少腹满痛，手足厥冷者宜之。"（《伤寒来苏集·伤寒附翼》）

（2）"内有久寒，是说内有陈寒积冷，不只是在经，而已深入于脏，故有胃脘冷痛、呕吐之症。当归四逆加吴茱萸、生姜，温经以散脏寒。"（《新编伤寒论类方》）

【附记】

（1）男性学生，冻伤所致双手中、无名指中节肿大，色黯紫而痛，遇冷痛剧二年余。余以当归四逆或加萸姜，进服十二剂，肿痛消，色渐变好，遂愈。

（2）中年男子患"三叉神经痛"数年，以至拔除患侧下齿数枚，仍痛作以头撞墙，涕泪俱下。余之先父赵孟宣先生以当归四逆汤一剂缓，三剂痛除，后加萸、姜以善后而痊。

（3）《吴佩衡医案》《治验回忆录》，分别记载当归四逆加味两剂治愈缩睾证；当归四逆加吴茱萸生姜汤两

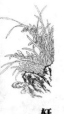

剂治愈缩阴证，颇值参阅。

34. 温经汤

吴茱萸（洗）15g　　当归 10g　　川芎 10g　　白芍 10g

党参 10g　桂枝 10g　阿胶（烊化）10g　　丹皮 10g

甘草 10g　生姜 10g　半夏 15g　麦冬 30g

【方义思考】

方中芎、归、芍养血调冲任，荣养血海。参、桂、草益气和阳，帅血温润肝肾。阿胶、麦冬养阴生津、祛虚烦之热，半夏、生姜、丹皮化痰湿、祛积滞。吴茱萸辛温暖肝、平冲降逆，配麦冬虽温而不燥；麦冬润燥、生津，伍吴茱萸虽润而不寒，互济互制，相得益彰。本方虽云"瘀血"，但不以祛瘀为主，而在益阴生津，润泽通经中瘀郁自去也。

【方药功效】

本方，仲师为更年期女性，因"瘀血在少腹不去"，引发琐杂症见而设。以调冲任、养肝肾、益气温经、通脉散瘀为其功效。临证，凡因经脉痹阻症见虚实夹杂，寒热错杂之诸多病症，多可选用。"以其含有芎归胶艾汤、当归芍药散、吴茱萸汤、麦门冬汤诸方义及诸方合并证，即本方的适应证。证情相当复杂，宜参照各方证而活用之，即可不误。"（胡希恕语录）

【文献摘录】

（1）"方用当归、川芎温暖升发，以培木之生气，芍药、阿胶，收敛滋润、养木息风，以助水之藏气，桂枝配合芍药于归、芎、阿胶之中，以升降木气而调寒热，丹皮以祛瘀血，麦冬清燥热，半夏降逆，参草补中，生姜、吴萸以通寒滞，故诸病皆愈。经血不和，腠理必多结塞不通之处。结塞之原，由于津燥。麦冬润燥，最能开结。此方用之，随参、枣、姜、萸之后，导归、芎、芍、桂、胶、丹之先。此方要药也。"（《圆运动的古中医学》）

（2）"既用吴茱萸汤去大枣加桂枝降逆止呕以驱胃之寒，又用麦门冬汤去大枣滋枯润燥以补胃之虚，另以当归、芎䓖、芍药、阿胶、丹皮行瘀和血以调经脉。胃为生化之本、气血之源，胃气利则津血生，此为生新祛瘀兼备的治剂，故带下崩中、月事不调久不受孕者，并皆主之。"（《经方传真》）

【附记】

（1）慢性肝病，症见虚瘀夹杂者，参考本方，收效可佳。

（2）本方证若见阴亏夹虚热，可将吴茱萸易山茱萸，用于女性更年期诸病症者，效佳。

◎吴茱萸汤类方比较

吴茱萸汤类方仅选三首。其温阳散寒、降逆通痹三方大同，但临证选用则要比较其小异。

【吴茱萸汤】

吴茱萸汤大辛大热，降冲止逆、缓急除痹显示药简力专效宏。故多用于寒滞肝脉引发的诸病证。若用于温经通脉则力偏而不足；用于温经散瘀则力所不能及也。单方用时，注意突出萸、姜的君、臣剂量。合方用时，

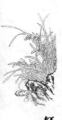

据情可不必过分计较。

【当归四逆加吴茱萸生姜汤】

当归四逆加吴茱萸生姜汤，性虽温但不燥悍，以充益血脉、通经除痹为其专长。故多用于阳虚血脉失温，经脉痹阻致发的诸多病证。若证虽寒但无阻凝之象，可减去萸、姜，以免燥过伤损阴津。本方与吴茱萸汤比较，性偏温和，降冲止逆之力则逊之。催化瘀血，温经通脉，虽有其力，但不如温经汤彰显其功。

【温经汤】

温经汤，顾名思义温暖经脉。经脉者，主在冲、任、督、带诸脉也。温经者，温固脉中之温气也，既含养阴，又寄温阳，春暖和合尔。温经为化瘀，化瘀为通脉，通脉者，促其冲、任、督、带诸脉和利也。故多用于经脉失温，瘀郁痹阻，虚实夹杂所致的病证。

（七）四逆汤类方

35. 理中汤

党参 10～15g　甘草 10～15g　白术 10～15g

干姜 10～15g

【方义思考】

干姜辛温燥热，温阳通暖三焦，伍白术崇土燥湿，力温中阳，散寒固中。参、草相合益气化津，得姜术温燥之助，中州阴霾驱散，脾胃升降和顺。理中者，和理中焦故也。

【方药功效】

理中者，治理中焦也。以温阳散寒、暖中燥湿、补益脾肺为其功效。临证不必拘泥中焦脾胃虚寒为其治。凡中阳不足引发的诸多病证多可选用。握其"寒"与"虚"两点为要，寒者，寒袭中阳也；虚者，脾肺不足也。

【文献摘录】

（1）"故用白术培脾土之虚，人参益中宫之气，干姜散胃中之寒，甘草缓三焦之急也。且干姜得白术，能除满而止呕。人参得甘草，能疗痛而止利。或汤或丸，随机应变。此理中确为之主剂欤。夫理中者理中焦，此仲景之明训。"（《伤寒来苏集·伤寒附翼》）

（2）"此方白术燥中土之湿，干姜温中土之寒，参草补中气之虚。中土温运，胃经复下降之常则吐止，脾经复上升之常则泻止。胃气降则上部气降，头自不痛。脾土升则下部升，自能行动。中气运而整个升降复，是以诸病皆愈也。"（《圆运动的古中医学》）

【附记】

（1）《太平惠民和剂局方》载：本方加等量的川附子名为附子理中汤（丸），温中并暖下元，扶阳之力尤雄。

（2）余之先父赵孟竂先生，曾单纯用理中丸（市售，重9g）百余丸，治疗慢性肝炎患者，收效颇佳。余亦曾用附子理中丸（市售，重9g），治愈一老年男性患者，症见遇冷则四肢末端皮肤瘙痒，搔之皮肤泛红，迁延半月之症。

轩园医耘录
——医案得失与方药心悟

36. 甘草干姜汤

甘草 20g 干姜 10g

【方义思考】

甘草甘缓平和，益气化阴。干姜辛热，温阳兴，散寒凝。中虚甘草补之，中寒干姜温之。甘草甘满之偏有干姜温化散之，且又伏护干姜温暖之力持久；干姜辛热之燥有甘草甘缓润之，故能温中兴阳而不燥。辛甘化合，相助相制，其乐无穷，尤妙甘草用量倍于干姜，意在甘缓守中，辛润通和，上温下暖。

【方药功效】

甘草干姜汤，辛甘化阳无阴伤。以建中兴阳、温脾暖肺、益气化津、通和上下为其功效。临证握其"寒"与"凝"为要。寒者，中阳式微。凝者，痹阻上下失和也。凡见中阳式微，脾肺不足致发的诸病证，多可选用本方。

【文献摘录】

（1）"甘草干姜汤、桂枝甘草汤，同为辛甘化阳，而有分头异治之道；桂枝走表，治太阳表虚；干姜守中，治少阴里虚。病虽在太阳，而见少阴里虚证，当温中土、制水寒以复其阳。至于二方分两，亦各有别，彼用桂枝四两，甘草二两，是辛胜于甘；此用甘草四两，干姜二两，为甘胜于辛。辛胜则能走表护阳，甘胜则能守中复阳，分两之间，其义精切如此。"（《绛雪园古方选注》）

（2）"甘草干姜汤，得理中之半，取其守中，不须

方药心悟篇

其补。芍药甘草汤，减桂枝之半，用其和里，不取其攻表。是仲景加减法之隐而不宣者。"（《伤寒来苏集·伤寒附翼》）

【附记】

（1）"后世医家治脾阳虚衰，不能统血而大便下血之证，用本方温脾以摄血，并把干姜改为炮姜，而取得了疗效。如《直指方》用本方治'男女诸虚出血'，《朱氏集验方》称本方为'二神汤'，治吐血极妙。

"本方又治虚寒肺痿，由于肺冷气沮，津液不化，上不制下，而口中吐涎、头眩遗尿、溲数等证甚效。"（《新编伤寒论类方》）

（2）余临证常以本方或增入白芍、姜半夏，或加山萸肉、牡蛎，治疗咽干燥痛、呛咳干嗽、声嘶音哑、口干夜著等病症，收效颇佳。

（3）甘草干姜汤用以治成人尿频及小儿遗尿重症，功效不可小觑。

37.四逆汤

甘草 15～20g　干姜 10～15g　附子 10～15g

【方义思考】

附子辛热，补火救阳，散寒除痹，回阳呈走而不守之势。伍以暖中守阳不走的干姜，辛温势烈愈成雄壮。破寒凝，驱阴霾虽势如破竹，但却稳扎稳打地迎阳归舍，因有甘草故尔。甘草甘缓和中，合入姜附，辛甘化阳。况量大居首，颇显益气生津之功，更宜制缓姜、附之燥。补火无燥烈之弊，救阳犹护阴生津。正如陈修

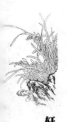

园所云："生附子、干姜，彻上彻下，开辟群阴，迎阳归舍，交接十二经，为斩旗夺关之良将。而以甘草主之者，从容筹划自有将将之能也。"

【方药功效】

四逆汤者，扶正阳之气，遂阴霾之逆也。以补火回阳、散寒止逆、通经除痹为其功效。临证运用不必非见肢端冷逆症剧者方可用。凡阳虚不足，阴霾作乱所致诸病症，即可应用。"当用而用之不早，则恐追之不及。"（吴佩衡语录）

【文献摘录】

（1）"四逆者，四肢逆冷，因证以名方也。凡三阴一阳证中，有厥者皆用之。故少阴用以救元海之阳，太阴用以温脏中之寒，厥阴薄厥，阳欲立亡，非此不救。至于太阳误汗亡阳亦用之者，以太少为水火之主，非交通中土之气，不能内复真阳，故以生附子、生干姜彻上彻下，开辟群阴，迎阳归舍，交接于十二经。反复以炙草监之者，亡阳不至于大汗，则阳未必尽亡，故可缓制留中，而为外召阳气之良法。"（《绛雪园古方选注》）

（2）"盖脾为后天，肾为先天。少阴之火所以生太阴之土。脾为五脏之母，少阴更为太阴之母。与四逆之为剂，重于理中也。不知其义者，谓生附配干姜，补中有发。附子得生姜而能发散。附子非干姜则不热。得甘草则性缓，是只知以药性上论寒热攻补。而不知于病机上分上下浅深也。所以不入仲景之门也哉。"（《伤寒来苏集·伤寒附翼》）

【附记】

（1）四逆汤证而兼气衰津虚者，宜加人参（党参），名曰四逆加人参汤。若四逆汤证重剧者，增姜、附用量，名曰通脉四逆汤。四逆汤去甘草加葱白三茎名曰白通汤，温阳救逆更显力雄迅捷。

（2）四逆汤之用，非必见阳虚病重者方用。凡阳虚病证，须温阳破阴寒之凝者，便可选用。多以合方用之，取其"当用而用之不早"之义也，收效优佳。

38. 附子汤

附子 15g　茯苓 10g　党参 10g　白术 15g　白芍 10g

【方义思考】

附子温阳直达下元以暖命门之火，白术崇土燥湿而建中。有土斯能蕴火，火暖土，土蕴火，互助共荣则先后二天稳健矣。党参益气扶正，兼可和阴。茯苓、白芍有渗利除痹之功，借术、附温化之力，通经和络而催化浊阴排出矣。

【方药功效】

"附子汤，少阴固本御邪之剂，功在倍用生附，力肩少阴之重任，故以名方"（王晋三语录）。本方以扶阳散寒、益气固元、温经通脉为其功效。临证握其"虚、寒"两字为要。虚者，阳气衰也；寒者，阴霾泛滥也。选方"但见一证便是，不必悉具"，可收治未病之功。

【文献摘录】

"此大温大补之方，乃正治伤寒之药，为少阴固本御邪之剂也……方中用生附二枚，取其力之锐，且以重

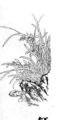

其任也。盖少火之阳，鼓肾间动气以御外侵之阴翳……以人参固生气之原，令五脏六腑之有本，十二经脉之有根……用白术以培太阴之土，芍药以滋厥阴之木。茯苓以利少阴之水，水利则精自藏。土安则水有所制，木润则火有所生矣。扶阳以救寒，益阴以固本，此万全之术。"（《伤寒来苏集·伤寒附翼》）

【附记】

余临证常用本方治疗男性精子稀少者，确能提高精子数量及改善精子质量。收功之剂应酌情辅以生精育阴之品，当属不言。

39. 真武汤

附子 10g　茯苓 15g　白芍 15g　白术 10g　生姜 15g

【方义思考】

附子辛温大热，温阳暖下元，鼓动肾阳蒸腾，配以生姜辛散宣阳，上升下达温通三焦。白术崇土燥湿、温化水津，合入茯苓渗利化湿。姜、附之温通，苓、术之渗利，白芍疏阴郁之滞，协助清扫路径，促其水道畅利（《本经》云：芍药利小便）完成温阳镇水之功矣。

【方药功效】

"太阳、少阴，水脏也。用崇土法镇摄两经水邪，从气化而出，故名真武"（王晋三语录）。本方以温阳通达三焦，镇摄阴水泛逆为其功效。

临证握其"寒、水"为要。寒者，阳虚阴寒猖盛也；水者，阴水泛滥为患也。"阳盛则动风，阴盛则动水……肾阳衰不能镇水，而水寒之邪得以泛滥"（刘渡舟语录）。

凡见阳虚不振，水邪泛逆所致诸病症，多可选用本方，若俟其真武证俱，多为晚矣。

【文献摘录】

（1）"罗东逸曰……用附子之辛热，壮肾之元阳，则水有所主矣。白术之温燥，建立中土，则水有所制矣。生姜之辛散，佐附子以补阳，于补水中寓散水之意。茯苓之淡渗，佐白术以健土，于制水中寓利水之道焉。而尤重在芍药之苦降，其旨甚微。盖人身阳根于阴，若徒以辛热补阳，不少佐以苦降之品，恐真阳飞越矣。芍药为春花之殿，交夏而枯。用之以亟收散漫之阳气而归根。"（《长沙方歌括》）

（2）"然命名因崇土，其出化之机，毕竟重在坎中无阳，假使肾关不利，不由膀胱气化，焉能出诸小便，故从上不宁之水，全赖附子直走下焦以启其阳，则少阴水邪必从阳部注于经而出矣，非但里镇少阴水泛，并可外御太阳亡阳。"（《绛雪园古方选注》）

【附记】

（1）"方中芍药除有监附子之悍以外，又有利尿去水之效。考《神农本草》，芍药有利小便之说，亦不可不知。

"据报道，本方对肺源性心脏病、风湿性心脏病续发心力衰竭的肢体浮肿之证有可靠的疗效。"（《新编伤寒论类方》）

（2）余临证常以本方治疗阳虚水邪泛逆的浮肿、眩晕、肢颤及妇科经带等病证，收效可佳。

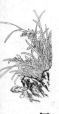

◎四逆汤类方比较

四逆汤类方本节选取五首，因皆有温阳散寒这一大同功效，故而放在一起作比较。

【甘草干姜汤】

甘草干姜汤，药仅两味，以甘草量倍于干姜，旨在暖胸阳、散阴霾而化饮，理痰之器也；温肺气、调宣肃而行水，理水之上源也。用于寒凝胸阳，水饮泛逆致发的咳吐涎沫、咽干痛，或溲频、遗尿者，为首选方剂。

【理中汤】

理中汤者，和理中焦也。即甘草干姜汤加参、术，四味药量等份。以温脾升、暖胃降而益气和阴，固中土、散寒凝而燥化水湿。以治中阳式微，脾胃不足致发脘腹痛或见吐、利者颇显功长。

甘草干姜汤用于理中焦，虽非不可，但温中功力则显不足，理中汤用于治上焦，功力虽可，但药力不专难显宏效。

四逆汤、附子汤、真武汤三方功专补火救阳、温固下元。若用于治上、中焦之甘草干姜汤证、理中汤证，则易犯牛刀弑鸡之拙，甚或引发温过成燥之灾。

【四逆汤、附子汤、真武汤】

上方三者，均以附子雄居君位，回阳补火，振奋元阳，驱散阴霾。

四逆汤以姜、附合力，峻破寒凝，迎阳归舍。附子汤以术、附配伍，温中土暖下元，补虚兼以化湿。真武汤以姜、附温通合力借苓、术、芍之渗利，镇摄阴水之泛逆。

四逆汤逆流挽舟力专效宏，若补虚化湿则非所宜，镇摄阴水泛逆亦尚且不及。

附子汤因有参、芍，用于回阳救逆多有"掣肘"之弊，若用于镇水又非最佳方剂。

真武汤较附子汤，附、术用量减半，重用生姜不用参，旨在宣通三焦，以畅水湿通路。用治附子汤证勉强可行，用治肢厥四逆者则易贻误战机。

某些经方虽性能相类，但有各自偏执功效之异。往往一二味药或剂量比例调整，方剂的功效则显著改变，亦当细究。

（八）芎归胶艾汤类方

40. 芎归胶艾汤

生地 30g　当归 15g　川芎 10g　白芍 20g

甘草 10g　艾叶 15g　阿胶（烊化）10g

【方义思考】

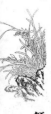

方中当归、白芍温凉化合，补疏互助。调冲任血海而不燥，养肝肾阴津而不滞。生地甘寒，养阴生津、清热凉血，量大为君，率归、芍直补阴津生血。川芎辛温，活血化瘀，行血中之温气，配以地、归、芍，补而不滞，血行畅利。艾叶辛温，暖宫化阳、温经止血，合入阿胶血肉之品，养阴生精、补血安宫。甘草和诸药，益气护中，甘调气血生化之源。诸药合奏补阴安宫、固冲止血之功。

【方药功效】

芎归胶艾汤又名胶艾四物汤。以温养下元、固守冲任、安宫止血为其功效。临证虽多以妇科经、孕等病证用之，若见正虚腹痛失血者，不必计较科别，多有选用时机。

【文献摘录】

（1）"穹劳、芍、地，补血之药也。然血不自生，生于阳明水谷，故以甘草补之。阿胶滋血海，为胎产百病之要药。艾叶暖子宫，为调经安胎之专品。合之为厥阴少阴阳明及冲任兼治之神剂也。后人去甘草、阿胶、艾叶名为四物汤则板实而不灵矣。"（《金匮方歌括》）

（2）"本方的应用并不限于以上所述妇人诸病，凡诸失血，属虚而腹中痛者，不问男女均可用之。又芎归地芍四味，后世名之为四物汤，谓为补血的要药。芍药除血痹而主腹痛，已屡言之，至于当归、芎劳、生地，均不外是强壮性的祛瘀药。不过芎归性温宜于虚寒，生地性寒宜于虚热。补虚定痛则芎劳较逊于当归，行瘀开郁则当归稍次于芎劳。生地除烦热，并有止血的特能。"（《经方传真》）

【附记】

（1）芎归胶艾汤用于胎动不安、腹痛下血者，应是无明显火热、虚寒之象，用之方能收效。

（2）余之先父赵孟寅先生，曾以芎归胶艾汤，数用于宫外孕患者，其效不凡。

41. 黄土汤

生地 15g　甘草 15g　白术 15g　附子 15g

阿胶 15g　黄芩 15g　灶心土 40g

【方义思考】

灶心土又名伏龙肝，温中燥湿、降逆止呕、收涩止血。方用阿胶、甘草补血生精、养阴益气；又合白术、附子温阳散寒、暖土守中；同时加入生地、黄芩养阴清热、生津祛烦。补阴养血与温中益气并用，补而不腻；温阳散寒合清热凉血同行，温而不燥。寒热并投，温清兼施，熔于一炉，并行不悖，旨在养阴益气、温阳止血尔。

【方药功效】

本方为大便远血者制方。以温阳降逆、养阴益气、收敛止血为其功效。虽制方为止血，但临证之用远非止血尔。凡见寒热错杂偏于正虚不足的血证病患，多可选用。临证握其"虚、杂、血"为三要点。虚者，正偏虚不足也；杂者，寒热错杂也；血者，血行不轨也（出血、瘀血、月经不调等）。

【文献摘录】

（1）"主之以灶心黄土，温燥而去寒湿，佐以生地、阿胶、黄芩入肝以治血热，白术、附子、甘草扶阳补脾以治本虚。"（《绛雪园古方选注》）

（2）"灶中黄土，也称伏龙肝，为温性收敛药而有止血的特能，伍以生地、阿胶协力止血，佐以甘草、白术理中燥湿。既用附子之大温，又用黄芩之苦寒，故治

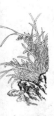

诸失血阴阳寒热交错互见而陷于虚证者。本方不仅治下血，也主吐血、衄血。"（《经方传真》）

【附记】

（1）方中灶心土一药，近年来匮乏。多以赤石脂代之，收效亦佳。陈修园曰："愚每用此方以赤石脂一斤代黄土如神。"

（2）余曾治青年女性，不明原因症见颈、胸、背散在皮肤白斑经年，予以黄土汤（赤石脂代黄土）十余剂而痊。

42. 桂枝茯苓丸

桂枝 10 ～ 15g　茯苓 10 ～ 15g　白芍 10 ～ 15g

桃仁 10 ～ 15g　丹皮 10 ～ 15g

【方义思考】

桂枝辛温，兴阳通卫、散寒行气，伍以白芍疏郁滞、通血痹而温经活络。桃仁、丹皮均以活血化瘀为功，桃仁力专润通血络而散瘀；丹皮长于散结行气而祛瘀。二者相伍，互利互惠。茯苓之渗湿利浊，合入桂、芍通阳疏痹之力，祛除湿浊入血成瘀之源。瘀血得以催化，经脉温而通利，瘀去新生，气血和利。

【方药功效】

仲师为妇人半产、崩漏病证制方。以疏滞除痹、活血化瘀、通经活络为其功效。临证握其"瘀与滞"为要。瘀者，血瘀痹阻也；滞者，气行郁滞也。凡见瘀阻经脉的病证，不论久新、男妇，不宜峻攻通瘀者，多可选用此方。

【文献摘录】

（1）"桂枝茯苓丸：桂枝通阳活血，茯苓导利下行，丹皮、桃仁，破瘀消癥，芍药和血除痹，故主治之。"（《金匮要略浅述》）

（2）"本方不仅能治妇人癥病下血，无论男女因瘀血而下血，或其他血证，不宜桃核承气汤的攻下者，大多宜本方。"（《经方传真》）

【附记】

（1）青年女性，经淋不愈而贫血，以致多年不孕。余以桂枝茯苓丸服煎剂，月经顺调，贫血纠正，后以当归芍药散收功，得孕一女。

（2）余临证，多以本方为散剂，调治妇科子宫肌瘤患者，其效可信。

43. 当归芍药散

当归 10g   川芎 10g   白芍 40g   茯苓 15g
白术 15g   泽泻 20g

【方义思考】

当归、川芎相合，辛温养血调经，配以白芍疏滞除痹。温煦血中之温气以通脉；疏达血中之郁滞而和血。三药合奏温养血海、调畅冲任之功。茯苓、白术相合，渗湿燥湿、布津化水，伍以泽泻通利水道。苓、术渗利之湿浊，经泽泻汇集，借通利水道而祛除，带脉得以濡养而诸脉有束相助。是故津血得以调补，湿浊因而化散，下元固摄而冲、任、带三脉和畅。

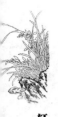

【方药功效】

本方，仲师为妇人腹中痛而制。以暖下元、化湿浊、调冲任、理带脉、充养血海为其功效。选方握其"虚与郁"为要。虚者，下元亏虚不足也；郁者，经脉郁滞不利也。因虚致郁，郁亦致虚，虽然互为因果，但是"郁"仍然占主导，以白芍、泽泻的突出用量可知。临证，妇科经、带、乳诸病证多可选用，男科腰腹痛等病症者亦可选用。

【文献摘录】

"芍药缓挛急而治腹痛，当归川芎调经血并兼补虚，茯苓、白术、泽泻利小便而逐水气，故此治瘀血性的腹中急痛症，其人或冒眩，或心下悸，或小便不利而有血虚的表现者。"（《经方传真》）

【附记】

（1）余临证中，将当归芍药散移用于伤湿腰痛、湿郁大便不爽者，多有效验。

（2）用于慢性肝病属肝郁脾湿者；或女性面部黄褐斑收功治疗亦有良效。

◎芎归胶艾汤类方比较

本节选取芎归胶艾汤类方四首。其药物大多以芎、归、芍组织成方；其病症多有腹痛或下血；病机不同程度地存在"虚"与"瘀（郁）"，故列入一类以作比较。

【芎归胶艾汤】

芎归胶艾汤，主以肝肾阴精不足的腹痛或下血。药以芎、归、地、芍四物为主，针对其虚。治在养阴生精而固摄冲任，清解烦热而安宫止血。

【黄土汤】

黄土汤，主以寒热错杂的腹痛或下血。药以白术、附子与生地、黄芩寒温并用。治在温阳降逆而收敛止血，清热宁血而生津制燥。

【桂枝茯苓丸】

桂枝茯苓丸，主以瘀血痹阻的腹痛或下血。药以化瘀与散结互用，消磨散瘀。治在行气散结以通脉、催化瘀血而活络。

【当归芍药散】

当归芍药散，主以经脉痹阻，水湿郁困的腹痛。药用通经与化湿结合。治以疏滞除痹而通经，渗湿利浊而布津化水。

芎归胶艾汤证是以"虚"为突出的病机变化，治则在补其虚。当归芍药散证是以"郁"为重点的，治则在通和除痹。黄土汤证虽亦有其瘀，但以"寒热错杂"为特点，治则在调和阴阳。桂枝茯苓丸证，是以"瘀"为主征的，治则在消磨缓图。

（九）黄芩汤类方

44. 黄芩汤

黄芩 15g　甘草 10g　白芍 10g　大枣 15g

【方义思考】

黄芩苦寒，清热泻火而燥湿，善利腑道而祛秽，佐以白芍疏滞除痹，合力清泄腐秽积热。甘草者甘缓护中，合白芍缓急除痹而止痛；合大枣养阴益气，又防

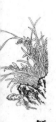

芩、芍苦泄伤阴之弊。芩、芍、草、枣各司其职，合力清热泄浊、缓急除痹而已。

【方药功效】

本方以清积热、泄郁积、缓急迫、和胃肠为其功效。临证握其"热、郁"为要。热者，身体发热也（多为内热，亦可兼有外热）；郁者，腑内积郁腐浊也。凡身热、腹痛或见腹泻者，多可选用本方。

"黄芩主肠澼下利，本方用为主药。甘草、芍药、大枣治腹挛痛且缓急迫，故本方为治下利有热、腹挛痛而急迫者。

"发热腹泻，或痢疾而腹挛痛者，即可用本方，不必限于太阳与少阳合病。若里急后重或便脓血，宜更加大黄。"（《经方传真》）

【附记】

凡见热郁于里未成燥结之实，不论上、中、下三焦各科诸病证者，多有选用本方的机会，非必症见泄痢云云。余曾以黄芩汤治外感愈后，腹痛绵绵阵剧而不腹泻者，病迁半月之患。

45.三物黄芩汤

黄芩 10g　苦参 10g　生地 25g

【方义思考】

方中生地倍量，取其养阴生津清宣血热之用。苦参味苦性寒，彻泄积热、燥化湿毒。与黄芩为伍，形成泄积、通郁、清热的强强联合之势。更有生地养阴生津相护，邪祛而正不伤。

【方药功效】

三物黄芩汤乃千金方治妇人产后受风，症见四肢苦烦热者。以泄积热而通郁，凉血热而护津为其功效。临证握其"热与郁"为要，热者，内热而烦也；郁者，热郁积而不去也。凡邪热郁滞于里未成燥实，尤以血分郁热者，多可优先选用，或合方使用。

【文献摘录】

（1）"取地黄之甘寒多液者，补阴血之虚。黄芩、苦参之苦寒者，泻心包之热，使火平而风息，阴复而肝宁，何有四肢苦烦热之病哉。"（《金匮方歌括》）

（2）"三物均有解热除烦的作用，由于生地的用量独多，故尤宜于有发热心烦之血证。"（《经方传真》）

【附记】

临证中，余或单方或合方使用三物黄芩汤。或用于四肢烦、手足热者；或用于便燥肛裂者；或用于颜面痤疮者。总以清其血热，祛其邪郁也。苦参者，味极苦恶，名符其实，医者应谅服药之苦楚也。

46. 葛根黄芩黄连汤

葛根 25g　黄芩 10g　黄连 10g　甘草 10g

【方义思考】

葛根味甘，性辛凉，解肌清热而生津，升阳散郁通经输。黄芩、黄连苦寒，合力肃清肺、胃、肠之热邪。外有葛根解肌和表，内有芩、连泄热利腑，伍以甘草调中护津，内外交通，气机畅利，邪热除而经脉通。

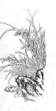

【方药功效】

本方为治协热痢而设。以泄热和表里，清腑祛秽浊，通经除痹为其功效。选方握其"热与壅"为要。热者，内有滞热或兼表热；壅者，腑气壅滞或经脉痹阻。临证，非必症见下痢，喘而汗出可用，凡见热邪壅滞致发诸病证，多可选用。

【文献摘录】

（1）"是方即泻心汤之变，治表寒里热，其义重在芩连肃清里热，虽以葛根为君，再为先煎，无非取其通阳明之津，佐以甘草缓阳明之气，使之鼓舞胃气，而为承宣苦寒之使。"（《绛雪园古方选注》）

（2）"葛根解肌热于外，黄芩、黄连除烦热于内，三物合用有治下利的作用。甘草和诸药而缓急迫，故治热壅内外，喘而汗出，下利不止者。"（《经方传真》）

【附记】

余在临证中，近年移用本方他治，收效可观：

（1）血热郁滞之痤疮、疖痒、口鼻疮疖以及火犯上窍之头痛、耳鸣等。

（2）热郁血滞，经脉不利之关节、肌肉痛症。

（3）某些糖尿病患者，出现热滞伤津见症者，用之可降血糖缓于一时。

（4）用本方时，或合芍药甘草汤，或加生地、苦参者，增其缓急除痹、清热生津之力，据情而已。

47. 白头翁汤

白头翁 10g　黄连 15g　黄柏 15g　秦皮 15g

【方义思考】

白头翁味苦性寒，清热凉血而解毒、疏壅散郁祛秽浊。辅以黄连苦寒，增其清热解毒之力。合以黄柏、秦皮之苦寒，清热坚阴、解毒祛秽。热毒消散，秽浊驱除，腑气和而经脉通。

【方药功效】

本方为下痢后重者而设。以清热解毒、疏壅散郁、祛秽利浊为其功效。选方握其"热与实"为要，热者，热邪充斥于内也；实者，邪壅郁滞成毒也。虽为"痢"而设，但非必"痢"而用，临证凡见火热充斥，壅滞为毒者便可选用。

【文献摘要】

"方用白头翁、秦皮专清木热，黄连、黄柏并清湿热。因疏泄不遂，必有湿气。湿与热合，阻木气上升之路，故病热利而又后重。"（《圆运动的古中医学》）

【附记】

（1）"本方药物虽只四味，但配伍有度，为治厥阴湿热利的有效方剂。现常用此方治疗急性菌痢和阿米巴痢，临床实践证明，有很好的疗效。但应注意，本方除了不适用于虚寒及寒湿下利以外，对舌红少苔的阴虚下利证，亦非所宜。若误投本方，则苦寒化燥，更伤其阴，反使病情严重。"（《新编伤寒论类方》）

（2）临证中，余常以白头翁汤，治疗上部空窍热邪壅滞的病证。如眼目、咽部以及颈项淋巴结红肿热痛者，收效良好。

◎黄芩汤类方比较

黄芩汤类方仅选四首，因多以芩连组方，故列在此处进行比较。

【黄芩汤、三物黄芩汤】

黄芩汤、三物黄芩汤，都具清热泻火、养阴护津之功。但是，黄芩汤是针对热滞而郁；三物黄芩汤着重滞热深久。黄芩汤是以疏郁清热祛浊而护津的；三物黄芩汤则是生津养阴而祛烦热的。

【葛根芩连汤、白头翁汤】

葛根芩连汤、白头翁汤，都具清热解毒、祛秽通腑之功。但是，葛根芩连汤兼以解肌之力；白头翁汤则力专泄里。葛根芩连汤兼通经除痹之效；白头翁汤则力专疏壅散郁。表、里兼治宜葛根芩连汤；泄里散壅则宜白头翁汤。

（十）其他类方

48. 半夏泻心汤

半夏 15g　黄连 10g　黄芩 15g　干姜 15g

甘草 10g　党参 15g　大枣 10g

【方义思考】

半夏辛温，散结降浊止呕、燥湿化痰祛饮。配干姜、甘草辛甘化阳而温通散痞。用黄芩、黄连苦寒泄内之热郁。又以参、枣扶正益气而和阴，斡旋中焦。于是，上、中二焦之热郁得以清泄；中、下二焦之寒结得以温散。改变寒热不调之格局，调畅三焦失和之枢机。

【方药功效】

本方为心下痞证而设。以平调寒热而散结、升清降浊以和中为其功效。选方握其"寒热虚实混杂"为要。寒者，阴寒之结也；热者，内之郁热也；虚者，中阳不足也；实者，热郁之浊逆也。

半夏泻心汤，常见以脘闷、肠鸣、嗳气、便泄等症及日久不愈的次生病症。湿邪因寒而郁，燥热因郁而结，湿邪热结而气机郁阻，证显寒热夹杂，亦是半夏泻心汤正治所谓。

【文献摘录】

（1）"痞者，满而不实之谓。夫客邪内陷，即不可从汗泄，而满而不实，又不可从下夺。故唯半夏、干姜之辛，能散其结；黄连、黄芩之苦，能泄其满。而其所以泄与散者，虽药之能，而实胃气之使也。用参、草、枣者，以下后中虚，故以之益气，而助其药之能也。"（《伤寒贯珠集》）

（2）"本方为治疗脾胃疾病开辟了一条途径。在临床上，单纯的脾胃热证或寒证较易医治；而脾胃运化失常所产生的寒热夹杂，升降乖戾之证，若不明和解脾胃阴阳之法，则往往令人束手无策。目前，本方广泛应用于急慢性胃炎、消化道溃疡、慢性肠炎、消化不良等病症。如运用得当，常可取得满意的疗效。"（《新编伤寒论类方》）

【附记】

（1）本方甘草量加倍者，名甘草泻心汤。证治同半夏泻心汤，唯在中虚少气耳。近年有报道甘草泻心汤治

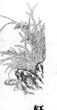
轩园医耘录
——医案得失与方药心悟

疗"白塞病"效佳（仲师在《金匮要略》中早已明示）。余近年用甘草泻心汤治疗慢性口腔黏膜病，多有良效。

（2）本方减干姜用量，再加生姜，名生姜泻心汤，证治同半夏泻心汤，唯以中焦水饮症偏著。

（3）"半夏泻心汤、生姜泻心汤、甘草泻心汤均为治疗心下痞的方剂，皆以脾胃升降失常，寒热错杂而出现的心下痞满与呕利等症为主。三方药物相仿，治疗略同，但同中有异，辛开、苦降、甘调各有偏重。如半夏泻心汤证以心下痞兼呕为主；生姜泻心汤证则以心下痞硬、干噫食臭、胁下有水气、腹中雷鸣与下利为主；甘草泻心汤证则以痞利俱甚、水谷不化、客气上逆、干呕心烦不得安为主。临床应细心体察每方的特点，而选择运用。"（《新编伤寒论类方》）

49. 酸枣仁汤

酸枣仁 30g　甘草 10g　川芎 10g　知母 15g
茯苓 15g

【方义思考】

酸枣仁甘平，养心安神、平肝祛烦，量大为君，取其疏肝解郁之能（余之先父赵孟宾先生，积年临床得之"酸枣仁量大有解肝郁之用"，余临证亦是之）。知母、茯苓清虚热而宁心（近读书有云茯苓量大镇静，中量利水渗湿，量小和脾胃助运化，可参）。川芎通上达下辅助酸枣仁调畅气血，甘草和中，共奏和畅肝气、清心宁志之功。

【方药功效】

不言而喻，本方为不寐病症常用之剂。但病证应是虚烦不眠，焦虑不安，内兼虚热者。若为肝胆实火，心肺郁热，胃肠腑实者，皆非所宜。

本方以疏肝解郁、清心宁志、安神祛烦为其功效。临证握其"虚烦"为要。虚者，阴津相对虚少也；烦者，懊恼心烦不悦也。

【文献摘录】

"酸枣仁为一收敛性强壮药，尤其有强壮神经安神作用。本方用为主要药，取其补虚敛神以安眠，复以芎劳、甘草和血缓急，知母、茯苓解烦安悸，故治虚烦不得眠而心悸者。"（《经方传真》）

【附记】

（1）本方酸枣仁先煎，旨在取其质，重在除上扰之烦逆也。

（2）余之先父赵孟寯先生，临证移用于阴虚胁痛，慢性肝病偏阴虚者，多获佳效。余近年移用于虚性头痛、目眩眩但视物亦可；头昏晕但不眩；胁痛阵阵而无定处，稍事休息又可缓者等诸病症，多收效验。

50. 麦门冬汤

麦冬35g 半夏15g 党参10g 甘草10g

粳米30g 大枣15g

【方义思考】

麦冬甘寒，养阴生津、清热除烦、润肺燥而益胃津。配以辛温燥湿之半夏，润燥生津而不腻，降浊止逆

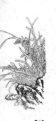

而不燥。更得参、草、米、枣之甘缓，健中和胃、益气生津。六药合奏补阴津之虚不足，降虚火上逆之气尔。

【方药功效】

本方为咳逆上气而设。以补中益气养阴、清热降逆止咳为其功效。临证握其"虚、燥、逆"为要。虚者，中虚肺气不足也；燥者，阴津虚少也；逆者，虚热上逆之气也。多以咽燥干痒、咳喘上气者选用本方。

【文献摘录】

（1）"麦门冬汤，从胃生津救燥，治虚火上气之方……用人参、麦门冬、甘草、粳米、大枣大生胃津，救金之母气，以化两经之燥，独复一味半夏之辛温，利咽止逆，通达三焦，则上气下气皆得宁谧，彻土绸缪，诚为扼要之法……"（《绛雪园古方选注》）

（2）"麦冬性极清降，津液极多，然能败中滋湿。半夏性燥利湿，降力甚大。麦冬得半夏，清润下行自无滋湿之过。又以粳米、参、草、枣补中之药辅之，中气旋转，自无败中之过。麦冬、半夏同用，下行之力甚速，如无中气之药，极伤中气。"（《圆运动的古中医学》）

（3）"麦冬为一补虚润燥药，而有健胃镇咳等作用，本方用为主药，佐以人参、甘草、粳米、大枣补中益气，伍以半夏下气逐饮，故此治虚火挟痰因而咳逆上气，咽中枯燥，痰涎黏着不去者。"（《经方传真》）

【附记】

少年女子，因情志不遂致发咳嗽，未竟而见喘息，渐剧于夜半端坐，喉中哮鸣。余以麦门冬汤原方三剂大效，继服喘平，咳嗽止，后依方进退调服月余得愈。

近年喜用此方或合芍药甘草汤，治疗"喉源性咳嗽"，每收殊效。假令症见寒象，痉急而咳者，则非此方所宜。

51. 甘麦大枣汤

甘草 15g　小麦 30g　大枣 10g

【方义思考】

甘草甘平，甘缓护中、益气生津。配大枣甘悦脾胃、养阴生津。伍以小麦，养心除烦、宁志定惊。三药合和，中气健旺，气津和怡，心志宁而肺气畅矣。

【方药功效】

此为"妇人脏躁"病之名方也。以甘缓定中、益气养阴、宁心悦肺为其功效。临证握其"燥、躁"为要。燥者，脏燥也，五脏阴津虚少是也；躁者，躁动不宁也，啼笑皆非不已是也。

【文献摘录】

（1）"小麦，苦谷也。经言心病宜食麦者，以苦补之也。心系急则悲，甘草大枣甘以缓其急也，缓急则云泻心，然立方之义，苦生甘是生法，而非制法，故仍属补心。"（《绛雪园古方选注》）

（2）"悲哭之发作，本己并不知觉，气之偏降使然……而治法不过助中气之旋转，复四维之升降。极简单，极容易，而却归本于宇宙之法，亦极简单，极容易之法也，圆运动而已。"（《圆运动的古中医学》）

【附记】

（1）"脏躁所指不明，但通过实践，凡无故苦笑，情难自已的精神病，不论男女用之多验。虚证小儿夜哭用之也效。"（《经方传真》）

（2）是方用脏躁病者，常一剂效，二剂愈。医者若无定见，常被病家因区区小剂生疑而弃之。余近年常以本方合百合地黄汤或合栀子豉汤增减治疗情志类病证，收效可嘉。

52. 当归贝母苦参丸

当归 15g　贝母 10g　苦参 10g

【方义思考】

当归温润，养血增液。贝母清肺生津，滋燥通肠。合以苦参清积热，泄浊毒。三药合用，养阴生津，通腑泄浊，并行互助而不悖。

【方药功效】

仲师为"妊娠小便难"制此方。以养阴生津，通腑泄浊为其功效。临证握其"少、难"为要。少者，阴津虚少失布也；难者，二便排出困难也。

【文献摘录】

"小便难而饮食如故，则病不由中焦出，而又无腹满、身重等证，则更非水气不行，知其血虚热郁，而津液涩少也。《本草》当归补女子诸不足，苦参入阴、利窍、除伏热，贝母能疗郁结，兼清水液之源也。"（《金匮要略心典》）

【附记】

（1）方中贝母，以川贝母为宜。若用于二阴肿痛者，可改用浙贝母为佳。

（2）用此方治妊娠小便难，余未试之。有云，此方当为大便难之治。余常移用便燥肛裂者，尤以产后便燥难出者，效佳。

53. 枳实薤白桂枝汤

枳实 10g　薤白 10g　桂枝 10g　厚朴 15g

瓜蒌 10g

【方义思考】

枳实味苦辛、性寒，开滞消积、行气除痞，配以甘寒之瓜蒌宽中下气、理肺化痰，增加行气开滞之力。薤白辛温，通阳散结、行气化浊，伍以厚朴苦燥辛温，行气散寒、燥湿祛积，强化散结化浊之力。枳实、瓜蒌合力偏于浚开滞积；薤白、厚朴为伍长于祛腐化浊。枳、蒌与薤、朴两相合力，开滞化浊相得益彰。更有桂枝辛温兴阳，通卫宣达，斡旋相助，驱腐浊之阴霾，迎明媚之阳光。

【方药功效】

本方为痰浊弥漫之胸痹病证而设。以兴阳散结、祛腐化浊、开滞除痞为其功效。临证握其"浊、痹"为要，浊者，腐浊弥漫是也；痹者，气机痹阻是也。痰湿壅滞，阳气痹阻之病证多选用本方。

【文献摘录】

"胸痹三方，皆用瓜蒌实、薤白，按其治法却微分

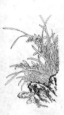

轩园医耘录
——医案得失与方药心悟

-308-

三焦……若结于胸胁，更加逆气上抢于心，非但气结阳微，而阴气并上逆矣，薤白汤无足称也。须以枳实、厚朴先破其阴气，去白酒之醇，加桂枝之辛，助薤白、瓜蒌行阳开痹……"（《绛雪园古方选注》）

【附记】

枳实薤白桂枝汤用于过食膏粱厚味者，症见脘腹痞满、便滞不爽，或有血脂值偏高等症者，用此方加减，或合方治之，收效满意。

54. 乌梅丸

乌梅25g　细辛5g　桂枝10g　党参10g

附子10g　川椒10g　干姜15g　黄连15g

黄柏10g　当归10g

【方义思考】

乌梅酸平，养肝敛阴，生津涩肠，配以党参、当归益气养血、生津敛正。附子、干姜、桂枝、温阳散寒、通达经脉。细辛、川椒通上达下、散寒除痹。黄连、黄柏清热以散上浮之火，又制姜、附温燥勿过。熔寒、温于一炉，散、敛并用，补、泄共施，治寒热错杂、虚实夹杂病证。

乌梅醋渍，重取其酸，主功在敛。既助参、归敛正；又防姜、附温而过燥；既制辛、椒之升散；又制连、柏之寒泄。可谓一药多功。

【方药功效】

本方为蛔厥证而设。以清上热、暖下寒，敛正生津，通经除痹为其功效。临证握其"杂、逆"为要。杂者，症见寒、热、虚、实错杂也；逆者，阴阳二气之逆乱也。多以寒热错杂、虚实夹杂之病证选用本方。

【文献摘录】

（1）"此病水寒火热，木枯土败。方用附子、蜀椒、细辛，温水寒，而培木气之损。黄连、黄柏清火热，以保木气之津液。桂枝、当归温养木气，以息风气。人参、干姜以温中补土。乌梅大生木液，而补木气。风盛则木气自伤，唯乌梅能补木气也。水温火清，木和土复。阴阳平和，运动复圆，是以病愈。"（《圆运动的古中医学》）

（2）"既以黄连、黄柏清在上之热，又以辛附姜椒驱在下之寒。另以人参当归补其气血，桂枝降其冲气。妙在主用乌梅渍之苦酒，大酸大敛，一方面有助人参、当归以补虚，一方面有助黄连、黄柏以治泄，并还有以制辛、附、姜、椒的过于辛散。此为中虚寒自下迫，虚热上浮，固脱止利的治剂。酸苦辛甘并用，亦驱虫的妙法。"（《经方传真》）

【附记】

"本方用药虽比较繁杂，但配伍却是严谨。方中寒热并用，不仅能安蛔止痛，更有调和肝胃、分解寒热之功，与厥阴病提纲证相符。故本方除治蛔厥外，还应视为治厥阴寒热错杂证的主方。"（《新编伤寒论类方》）

◎其他类方简述

本节选取其他类方计有七首，现仅以各方特点简述如下：

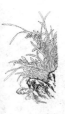

【半夏泻心汤】

本方证虽亦有寒热不调的症状，但主要是气滞痞结，胃肠道症状占主导。乌梅丸的寒热证非是不调，而是上下错乱杂逆，又有虚实见证混杂，以全身症状显现。半夏泻心汤治乌梅汤证，有如隔靴搔痒；乌梅丸治半夏泻心汤证，则可乱中添乱矣。

【酸枣仁汤、甘麦大枣汤、麦门冬汤】

三方虽不同程度地有养阴、宁心、清肺之功，但酸枣仁汤是解郁宁心安志；甘麦大枣汤则是生津祛烦养心；麦门冬汤却是益气生津、清肺降逆。三方虽无相互替代之处，却有随证合方之时。

【当归贝母苦参丸】

本方是以增液润燥、祛浊毒而著称的。枳实薤白桂枝汤则以峻开气机、涤荡腐浊而建功的。

三、时方

1. 生脉散

党参 15g　麦冬 10g　五味子 10g

【方义思考】

党参甘温，益气固肺守中。配以甘寒之麦冬，润肺生津，益气而养阴。合以五味子酸温敛肺，纳气归肾。益气温肺而敛正固纳；养阴生津而温润肝肾。心肾交

方药心悟篇

融，肺气平和而脉行畅利。

【方药功效】

本方为夏暑伤阴，气阴不足而设。以益气养阴、敛肺复脉、救心固脱为其功效。临证握其"两虚"为要。两虚者，气阴均不足也，甚或有竭而欲脱之势。多用于伤损阴津，心肺虚衰，或久作咳喘少痰者。

【文献摘录】

"麦冬清肺经治节之司，五味收先天癸水之源，人参引领麦冬、五味都气于三焦，归于肺而朝百脉，犹天之云务清，白露降，故曰生脉。"（《绛雪园古方选注》）

【附记】

（1）本方原用人参，现多以党参代之。若用于急危重症，宜用人参大补元气。若以党参、太子参联用，益气救阴亦佳。

（2）八旬翁，喘家作，治之增剧，面浮唇紫，足如穿靴，闭目息微，呼之不应，但以勺沥浆水尚可吞之，仅以吸氧待其自息。两日后家人思治，予以生脉散（用党参）加山萸肉、枸杞、甘草、牡蛎。一剂吟，二剂应，少食米粥。后依上方进退调治月余康复。

2. 清暑益气汤

党参 15g	甘草 5g	黄芪 10g	当归 10g
麦冬 10g	五味子 5g	青皮 5g	陈皮 5g
神曲 5g	黄柏 10g	葛根 10g	苍术 10g
白术 10g	升麻 10g	泽泻 10g	

【方义思考】

参、草、芪、甘温，益气建中、温肺固卫，伍以归、麦、五味，取"生脉"之用，益气养阴、生津敛正。配以苍、白术、泽泻、神曲，健脾燥湿、行气消积。黄柏清虚热以滋燥，更有青、陈皮辛燥降浊而和胃；升麻、葛根辛凉清热而升阳。于是清升浊降，气机和畅，脾胃和而气阴得补。

【方药功效】

本方乃东垣先生为暑湿损伤气阴而设。以益气养阴、化湿行津、和胃健中为其功效。临证握其"虚与湿"为要。虚者，气阴不足也；湿者，湿浊郁滞也。凡气阴不足而见湿浊郁滞者，不论何病症，非必暑湿者，多可选用本方。

【文献摘录】

"今暑邪干卫，故身热自汗，以黄芪甘温补之为君；人参、橘皮、当归、甘草，甘微温，补中益气为臣；苍术、白术、泽泻，渗利而除湿；升麻、葛根，甘苦平，善解肌热，又以风胜湿也。湿胜则食不消而作痞满，故炒曲甘辛，青皮辛温，消食快气；肾恶燥，急食辛以润之，故以黄柏苦辛寒，借甘味泄热补水；虚者滋其化源，以人参、五味子、麦门冬，酸甘微寒，救天暑之伤于庚金为佐，故曰清暑益气汤。"(《脾胃论注释》)

【附记】

（1）余之先父赵孟寶先生，曾以本方治愈中年农妇患眩晕病证（梅尼埃病）10余年之久。服本方30余剂，后将本方改为丸剂，缓缓收功。

（2）余常以本方调治某些少气懒言、身疲烦热、少食不美、心烦少寐等，证属气虚湿郁或气虚阳郁者，每用多效。

（3）本方《汤头歌诀》载有生姜、大枣。余亦仿之。

3. 升阳益胃汤

党参 10g　白术 10g　黄芪 15g　黄连 5g

半夏 10g　甘草 10g　陈皮 10g　茯苓 10g

泽泻 10g　防风 5g　羌活 5g　独活 5g

柴胡 10g　白芍 10g　生姜 10g　大枣 10g

【方义思考】

方中四君（参、术、苓、草）合二陈（陈、苓、夏、草），补脾益肺、行气温中、降浊祛湿。辅以黄连、泽泻清热燥湿、淡渗利湿，于补益中行祛湿降浊。佐以羌、独、防，辛温升散，风药胜湿，升阳醒脾。用柴胡、白芍疏达郁滞，斡旋升降。更有生姜、大枣和中而悦脾胃，升阳不燥，降浊不伐。守中焦和脾胃，协调升清降浊，故曰升阳益胃。

【方药功效】

本方出自《脾胃论》，用于暑湿困伤脾胃。以升阳散郁、化湿降浊、和胃悦脾为其功效。临证握其"郁、湿"为要。郁者，阳气郁困不升也；湿者，湿郁阻滞，中焦不和也。湿郁阳困而渐有烦热内生，不可彻其热也，升阳散湿烦热自去矣。

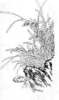

轩园医标录
——医案得失与方药心悟

【文献摘录】

"升阳益胃汤，东垣治所生受病肺经之方也。盖脾胃虚衰，肺先受病。金令不能清肃下行，则湿热易攘，阳气不得伸，而为诸病。当以羌活、柴胡、防风升举三阳经气，独活、黄连、白芍泻去三阴郁热，佐以六君子调和脾胃，其分两独重于人参、黄芪、半夏、炙草者，轻于健脾，而重于益胃，其升阳之药，铢数少则易升，仍宜久煎以厚其气，用于早饭午饭之间，藉谷气以助药力，才是升胃中之阳耳。"（《绛雪园古方选注》）

【附记】

（1）临证使用本方，多用于湿阻火郁脾胃病者，乃是其常也。中焦不和少寐者，湿郁肢体疲痛者，湿阻火郁情志病者，以及胆系病证缠绵不已者，随证选用，收效常在意外。

（2）六旬农妇，症见头眩身疲而行走无妨，少食不饥，心烦身不热，少寐不安等怪异情形。状若百合病，服药则症增剧，缠绵不已。予以升阳益胃汤二剂症减，四剂大好，后调治得愈。

（3）八旬老妇，因骨折卧床，又患泄泻一周，昼夜行七八次之多。抗菌、止泻药乏效。予以升阳益胃汤（一剂药分昼夜六次服），一剂效，二剂愈。

4. 升阳散火汤

葛根10g	升麻10g	柴胡15g	羌活10g
独活10g	防风5g	党参10g	白芍10g
生甘草5g	炙甘草5g		

【方义思考】

柴胡、升麻、葛根，辛凉升散，疏达枢机，升阳散表，宣散通阳郁之火，表和则易通。配以羌活、独活、防风辛温风药，升散疏滞，调上达下，有风散阴郁之义。党参、炙甘草甘温益气守中，既可防升散损气伤津；又可为升降协调转枢。白芍、生甘草，苦甘化阴，既制升散之燥，又助疏滞散火。升中有制，散中有守，配伍规矩，不失为良方。

【方药功效】

本方乃东垣遵"火郁发之"而制。以升阳宣表、疏达枢机、宣调上下、散郁散火为其功效。临证握其"郁与火"为要。郁者，卫阳不宣，气机郁滞也；火者，阳郁阴滞之热蕴也。多用于火热证日久不去亦不亢，缠绵不散者。

【文献摘录】

"根据《内经》'火郁发之'的治则，给以升、柴、羌、防、葛根、独活之类升阳散火，火散则热退；有散必有收，用生甘草、白芍酸甘化阴以收耗散之津液；有散必有守，用人参、炙甘草甘温以补中气之虚弱。"（《脾胃论注释》）

【附记】

（1）临证选用本方时，非必症见肌肤烦热方可使用。凡证属阳郁不达，症见上焦头面疾苦，或中焦胃腑不和者，抑或情志病少寐、心悸等，以及下焦某些病症，多可选用。

（2）中年女性，两鼻孔燥痛、渗血、时有异味，反

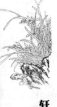

复不已一年。相应理化检查无异常。予以升阳散火汤三剂症减，六剂大好，后予桂枝汤进退获愈。

（3）本方《汤头歌诀》载有生姜、大枣。余常准此，亦为佳也。

5.六和汤

藿香 10g　厚朴 10g　杏仁 10g　砂仁 5g

半夏 10g　木瓜 15g　茯苓 15g　白术 10g

党参 10g　扁豆 10g　甘草 5g　　生姜 10g

大枣 10g

【方义思考】

参、术、苓、草，四君子补中益气、健脾化湿。加扁豆更助化湿之力，配半夏、木瓜祛暑助化湿，化湿助降浊，相辅相成。佐以藿、朴、杏、砂，祛暑宣表，肃理化浊，理气和中。姜、枣辅以和中护胃。既有"四君"之功，更有"藿朴夏苓"之妙。终以固守中焦，升阳宣表而散郁，和里降浊以化湿，平和六方，故曰"六和汤"。

【方药功效】

此《局方》中一张方剂，汪昂谓之"调和六气"，主以暑湿犯逆，脾胃不和为治。以健中益气、升阳散郁、和里化湿、祛暑降浊为其功效。临证握其"中、湿"为要。中者，中焦也，中虚不和；湿者，湿浊也（或以暑湿），湿浊中阻，气机不利。此脾胃病证或其次生病证的常用方剂。

"六和汤《太平惠民和剂局方》卷二方……治心脾不调,气不升降,霍乱转筋,呕吐泄泻,寒热交作,痰喘咳嗽,胸膈痞满;头目昏痛,肢体浮肿,嗜卧倦怠,小便赤涩;并治伤寒阴阳不分,冒暑伏热烦闷,或成痢疾;中酒烦渴畏食,妇人胎前产后,并宜服之。"(《中医大辞典》)

【附记】

本方适用范围较广,不必拘泥夏暑。凡四时不正之气犯逆,症见脘痞少食,腹闷便泄,头眩身疲,少寐多梦,以及妇科带下腰沉疲痛等,多可选用。但必是症见中虚不和,湿浊内郁,三焦不利者可矣。

6. 参苏饮

党参 15g　苏叶 10g　陈皮 10g　枳壳 10g

前胡 10g　半夏 10g　葛根 15g　木香 5g

甘草 5g　桔梗 10g　茯苓 15g　生姜 10g

大枣 10g

【方义思考】

党参、甘草益气安中,中州安平,四旁顺行。合以茯苓、半夏、陈皮行气化湿,降浊和中,互助互行,祛邪扶正。苏叶、葛根、枳壳、前胡疏表散郁,祛风散湿,理气宽中。辅以木香、桔梗行气通上达下。生姜、大枣与之和中护胃,协调升降。气机畅利,郁散湿去,脏腑和畅。

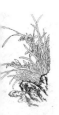

【方药功效】

此乃《局方》中一张和解方剂。以疏表解郁、行气化湿、降浊和中为其功效。临证握其"郁、湿"为要，郁者，气机郁滞，上下不利是也；湿者，湿邪郁滞，表里不和是也。多以气滞湿郁，表里不和之病证选用，非必外感风寒，内有痰饮者为治。

【文献摘录】

"苏叶、葛根、前胡，解表除风寒。人参、甘草、茯苓，补中治内伤。陈皮、半夏，除痰止呕逆。枳壳、桔梗，理气利胸膈。木香行气破滞，姜枣调和营卫，表里并治，虚实兼顾。"(《汤头歌诀白话解》)

【附记】

青年女性，年过而立。便秘苦不堪言 3 年余。每登厕必 2～3 次可勉强排完大便，但终有未尽之感。予以温阳化湿导滞数药之，仅小效而已，停药后复作如初。后拟参苏饮煎服 3 剂大效，复进 6 剂得愈。

7. 藿香正气散

藿香 10g　大腹皮 10g　苏叶 10g　甘草 5g

桔梗 10g　陈皮 10g　茯苓 15g　白术 10g

厚朴 10g　半夏曲 10g　白芷 10g　生姜 10g

大枣 10g

【方义思考】

藿香辛温芳香，外散风寒、内化湿浊。配以苏叶、白芷，辛香升散、化湿辟秽，合力升清降浊。茯苓、白术、半夏曲，健脾和胃、祛湿化浊，佐以陈皮、厚朴、大腹皮，理中除满、顺气化湿。桔梗宣肺利肠，上下和气，助行气化湿一臂之力。甘草、生姜、大枣和阴阳，养胃护中，辟秽扶正。"正气"者，芳香辟秽扶正之义也。

【方药功效】

本方为《局方》中辟秽扶正之名方。以辛温和表、辟秽扶正、行气化湿、健中和胃为其功效。临证握其"秽、湿"为要。秽者，四时秽浊不正之气也；湿者，湿困中阻，阻滞气机是也。多用于感寒伤湿，脾胃不和病证者。

【文献摘录】

"是以方中藿香用量偏重，以其既能辛散风寒，又能芳香化浊，且兼升清降浊，善治霍乱；配以苏叶、白芷辛香发散，助藿香外解风寒，兼可芳香化湿浊；半夏、陈皮燥湿和胃、降浊止呕；白术、茯苓健脾运湿、和中止泻，厚朴、腹皮行气化湿、畅中除满；桔梗宣肺利膈，既利于解表，又益于化湿；生姜、大枣、甘草调和脾胃，且和药性。诸药相伍，使风寒外散，湿浊内化，清升浊降，气机通畅，诸证自愈。"（《方剂学》）

【附记】

（1）夏暑，脾胃不和者，选用本方者众。其实不然，凡感受不正之气，症见湿困中阻者多宜用之。曾于深秋，治一中年农民，头昏目眩，身疲乏力，脘闷少食，迁延月余，理化检查无大碍，遂予藿香正气散，两剂效，四剂愈。

（2）中年农妇，因食海产品，双眼上睑肿痒，搔之

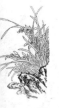

轩园医耘录
——医案得失与方药心悟

色变如卧蚕，迁延半年。服藿香正气散，水煎三剂，症衰近愈。复食水产品，症复且剧，随证治之得愈。

8. 平胃散

苍术 15g　厚朴 10g　陈皮 10g　甘草 5g

生姜 5g　　大枣 5g

【方义思考】

苍术辛燥、升散、化湿而祛秽浊，合厚朴、陈皮宽中除满、理气调胃。配甘草甘缓，益气和中，疏利气机而不伤正，化湿祛浊又不伤津。更有生姜、大枣和阴阳、护脾胃，协理调气机、化湿浊，促进升降和畅。

【方药功效】

此方，汪昂先生谓"利湿散满"。以升燥化湿、理气散郁、降浊除秽、调胃和中为其功效。临证握其"湿与满"为要点。湿者，湿浊中阻是也；满者，气滞不利而中满也。本方对湿阻（食积）气滞证的脾胃不和不失为良方。后世以此方加味、合方扩充了其治疗范围。

【文献摘录】

（1）"治以苍术辛温，助胃行湿，升发谷气，厚朴苦温，辟阴祛浊，温胃渗湿，甘草调和小肠，橘红通理大肠，胃气安常，大小肠处顺，故曰平胃。"（《绛雪园古方选注》）

（2）"方中重用苍术为君药，以其苦温性燥，最善除湿运脾。以厚朴为臣，行气化湿，消胀除满。佐以陈皮，理气化滞。使以甘草，甘缓和中，调和诸药；生姜、大枣调和脾胃。诸药相合，可使湿浊得化，气机调

畅，脾胃复健，胃气和降，则诸症自除。"(《方剂学》)

【附记】

（1）余之先父赵孟寅先生，惯用本方加山楂、神曲、麦芽、槟榔，治食积胃痛，效佳。余近年在此基础上增入大黄，促其通泄，治疗胃石症，其效不凡。

（2）本方合于五苓散，名曰胃苓汤。近年有报道治疗肝性腹水，其效可信。

9. 越鞠丸

苍术 15g　川芎 10g　香附 15g　栀子 10g

神曲 15g

【方义思考】

香附辛香，苦甘而平，疏郁散结，活络除痹。配以川芎芳香走窜，行经通络而散瘀。苍术芳香散结，辛燥化湿；合栀子苦寒清心祛烦，以解郁瘀之火。伍以神曲消食祛积、化腐导滞。使疏、散、清、通诸法合力涤除腐浊。气机畅达，脏腑和利，何郁之有？

【方药功效】

此为丹溪治"六郁"之名方。以疏郁散结、调畅气机、和利三焦为其功效。临证握其"郁"为要。郁者，气、血、痰、火、湿、食之郁滞也。药仅五味，统治六郁，"发越阳运之不伸，而使舒达所以名越鞠"（巫玉君语录）。

【文献摘录】

"方用辛温芳香的香附开气郁，苍术燥湿郁，川芎调血郁，栀子苦寒，能解火郁，神曲消食郁。痰由郁

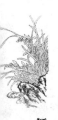

生，五郁得散，痰郁自除，所以用五药而能统治六郁。"
(《汤头歌诀》)

【附记】

（1）余之慈母宋振家先生临证善用越鞠丸。以"左关脉沉"为肝郁不升的辨证要点。或加减或合方，用于少寐、多梦，乳胀、善太息，肢体沉痛，月经病及不孕，面部黄褐斑等，均有效验。若随证加入少量（5g左右）茵陈、麦芽，舒肝解郁，优佳。

（2）中年农妇，每于活动后则脘满胁胀如鼓，痛苦莫言，必以嗳气声响连天则渐舒，除此别无所苦，迁延1个月。余以越鞠丸加百合、乌药、苏叶、茵陈，三剂症衰过半，复进三剂得愈。

10. 防风通圣散

防风 10g　大黄 10g　芒硝 10g　荆芥 10g

麻黄 10g　栀子 10g　白芍 10g　连翘 10g

甘草 15g　桔梗 15g　川芎 10g　当归 10g

石膏 20g　滑石 20g　薄荷 5g　　黄芩 15g

白术 10g

【方义思考】

防风、荆芥、麻黄辛温解表，疏风散寒，使寒郁肌表随汗而散；石膏、黄芩、连翘、栀子辛凉清热，解毒散结，佐以大黄、芒硝、滑石通腑泄热；使居里之热结随二便而出。当归、川芎、白芍活血通络，疏达阴郁之滞。合以桔梗、薄荷，轻清宣通上下，既助解表泄里，又以疏滞之力清扫残邪。白术、甘草甘温崇土护中，减

方药心悟篇

缓苦寒攻伐之激。此内外分消，表里双解，不失为"表里、气血、三焦通治之剂"（王泰林语录）。

【方药功效】

此方为金元时代刘河间所制。以表里双解、宣通三焦、清热散结、凉血解毒为其功效。临证握其"热与壅"为要。热者，表、里三焦热盛充斥也；壅者，邪热壅盛，气机壅滞是也。临证，急性表里炽热证多有选用，某些疮疡肿毒病证者亦可选用。

【文献摘录】

"方中防风、荆芥、麻黄、薄荷疏风解毒，使风邪从汗而解；大黄、芒硝泄热通便，配伍石膏、黄芩、连翘、桔梗清解肺胃之热；山栀、滑石清热利湿，使里热从二便而解。更以当归、川芎、白芍养血活血，白术健脾燥湿，甘草和中缓急。如此，则汗不伤表，清下而不伤里，从而达到疏风解表、泻热通便之效。"（《方剂学》）

【附记】

表里炽热，持续不退之急症者，多应表里双解燃眉之急。选防风通圣散，急急煎服，一般一剂（12小时内）分作四次，每隔2～3小时服药一次（小儿尤宜多次分服）。多在一、二剂汗出热退、神安。

11. 普济消毒饮

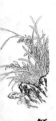

黄芩 15g	黄连 15g	牛蒡子 10g	玄参 15g
甘草 10g	桔梗 10g	板蓝根 10g	升麻 5g
柴胡 10g	马勃 10g	连翘 15g	陈皮 10g

僵蚕 5g　薄荷 5g

【方义思考】

黄芩、黄连、板蓝根，苦寒，清热燥湿、凉血解毒；配以连翘、玄参、牛蒡子，既助清热解毒之力，更灭浮游之火。马勃、僵蚕味辛，祛风散结、解毒消壅，合以升麻、柴胡升散透表，驱邪从上近表除之。桔梗、薄荷清轻，宣通上下，既有利气机升降；又助于清扫残余之邪。陈皮、甘草和中辟秽浊，护胃缓苦寒之伐。

【方药功效】

本方出自《东垣试效方》，为治"大头瘟"之名方。以清热凉血、祛风散结、消壅解毒为其功效。临证握其"毒与结"为要。毒者，邪热壅滞，聚结肿毒也；结者，邪壅气机，津血结滞不利也。"大头瘟"一病，近年少见。多移用治疗其他肿毒、疮痒等病症。

【文献摘录】

"黄芩、黄连、连翘、玄参泻心肺之热为君，人参、橘红负荷其正，驱逐其邪为臣，升麻、柴胡伸少阳阳明之气，桔梗、甘草载引诸药不令下行为佐，牛蒡散风消毒，僵蚕消风散结，板蓝根解天行热毒，马勃消头面毒肿，使药四味，为诸药驱使于上焦，以成消散之功。"（《绛雪园古方选注》）

【附记】

（1）1971年春，余族叔年四旬，突患头面肿痛，身热身痛，恶寒卧厚被，揭被汗气腾腾其味异常。时余侍父诊在侧，告曰：此大头瘟，遂命处方普济消毒饮，三剂而痊。此后，未再诊见此病。近年，常以此方治疗瘰疬、带状疱疹等病症，病愈重，效愈速。

（2）年轻农妇，颌下肿块如杏核，不硬不软，不红不移，边缘清楚。平时无痛痒，常因外感肿大而痛。起因四年前颌下淋巴结肿大，经治热退痛除，遗留肿块至今，几经治疗未果作罢。余以普济消毒饮六剂，肿块消减过半，继服十余剂，消无踪影而告愈。

12. 苏子降气汤

紫苏子 10g   陈皮 10g   半夏 15g   当归 10g

前胡 10g   肉桂 5g   厚朴 10g   生姜 10g

甘草 10g

【方义思考】

苏子、陈皮辛温，降气肃肺、化浊止逆；配以半夏、厚朴、前胡，更增化痰祛浊、下气平逆之力。用肉桂暖肾固元，既可引阳归舍而纳气，又可减缓平逆肃降耗气之损。更有当归、甘草、生姜，和血润泽、斡旋中焦，相辅升降而和胃护中。

【方药功效】

此为《局方》的降气平喘止嗽之名方。以降逆下气、化痰祛浊、纳气平喘为其功效。临证握其"上盛、下虚"为要。上盛者，气逆而痰涎上壅也；下虚者，肾气不足，虚纳不固也。多用于痰涎涌盛，下虚喘嗽者。

【文献摘录】

"苏子降气平喘，配合半夏、厚朴、橘红、前胡以下气化痰，降逆散痞而治上盛。当归和血，甘草益气调中，再加肉桂引上越的虚阳下行，并且能温补肾阳而治

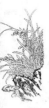

下虚。"(《汤头歌诀白话解》)

【附记】

（1）中年农妇，病咳嗽一年，日数次发，每咽痒必急咳不止，痰涎少黏，不易咳出，缓则如平人。余拟方数治之无功，改拟苏子降气汤，三剂效，继服六剂而愈。

（2）中年农妇，病大便难 5 年，虽隔 1～2 日而便，但每次则努挣不下，状如羊矢。初予温阳化湿效不佳，再拟润下症更糟。后拟苏子降气汤，原方进四剂显效，复进六剂大好，成形软便，一二日一行。原方进退服十二剂，基本获愈。

13. 鸡鸣散

苏叶 10g　吴茱萸 10g　桔梗 15g　生姜 15g

木瓜 15g　陈皮 10g　　槟榔 10g

【方义思考】

吴茱萸、生姜，辛温散寒、暖肝降逆，配以陈皮、槟榔辛温，利气导滞、行水祛积，合力迫降寒逆秽浊之邪。兼有木瓜舒筋解痉、活络化湿以为辅。妙在桔梗宣上达下，通利三焦。苏叶辛香温散，透表宣卫，行气和里。表里通和，久着湿邪逐下而去。

【方药功效】

"鸡鸣散是绝奇方……浮肿脚气效彰彰"，以暖肝散寒、利气导滞、降逆祛浊、舒筋解痉为其功效。临证握其"寒湿、浊逆"为要。寒湿者，湿浊寒化也；浊逆者，湿浊随肝寒泛逆也。多用于寒湿脚气肿痛者。

"紫苏色赤气香，通行气血，专散风毒，同生姜则去寒，同木瓜则收湿，佐以桔梗开上焦之气，广皮开中焦之气，妙在吴茱萸泄降下逆，更妙在槟榔沉重性坠，诸药直达下焦，开之散之，泄之收之，俾毒邪不得上壅入腹冲心，而成危候。鸡鸣时服者，从阳注于阴也，服药须冷者，从阴以解邪也。"(《绛雪园古方选注》)

【附记】

1971年，夏秋之交。余族叔年三旬，久有脚气。突发少腹气逆而痛，时欲冲脘，恶呕无物，惊慌、言语失和，时又欲眠状。余之先父问曰：有脚气否？曰：然也。随之告余，此乃"脚气攻心"不治迅以上冲心胸，危也！命急煎鸡鸣散服之。一剂知，二剂愈（未作鸡鸣时冷服法）。

嗣后，余再未见诊此病。近年临证中移用于老年关节退行性病变，兼有寒湿证者，或治膝、踝漫肿沉痛者，亦多见收效。

14. 血府逐瘀汤

生地 15g　当归 15g　川芎 10g　赤芍 10g

柴胡 10g　枳壳 10g　甘草 5g　桃仁 10g

红花 10g　桔梗 10g　牛膝 10g

【方义思考】

桃仁、红花、生地、当归、川芎、赤芍，为桃红四物汤。主以养血活血、通络祛瘀，况且"四物"改用赤芍更突出活血之力。柴胡、枳壳、赤芍、甘草，为四逆

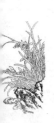

散，主以疏达气机、散郁散滞利于血脉畅行。桔梗宣上达下，通利三焦，助四逆散一臂之力。牛膝达下通经祛瘀，助桃红四物通络散瘀之功。瘀散气行脉畅，则病症自除。

【方药功效】

此方为《医林改错》五逐瘀汤之一，以疏滞散郁、养血活络、通经祛瘀为其功效。临证握其"瘀与滞"为要。瘀者，血府瘀郁不利也；滞者，气机郁滞不畅也。多用于各科瘀血病证，确有良效。

【文献摘录】

"方中桃红四物汤活血化瘀而养血，四逆散行气和血而舒肝，桔梗开肺气，载药上行，合枳壳则升降上焦之气而宽胸，尤以牛膝通利血脉，引血下行，互相配合，使血活气行、瘀化热消而肝郁亦解，诸证自愈。"（《方剂学》）

【附记】

中年农妇，双手烦热、肿胀、麻木五年余，剧则夜间因手麻木而惊醒，起床搓之方缓。相关理化检查无异常，余拟血府逐瘀汤四剂大效，肿胀消，再进四剂而愈。

15. 紫苏饮

紫苏叶 10g　　大腹皮 5g　　党参 5g　　川芎 5g

甘草 3g　　　　陈皮 5g　　　当归 5g　　白芍 5g

【方义思考】

党参、甘草甘温，益气固中，配当归温润，补阴养血，以气血双补而安胎固元。川芎、白芍疏理行血，合以陈皮、大腹皮，行气散滞而气血和利。苏叶辛香，和胃祛秽、护理中焦。补调合宜，气血畅利，胎气平和。

【方药功效】

本方为治"子悬"病证的名方。以安胎固元、疏理血气、顺气止逆为其功效。临证握其"胎气不和"为要。胎气不和者，妊娠月份增大，胎气躁动上逆也。

【文献摘录】

"治妊娠胎气不和，怀胎近上，胀满疼痛，谓之子悬。兼治临产惊恐，气结连日不产，紫苏饮。

"曾有妇人累日产不下，服遍催生药不验。予曰：此必坐草太早，心怀恐惧，气结而然，非不顺也。《素问》云：恐则气下。盖恐则精神怯，怯则上焦闭，闭则气还，还则下焦胀，气乃不行矣。得此药一服便产。妇人六七月子悬者，予用此数数有验。不十服胎便近下。"（《普济本事方》）

【附记】

余临证，曾数次用紫苏饮疗子悬病证，其效不凡。多在一剂效，二剂愈。观子悬病者，近年少见矣。

16. 保产无忧方（散）

川芎 10g	白芍 10g	当归 10g	荆芥 5g
羌活 5g	黄芪 10g	厚朴 5g	菟丝子 10g
枳壳 5g	甘草 5g	川贝母 5g	生姜 10g
艾叶 5g			

【方义思考】

当归、白芍、川芎调和冲任、养血安胎。配以黄芪、甘草益气和中，气血兼顾，更有菟丝子、艾叶暖宫补肾，固守胎元。用厚朴、枳壳少少顺气疏滞，合荆芥、羌活辛香清爽，和顺胎气。川贝母润肺生津，清虚烦之热。生姜、甘草辛甘化阳，顺胃气以和津。气血和利、胎元安宁，此无忧矣。

【方药功效】

此为安胎利产之名方，以调养冲任而安胎、和顺胎气而利产为其功效。临证握其"安胎、利产"为要。多用于养胎、胎动不安、催生利产等方面。

【文献摘录】

"保产无忧散，《傅青主女科·产后篇》卷下方。又名保产无忧方……水煎，空腹温服。每月三五服，临产热服。功能保胎、催生。治胎动不安，腰酸腹痛，及胎位不正，难产等。若虚极，加人参三至五分。"（《中医大辞典》）

【附记】

（1）保产无忧方，确为良方，屡用显功。应注意胎动不安者，服药期间，卧床休息是第一位的。若能配合食用小米粥，效益佳，养胎利产者不必如此。

（2）某妇，妊三月，跳越矮墙，少腹坠痛，下阴见红。嘱卧床，急煎保产无忧方两剂而安，后顺产一子。

◎时方简述

本篇计选时方16首，因大多无相类比较，故仅就方剂特点作以简要评述。

【生脉散、清暑益气汤】

二方均具有益气敛正、养阴生津功效。药性温润，药力趋向平和。生脉散药简力专效宏，纳心肺之气敛归于肾，肺气畅而百脉行，故曰生脉。清暑益气汤虽含有生脉之功，但其组方偏注气阴不足兼夹湿郁之证。以益气化湿促进和胃悦脾，养阴生津又清虚烦之热而称著。

【升阳益胃汤、升阳散火汤】

二方同具升阳散火功效，风药组方，性偏宣散。

升阳益胃汤是守中焦行调胃和脾、通三焦而疏郁散火。益胃是基础，行上、中、下三焦同步而治。升阳散火汤是宣散肌表、升发卫阳遏郁之火。宣散肌表为先，主以梳理上焦而治。

【六和汤、参苏饮、藿香正气散】

三方均取和解法，组合方剂，健脾和胃同时又具有一定的解表之力。药性辛温但不燥，表里兼顾主中和。

六合汤偏于健脾和胃、崇土化湿。守中健中调气机；升降出入和畅达，故曰"六和"。参苏饮则注重调达脏腑之气，上下和顺。因具导滞积、祛秽浊之力，可收清洁胃肠之效。藿香正气散主在解暑化湿、祛秽降浊。因能避秽驱恶，护卫胃肠，匡扶正气，故名曰"正气"。

【平胃散、越鞠丸】

二方均有和胃消食、化浊散滞之功。药味简练，性能平和，不偏不倚。

平胃散是芳香燥湿、开胃导滞，以顺降胃气而宽中

除满的，因治理中焦之力专，故中虚者不宜用之。越鞠丸则是疏郁散结、调畅气机，以五味药发越"气、血、痰、火、湿、食"之遏郁，故治"六郁"，其治疗范围相对平胃散较宽泛。

【防风通圣散、普济消毒饮】

二方都具清热、泻火、解毒的功效，其组方药味庞杂，性味苦寒，泄力雄悍。

防风通圣散是以表里、三焦通解，顿挫气分热炽三焦之狂势，荡涤无余。普济消毒饮，虽亦具解表之力，但以解毒称雄，力辟血分热毒壅滞之凶狷，不留后患。

【苏子降气汤、鸡鸣散】

二方均有散寒降气之功效。药味不杂，性能辛温，降浊迫逆是其共同点。

苏子降气汤是肃肺纳肾而降气平喘的，兼润肠道以助肺降。鸡鸣散是暖肝平肺而降气化秽浊的，兼以柔筋解痉而除痹。

【血府逐瘀汤】

是方以疏郁散滞而活血化瘀。药性平和但偏凉润。若阳虚不足，脾胃亏虚的瘀血证，不宜选用。

【紫苏饮、保产无忧方】

二方均是安胎利产之名方，药性平和。

紫苏饮安胎平逆治"子悬"，是为本方专长，若用于安胎则显力所不及。保产无忧方，安胎利产"功效莫浪讥"，尤以安胎著称。

四、对药简录

"对药"，亦称药对。一般以两味药为组合形式，成对出现在方剂中，具有协同功效。

对药出现由来已久。晚近中医大家施今墨先生善用对药，多有效仿者。故尔亦有临床者以对药组方便捷灵活，方剂进退加减自如，收效颇佳。

余临证喜用者，多是家传验之所得。间亦有个人用药得失所悟，间或采用古圣今贤之验者，简录集之。

1. 苍术　薏苡仁

苍术辛温芳香升燥。辛温燥湿能醒脾，芳香辟暑可祛秽，升燥散风驱表邪；升燥易躁可疏滞。本品生用性悍，炒用缓之。

薏苡仁又名薏米，药食两用。性味凉淡，利湿除热治脚气，化湿悦脾去赘肉，化腐祛浊解肿毒。生用偏祛湿，炒用取悦脾。

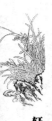

苍术、薏苡仁合用，借苍术之温燥，通化湿邪之郁阻；取薏苡仁之凉淡，清理湿郁之热蕴。师曰"病痰饮者，当以温药和之"，苍术是之谓也。湿郁多由脾困，薏苡仁悦脾化湿是也。祛湿忌凉，苍术升燥温化之；湿郁蕴热，薏苡仁凉淡清泄之。苍术燥制薏苡仁之凉淡，利于湿化；薏苡仁凉淡制苍术之燥，升而勿过。正所谓，升阳散郁疏气滞，燥湿悦脾清蕴热。

余之先父赵孟宸先生喜用此对药。薏苡仁用量常2～4倍于苍术，用于湿证颇获效验（偏寒湿者除外）。如痰湿咳嗽，湿郁中焦脾胃不和者，饮留肠间作泄者，妇科病证及关节肿痛者，多可选用。或入柴胡辈（大、小柴及四逆散），或合五苓类（五苓、四苓、苓桂术甘），或伍理中辈（理中、四君）及二陈等，可收相辅之效。

2. 大黄　冬瓜仁

大黄苦寒，通腑泄热、导滞荡郁、涤化瘀血。

冬瓜仁性平味甘，利肺嗽通小便、解热毒排痈肿。

冬瓜仁疏滞散郁，清肺润肠，疏理腑道。配以大黄泄热通腑，荡瘀郁，涤秽浊。两药合用泄热散郁，祛浊导滞，相得益彰。

冬瓜仁疏滞散郁之力虽缓于大黄，但清扫残留则大黄有所不及；大黄荡浊泄下力迅，有"枪走一条线"之势，但搜剔络间，缓图而作不如冬瓜仁，两药合用有"优势互补"之功。

两药组对，合方用于痰湿郁阻，或瘀血阻络所致病证。如湿痰化热咳嗽日久不去者，膏粱厚味肠道积滞者，以及妇科病证痰瘀互结者等。每以大黄、冬瓜仁各5～10g进退缓泻之，多见其效。

3. 枳实 白芍

枳实味苦辛，性微寒，疏滞下气、清热散结、消积除痞。《本经》曰其能"除寒热结"。

白芍味苦，性微寒，疏达阴滞、通导血痹、缓急止痛、养阴清热。《本经》曰其能"除血痹，破坚积，寒热疝瘕"。

枳实疏滞散结，力偏气机，破滞为先；白芍疏达阴滞，专注血府，通痹为主。两药组合，优势互补。清热散结，疏滞除痹，消积散痞，通经活络。

此对药取仲师之枳实芍药散："产后腹痛，烦满不得卧，枳实芍药散主之。"

临证两药一般以等量配对，10～15g 为宜。若气滞热郁偏著者，枳实量可大于白芍；若血痹郁阻明显者，白芍量可大于枳实，随证而已。

枳实、白芍配对选用，总的原则是疏滞达郁、通痹散结为其治。或用于热郁气滞的肺系咳喘病证、中焦胆胃病证；或用于痰湿郁滞，或瘀血痹阻的妇科病证；或用于气机壅滞，经络痹阻的肢体、关节病证等。

本着祛积、疏滞、通痹不伤正的原则，年老体弱、脾胃不足者，用时量宜少，或在补益前提下佐用。

本组对药，若合以大黄、冬瓜仁则开滞泄下之力增大；或配以苍术、薏苡仁则疏滞祛湿之功尤佳。

4. 枳实　白术

枳实：同前。

白术味甘，性温，培土暖中、燥湿化津、祛寒湿痹。

两药组合开滞化湿。白术燥湿化津，虽暖中培土，但有壅中易滞之嫌，此借枳实清热开滞，推动腑气，祛湿化浊更佳。枳实开滞理气，利于气行湿去，唯觉性寒有碍化湿，但得白术温中暖脾，不致寒凉为害。两药相合，互助互用。

此对配合，寒温适中。开滞气促化湿，暖脾培中不燥。临证多般等量配方使用，以 10～15g 为宜。欲增开滞之力可加枳实用量，若使健脾化湿宜增量白术。

枳实、白术宜生用，若取健中和胃者，炒用较佳。炒制者，性缓也。

此对药取仲师之枳术汤："心下坚大如盘，边如旋盘，水饮所作，枳术汤主之。"

临证使用多以开滞积、化痰湿为用。或用于痰湿咳嗽，咯痰不易，日久不愈者，或用于积滞胃肠痛泄者；或用于肝胆病症兼有郁阻者；或伍于气滞湿郁妇科病证的组方。尤宜用于湿郁便秘经久不愈者，可增白术量 2～3 倍于枳实，效佳。

5. 泽泻　白术

泽泻味甘，性寒，利水湿、通淋浊。《本经》曰其能"主风寒湿痹……能行水上"。

白术：同前。

两药组对温中化湿、行水消饮、运津四布。白术温中，伍泽泻之甘寒，温兴不燥；泽泻通利水道，配白术之甘温，利中有化。二者合力，利水湿祛湿浊，化痰饮趋下行；暖中州兴脾阳，运津液行四布。正所谓，既能通利湿郁、促浊滞之排出，又可杜绝湿郁集聚为饮、为痰之源。

临证使用，多据情酌定药物用量。若偏利湿行水，泽泻量多大于白术；若主健脾运津，白术量可大于泽泻。一般以 15～30g 为宜。

此对药取仲师泽泻汤"心下有支饮，其人苦冒眩，泽泻汤主之"。方中泽泻 2.5 倍于白术，其治在利水湿而行津上承。临证多取以化痰湿、利湿浊为用，或选用于眩晕病证中，或用于湿郁中焦呕逆者，或用于肠中留饮作泄者，或用于妇科湿浊浸淫病证等。

此对药利湿浊属渐进型，非迅利速泄也。只要药中病机，功效则能渐显现，且呈递增趋势效验。

6. 干姜 半夏

干姜味辛，性热，暖中守阳、散寒降逆、化饮辟秽。

半夏味辛性温，燥湿化痰、降逆祛浊、消痞散结。

干姜温化痰饮，得半夏燥湿之助，更增化饮涤痰之力。半夏降浊散结，有干姜温阳之能，尤显升清降浊之功。干姜助半夏燥痰湿，又减缓其毒，半夏辅干姜暖中

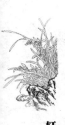

阳，又祛浊澄清。

两药味皆辛，辛者能散，散易开滞，痰、饮、水皆湿也，湿者黏腻缠绵，得辛辣散结则易速去。两药性皆温、燥，温燥利于化痰湿，仲师曰"病痰饮者，当以温药和之"是也。

此对药取仲师半夏干姜散："干呕、吐逆、吐涎沫，半夏干姜散主之。"

临证用之，多取温化痰湿之用。或配入止咳祛痰方中，或加入调和脾胃药中，尤以酒客中满痞闷，积热不甚者多有选用。痰湿上犯头眩痛者可用，湿浊下浸二阴病证者可用，湿邪流着肢体、关节病证亦可用之，不需烦言，随证可矣。

两药组对，多取等量配之，10～15g 可矣。亦可据情调其比例，欲增温化多用姜，意取降浊增用夏，取决于病证矣。

7. 茵陈 麦芽

茵陈味苦，性微寒，清热疏滞、利湿祛黄。

麦芽味甘，性平，消食化积、疏滞通乳。

茵陈、麦芽皆萌春气而生发，象应东方肝木。两药组对，取其疏理肝胆之枢而条达气机。用量宜小不宜大，量小呈轻清升发之势，量大见疏泄迫降之力，故其用量多取 5～10g 等同用之为宜。

此对药，乃余之慈母宋振家先生临证喜用。多用于肝郁见证日久不愈，配入相应方剂中。指出：临证除患者自觉症状外，其左关脉独沉尤为重要指征。多般服药二三剂后，则左关脉自起，其郁闷之症亦随之而缓解。

临证仿效，果如。多配入调肝理脾类方剂中使用。麦芽有生、炒之分，升肝散郁宜生用。

8. 香附　五灵脂

香附味辛甘，性平，理气散郁、活络散结、宣理气血。

五灵脂味甘腥，性温，行血化瘀、活络散结、定痛止血。

香附理气血，妇人多用。香则开结行气、疏滞散郁为先；五灵脂温散疏滞、化瘀散郁为功。二药合用，行气、理气，化瘀、散郁，药性温和，入丸、散剂，宜缓图。

此对药，乃余之先父赵孟寅先生喜用。多合于气滞血瘀证或妇科月经病症的方剂中。其用量多取香附 1.5 倍于五灵脂可矣。若欲增强化瘀之力可适量增加五灵脂的用量；若欲兼顾补虚养血之用，可配入适量当归，其效彰彰。

此对药入丸、散剂缓服，收效呈"渐入佳境"之势。

9. 三七　鸡内金

三七味甘微苦，性温，补虚养血、活血化瘀、镇痛止血。

鸡内金味甘，性平，消磨食积、化积祛腐、散瘀

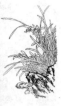

通络。

三七活血化瘀又补虚养血，通经活络，疏通血痹之滞，伍以鸡内金消磨积滞郁腐，既通利血脉又清洁血脉。二药合力主在清利血脉、化瘀通痹。

鸡内金化积散瘀之用，得益于《医学衷中参西录》一书。初试用于结石病，后扩展至妇科月经病，以至于心脑血管病证，凡血脉瘀滞久者服之多效。

临证使用，多宜丸散剂为佳，入汤剂亦可（应捣碎为宜）。一般为5g合方中，多等量用之。

10. 乌贼骨 茜草

乌贼骨又名海螵蛸，味咸涩，性微温，收敛制酸、止血生肌、软坚散结、祛腐化浊。

茜草味苦，性寒，行血通痹、活络止血、化瘀止痛。

两药组对，性和力缓。取其软坚散结、祛瘀生新、化腐祛浊、收敛溃疡、通痹活络之功效。

此对药取《内经》四乌贼骨一芦茹丸。临证调配入汤剂，乌贼骨15～20g，茜草5～10g。多用于血瘀证，或用于胃肠病证瘀郁者，或用于某些瘀滞聚积的肿块病证，取其消磨松散以利化瘀祛腐；抑或妇科经带病证用之，皆在辨证取用。

乌贼骨应去除甲壳用之，尤以入丸、散者更应去之。

11. 山药 鸡内金

山药味甘，性平，健脾益气、补肺生津、益肾添精、固涩敛正。

鸡内金：同前。

《岳美中医案》载：青年妇人，体虚闭经。以大剂量山药配入 1/4 的鸡内金，研末，每服 5g，日两次，缓图月余而瘥。

两药组对，于补虚损、益脾肾之中消磨瘀滞，祛积不伤正，补虚不恋邪。缓缓图之，日久见功，故宜入丸、散剂。

临证效仿，调治冲任不足闭经者效佳。或用于黄褐斑病者，收功期，效尤佳。常以此对药入煎剂或入丸、散剂。剂量之比，亦仿此。入汤剂不宜连续久服，以山药黏腻滞肠故也，间隔服之可矣。

凡见瘀郁日久，正虚不足者，皆可选用，非必妇科经带病证者。

12. 水蛭 穿山甲

水蛭味咸，性平。祛瘀不伤正，活血而通脉，久瘀新痹皆可用。

穿山甲味咸，性微寒。通经活络利血脉，消瘀破坚能下乳。

水蛭化瘀通血痹，伍穿山甲穿透之力通经活络，瘀去易速，经行易畅。二药合力，化瘀通痹，搜剔络脉之

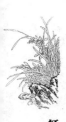

积瘀，通利血脉之痹阻。正所谓：瘀去新生，络脉和活，经脉通利，血行不滞不聚，周流顺畅。

临证两药多以等量配对入丸、散剂，或为细末纳胶囊吞服（0.5g 容量，一次 2～3 丸，日 2 次服），既方便又免药物异味之苦。

13. 水蛭　三七

水蛭、三七：同前。

水蛭化瘀破积力偏雄强，三七化瘀补虚功较温和；水蛭以破聚开积而化瘀活血，三七以通经养血而化瘀活血。

两药组对，药力相合，刚柔相济，攻补合施。攻破中有调补，通经又助攻破，相得益彰。

临证新久瘀阻者皆可选用，无非是调整二者间剂量比例而已。若偏取破瘀结者，水蛭量大于三七，若以通经活络为主者，三七量大于水蛭。

本组对药，多宜入丸、散剂，或纳胶囊吞服。

综上，活血化瘀对药计有三七、鸡内金，乌贼骨、茜草，山药、鸡内金，水蛭、穿山甲，水蛭、三七，共五组对药。

三七、鸡内金以消磨祛积见长，利于缓图，病去大半则停用。山药、鸡内金虽亦有消磨祛积之力，但是在补虚中进行，宜于体弱病日久者。乌贼骨、茜草亦俱消磨之力，但兼有软坚祛腐作用，对溃疡修复尤效。水蛭、穿山甲活血化瘀力偏雄强，尤以穿透经络、攻积破聚颇见功力。水蛭、三七功同水蛭、穿山甲对药，但力见温和，攻补合施。

14. 百合 生地

百合味甘，性平，质滑润，养阴生津、润肺清热、怡心除烦。

生地味甘，性凉，质滑腻，滋补肝肾、养阴生津、清热宣血。

百合养阴生津，偏著上焦心肺，怡心宁静，润而不腻；生地养阴生津，偏著于下焦肝肾，清热宣血，质较滋腻。

两药合力，养阴生津、清肺平肝、宁心除烦。多用于虚烦不眠，阴虚火旺心悸，或用于更年期阴虚火旺者。大凡情志病症见阴虚或兼火旺者，多可选用。

此对药取之仲师"百合地黄汤"。临证用量多以20～30g为宜。若欲宁心除烦可重用百合；若偏于养阴生津生地量可增大。但须注意脾胃不足者应适量、适时而用，以生地凉润滑肠故尔。

15. 沙参 甘草

沙参味甘，性凉，清热养阴、润肺生津。

甘草味甘，性平，安中益气、缓和药性。

沙参凉润不寒，益于肺气清肃、恶寒、憎热之娇性，止嗽止渴。甘草甘缓安中，伍以沙参清润生津，养阴而不凉不腻。二药合力，养阴生津、除烦宁心、护中益气、悦脾益肺。

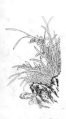

此对药乃余之慈母宋振家先生所喜用。临证沙参用量常 2～3 倍于甘草，或入煎剂合方用之。或单为散剂，疗小儿肺内郁热咳嗽效佳。

16. 山茱萸　淫羊藿

山茱萸味甘酸，性微温，温养肝肾、纳气敛精、固阴敛阳。

淫羊藿味辛甘，性温、温肾暖阳、强筋健骨、除寒通痹。

山茱萸濡养肝肾，以纳肾气固阴偏著，淫羊藿以暖下元温阳见功。两药合力，温阳之中固敛阴精；养肝肾兼顾兴阳除痹。固阴不妨兴阳；温阳不碍敛精。阴阳互求，不燥不腻。

临证多宜两药等量使用，一般以 15～20g 为宜。此对药适宜于诸虚劳损者。可入煎剂，亦宜入丸、散剂，缓图为是。

五、十药浅识

1. 桂枝

桂枝味辛、甘，性温。温阳散寒，通经脉，兴心阳，降冲逆。外可宣阳解肌而调营卫，内则安中散寒而和脏腑。

桂枝性温，不热不燥，一团和气，安内攘外。安内不滞，攘外不悍。"是领导辛甘化阳之上品良剂"（吴佩衡语录）。

桂枝用于表证的解肌作用，是以宣卫阳、通津液，以漐漐然的"药汗"形式，解除风寒之"卫强"的翕翕发热，阵阵"病汗"出的症状。使营卫和谐，恶寒、恶风等症尽除。所以"桂枝不是发表药，更不是发汗药，而是强心化阳生热之药"（吴佩衡语录）。

桂枝用于里证的居中安内作用，是通经脉而除痹阻；兴心阳而宁心定志；散寒平冲而降浊止逆；通卫行津而和调脏腑。

"桂枝应用甚广，是温肝、强心、通经络、散寒、解肌表之上品良剂"（吴佩衡语录）。

桂枝的解肌作用，如：桂枝汤，桂枝加葛根汤。

桂枝的兴心阳作用，如：桂枝甘草汤，桂枝甘草龙骨牡蛎汤。

桂枝的平冲降逆作用，如：桂枝加桂汤，茯苓桂枝甘草大枣汤。

桂枝的通经作用，如：桂枝新加汤，当归四逆汤。

桂枝的建中作用，如：小建中汤，桂枝人参汤。

桂枝以枝条细，皮色赤润，气味甘醇者佳，若桂枝尖者尤佳。有云桂枝去皮者，非是除桂枝之皮也，乃指桂枝中粗老枝条，皮脱已成皮、骨混杂者去之也。

凡以桂枝为发挥重要作用的方剂，不宜久煎。以桂枝汤为例，水浸润饮片略软即可煎煮，沸水后文火续煮20分钟即可。以仲师"微火煮取"为训，可知其煎煮

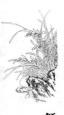

的火力及时间是有要求的。

桂枝使用的禁忌，仲师亦有明训：衄家、汗家、亡血家及酒客不宜用桂枝。凡阴血不足，津液亏虚者是不宜使用的。

【文献摘录】

（1）"牡桂气味辛温无毒。主上气咳逆，结气喉痹，吐吸。利关节，补中益气，久服通神，轻身不老。"（《神农本草经》）

（2）"桂枝味甘、辛，气香，性温，入足厥阴肝、足太阳膀胱经。入肝家而行血分，走经络而达营郁，善解风邪，最调木气，升清阳脱陷，降浊阴冲逆，舒筋之急挛，利关节之壅阴，入肝胆而散遏郁，极止痛楚，通经络而痹涩，甚去湿寒，能止奔豚，更安惊悸。"（《黄元御医学全书·长沙药解卷二》）

2. 麻黄

麻黄味辛、微苦，性温。发汗解表，宣肺平喘，行水消肿，透络散结。

麻黄的解表是峻开皮毛，以宣发肺气，温行津液而汗出的形式，开解寒束闭表而使卫气宣通。

表通促使里气和，肺气则肃降畅利，津液通和，水随气行，下输膀胱而通调水道。

表解，营卫和，肺气宣肃而朝百脉，经络和利而津血行，气血和顺而郁散瘀消。

麻黄配桂枝才能有效地发挥其发汗解表功效。如：麻黄汤，葛根汤。

方药心悟篇

麻黄配杏仁，不在止咳平喘，旨在开解皮毛、疏肌透络、布津行水。如：麻黄杏仁薏苡甘草汤，麻黄汤。

麻黄配白术（苍术），以肃降肺气而助术行水化浊，下趋水道。如：麻黄加术汤。

麻黄配石膏，不主在清里热，是以宣发肌表卫阳之遏势，越出肌腠之热郁。如：越婢汤，麻黄杏仁甘草石膏汤。

麻黄配散结消瘀之品，是借其透达散结之力而消瘀散肿。如：阳和汤。

麻黄先煎去上沫者，以缓其升发燥烈之性，使之用其长而缓其性，力求平和也。

易汗出者，易心悸者，体弱久虚者，用时应慎，或注意监制麻黄的配伍。

【文献摘录】

（1）"麻黄气味苦温无毒，主中风伤寒，头痛，温疟，发表出汗，去邪热气，止咳逆上气，除寒热，破癥坚积聚。"（《神农本草经》）

（2）"麻黄味苦、辛，气温，入手太阴肺、足太阳膀胱经。入肺家而行气分，开毛孔而达皮部，善泻卫郁，专发寒邪，治风湿之身痛，疗寒湿之脚肿，风水可驱，溢饮能散，消咳逆肺胀，解惊悸心忡。"（《黄元御医学全书·长沙药解卷二》）

3. 柴胡

柴胡味苦、辛，性凉。升阳散热，疏利枢机，透达表里，利胆散结。

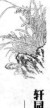

柴胡味辛主升，升者兴阳以解少阳之郁困。阳郁不宣，滞而生热，辛凉散发之。

辛者主升主散，苦者降泄也。有升有降，疏利气机上升下达；有散有泄，透发向表，宣达通里，气机出入有序。

升散者，宜胆气升发而生机活泼；疏利者，宜枢机条达而散郁散结。

柴胡之升阳散热者，如：升阳散火汤，升阳益胃汤。

柴胡之疏利枢机者，如：小柴胡汤，柴胡桂枝汤。

柴胡之透达表里者，如：大柴胡汤，柴胡加龙骨牡蛎汤。

柴胡之散郁散结者，如：柴胡桂枝干姜汤，四逆散。

药物的配伍不同、剂量的大小有异，是为偏注取向柴胡功效的专一发挥。

因其柴胡有辛燥升散之性，故其用量大时，宜去滓再煎，以缓和药性，取其和缓解之之意。如大柴胡汤、小柴胡汤，柴胡桂枝干姜汤。

有云柴胡劫肝阴者。余意为：凡辛燥升散之药多不同程度地有伤损阴津之弊，非独柴胡也。

（1）柴胡用之得当，无此弊。

（2）本宜小剂量者而孟浪用之，焉有不败。

（3）本已阴津不足而反用之，伤津已在其中。

（4）凡此，非柴胡之劫，乃医者之过也。

（1）"柴胡气味苦平无毒。主心腹肠胃中结气，饮食积聚，寒热邪气，推陈致新。久服轻身明目益精。"（《神农本草经》）

（2）"柴胡味苦，微寒，入足少阳胆经。清胆经之郁火，泻心家之烦热，行经于表里阴阳之间，奏效于寒热往来之会，上头目而止眩晕，下胸胁而消硬满，口苦咽干最效，眼红耳热甚灵，降胆胃之逆，升肝脾之陷，胃口痞痛之良剂，血室郁热之神丹。"（《黄元御医学全书·长沙药解卷二》）

（3）柴胡"气味轻清微苦微辛，开郁散结，清热引风。凡风热混合之痰，或留于肌腠，或留于膜原，在半阴半阳、半表半里之间，引之分之意也。"（《卢氏药物配合阐述》）

4. 葛根

葛根味甘辛，性凉。升阳宣透，清热生津，通经除痹。

葛根味辛，辛者升发，宣散卫阳，透发肌热。用于邪郁肌表，身热或见疹痒之疾，升麻葛根汤是也。辛散宣通经输，经脉通利而肌强拘紧痛症除，葛根汤是也。

葛根味甘性凉，凉者清热，甘者生津。用于热邪内郁，趋于伤津，症见痢、渴之疾者，葛根黄芩黄连汤是也。用于生津养阴，气阴不足者，清暑益气汤是也。

葛根以"粉葛"者为佳，以其气华丰满故也。"粉葛"者生津尤佳，"柴葛"者清热见功。

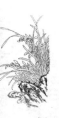

《本经》云，葛根起阴气者，即清宣热邪，生津养阴之谓也。起者，启发、升起也。阴者，阴津也。

葛根用量大，宜先煎去上沫，再纳诸药，是祛其浊气，"取清扬发腠理之义"（柯韵伯语录）。若用量小者，则不必先煎，见东垣先生用方便知。

【文献摘录】

（1）"葛根气味甘辛平无毒。主消渴，身大热呕吐，诸痹，起阴气，解诸毒。"（《神农本草经》）

（2）"葛根味甘辛，性凉，入足阳明胃经。解经气之壅遏，清胃腑之燥热，达郁迫而止利，降冲逆而定喘。"（《黄元御医学全书·长沙药解卷二》）

（3）葛根，"气味苦微辛，阴中之阳也。行胃气，外通肌腠，更能达皮毛，下降大肠，有升降之能"（《卢氏药物配合阐述》）。

5. 白芍

白芍味苦，性凉。疏达阴滞，缓急除痹，清热护津。

白芍味苦，苦者主泄。此泄者非泄下也，乃疏泄条达之谓。通理经脉，除散血痹，破坚积疝瘕。如当归芍药散、桂枝茯苓丸是也。

阴滞者，阴郁之滞也。阴郁者，津血之滞积尚未成痹阻之势也，故多不显现阳性形症。

阴郁之滞得疏，经脉柔和畅利，故又可缓急止痛。如芍药甘草汤、小建中汤是也。

又因性凉，凉者清热。清者，可益阴缓急又可护

现

竖排文字：方药心悟篇

津制燥，故可主邪气腹痛、寒热。如四逆散、枳实芍药散、黄芩汤是也。

【文献摘录】

（1）"芍药气味苦无毒，主邪气腹痛，除血痹，破坚积寒热疝瘕，止痛，利小便，益气。"（《神农本草经》）

（2）芍药，"木火之精，春夏之交而华，微苦气平，通心通肝，疏木郁而心畅，火明而心安。引肝胆之木精交于膻中。解肝脾之滞郁，协和气机，使气血交流，瘀血可消。调肝木之生，调润肝胆，使筋络与冲带相通，意期冲任恢复原状"（《卢氏药物配合阐述》）。

（3）"芍药味酸，微苦、微寒，入足厥阴肝、足少阳胆经。入肝家而清风，走胆腑而泻热，善调心中烦悸，最消腹里痛满，散胸胁之痞热，伸腿足之挛急，吐衄悉瘳，崩漏胥断。泄痢与淋带皆灵，痔漏共瘰疬并效。"（《黄元御医学全书·长沙药解卷二》）

6. 干姜

干姜味辛，性热。温阳散寒，暖中化饮，降逆祛秽。

干姜味辛者主散，驱散寒邪。性热，助阳增温之用。如干姜附子汤、四逆辈等。

干姜性热，主暖中阳，固守不走，温阳散凝而化痰化饮为功。如甘草干姜汤、甘姜苓术汤。

热者温阳，阳兴阴逆自降，秽浊亦荡涤无遗。如半夏干姜散、干姜人参半夏丸。

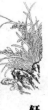

干姜炒至表面微黑为炮干姜，性较干姜缓和兼有止血之力；生姜者主于升发，解表和胃降逆见功。

【文献摘录】

（1）"干姜气味辛温无毒。主胸满咳逆上气，温中，止血，出汗，逐风湿痹，肠澼下痢，生者尤良。"（《神农本草经》）

（2）"干姜味辛，性温，入足阳明胃、足太阴脾、足厥阴肝、手太阴肺经。燥湿温中，行郁降浊，补益火土，消纳饮食，暖脾胃而温手足，调阴阳而定呕吐，下冲逆而平咳嗽，提脱陷而止滑泄。"（《黄元御医学全书·长沙药解卷一》）

7. 甘草

甘草味甘，性平。安中益气，伏火助阳，养阴缓急，和药解毒。

甘草甘平，甘者悦脾益中。平者，居中不偏，悦脾即能益气，居安中州，怡养四旁。

配温阳药，以甘益阴而敛阳，伏火温蕴而不燥。如四逆汤、甘草干姜汤。

伍清热药，以甘平化阴，清热生津育阴而不滞。如炙甘草汤、麦门冬汤。

合方诸药，以甘平调和诸药共奏其效。伍以苦伐药物既能缓和其悍劣之性，又可矫正药味利于下咽。配入某些毒性药物，则减缓其毒性作用，增加疗效而安中护胃。

甘草炙用偏于补益，生用偏于清润生津。

方药心悟篇

"十八反"中，甘草反海藻、甘遂、大戟、芫花，处方用药当慎。

病痰湿、水饮重者，或欲通腑泄下者，宜少用或不用。

【文献摘录】

（1）"甘草气味甘平无毒。主五脏六腑，寒热邪气，坚筋骨，长肌肉，倍气力，金疮肿解毒，久服轻身延年。"（《神农本草经》）

（2）"甘草味甘，气平，性缓，入足太阴脾、足阳明胃经。备冲和之正味，秉淳厚之良资，入金木两家之界，归水火二气之间，培植中州，养育四旁，交媾精神之妙药，调济气血之灵丹。"（《黄元御医学全书·长沙药解卷一》）

（3）甘草，"气味甘、平、无毒，健脾崇土，通四旁达四末，内通脏腑气血，外达肌腠经络。能通阴达阳，能引阳入阴，能起阴交阳，有缓和之能使，导药归上归下，归中更能守中，强助运化之气机，引阳药到阴分，引阴药到浊窍。

"气味冲和，阴阳各半，顺五行之性而传变，转六合之枢而平衡。与辛相合，则化阴为阳，与苦相合，能转阳为阴，能使内外一体，上下相应，燥者不燥，寒者不寒。"（《卢氏药物配合阐述》）

8. 附子

附子味辛，性热，有毒。回阳救逆固脱，温下元补命门，通阳散寒除痹。

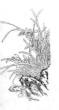

附子辛热，辛能通散，通阳散寒是也；热可温阳，暖下元，补命门之火。如附子汤、天雄散。

寒极阳衰，阳脱欲绝，肢厥逆冷者，欲固阳救脱挽逆流之舟，非附子莫属。如四逆汤、干姜附子汤、通脉四逆汤。故陈修园先生有云："附子味辛气温，火性迅发，无所不到，故为回阳救逆第一品药。"

阳虚水寒，浊水泛逆者，非用附子莫能镇妖除水。如真武汤、茯苓四逆汤。

阳虚气不化津者，非有附子不能蒸腾，汽升化津生液。如桂枝加附子汤、芍药甘草附子汤。

寒凝冷痼，肢体痹痛者，必以附子峻开逐寒。如桂枝芍药知母汤、甘草附子汤。

峻破寒凝，回阳固脱，生附子效速；温下元，暖阳生津，熟附子为佳。生附子毒大、性悍猛不宜用。正如吴绶先生所云："附子禀雄壮之质，有斩关夺将之气，能引气药通行十二经，以追复散失之元阳，能引补血药入血分，以滋不足之真阴；引发散药开腠理，以驱逐在表之风寒；引温暖药达下焦，以驱逐在里之寒湿。"（《吴佩衡医案》）可谓言之掷地有声矣。

附子入煎剂应单味久煎为宜，久煎之为减毒增效也。煎煮时间因用药目的、附子用量、附子品质，以及病者体质等不同而异。

【文献摘录】

（1）"附子气味辛温有大毒。主风寒，咳逆，邪气，温中，金疮，破癥坚，积聚，血瘕，寒湿，痿躄，拘挛，膝痛不能行步。"（《神农本草经》）

方药心悟篇

（2）附子，"大辛大温大毒，至刚至烈，且刚中有柔，能内能外，能上能下，为药品中最大一个英雄也。以之治人，人健而身轻；以之治国，人和而国泰；以之治天下，而亿万年皆成盛世也。

"得食盐（咸能软坚，水精积聚而成）是柔能克刚，化燥烈之气为纯正之气，又为水火交互之用，引邪外出，正即归根，刚柔交合，阴阳协调。"（《卢氏药物配合阐述》）

（3）"附子味辛、咸、苦，温，入足太阴脾、足少阴肾经。暖水燥土，泻湿除寒，走中宫而温脾，入下焦而暖肾，补垂绝之火种，续将断之阳根，治手足厥冷，开脏腑阴滞，定腰腹之疼痛，舒踝膝之挛拘，通经脉之寒瘀，消疝瘕之冷结，降浊阴逆上，能回哕噫，提清阳下陷，善止胀满。"（《黄元御医学全书·长沙药解卷二》）

9. 大黄

大黄味苦，性寒。通腑泄下，攻积祛瘀，清热解毒。

大黄味苦，苦主泄。此泄，乃泄下也。通阳明，荡胃肠，涤有形污垢腐浊。如承气汤、桃核承气汤。

大黄性寒，寒者，彻热也。清解热邪，峻破热聚之毒，逐无形热壅之猖势。如大黄黄连泻心汤、大黄甘草汤。

大黄苦泄，可散瘀血，若取攻逐，量大煎剂荡下之势迅猛。如抵当汤、大黄牡丹皮汤。意欲缓图，量小煎

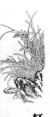

轩园医耘录
——医案得失与方药心悟

剂或为丸、散，蚕食见功。如大黄䗪虫丸、抵当丸。

攻积泄热求速者，大黄宜生用或后下；消瘀散结缓图者，大黄用熟者或入药同煎。

【文献摘录】

（1）"大黄气味苦寒无毒。主下瘀血，血闭，寒热，破癥瘕积聚，留饮宿食，荡涤肠胃，推陈致新，通利水谷，调中化食，安和五脏。"（《神农本草经》）

（2）"大黄味苦，性寒，入足阳明胃、足太阴脾、足厥阴肝经。泻热行瘀，决壅开塞，下阳明之燥结，除太阴之湿蒸，通经脉而破癥瘕，消痈疽而排脓血。"（《黄元御医学全书·长沙药解卷二》）

10. 枳实

枳实味苦辛，性微寒。破积下气，疏滞除痞，清热散结。

枳实味苦辛，苦主泄，辛者能散。故能破解积滞，通利气机顺降。如大、小承气汤。疏理气机之郁滞即可祛除痞气之困束。如四逆散、枳术丸。

枳实性微寒，故可清解郁热之壅，以散结疏滞。如枳实芍药散、枳实薤白桂枝汤。

【文献摘录】

（1）"枳实气味苦寒无毒，主大风在皮肤中，如麻豆苦痒，除寒热结，止痢，长肌肉，利五脏，益气。"（《神农本草经》）

（2）"枳实味苦、酸、辛，性寒，入足阳明胃经。泻痞满而去湿，消陈宿而还清。"（《黄元御医学全

书·长沙药解卷一》)

（3）枳实，"气坚实满，微辛微苦，开膈行气，降逆气，破坚凝消痞满"（《卢氏药物配合阐述》）。

六、剂量刍议

方剂是由众多药物按不同剂量组合而成的。由于方剂的组织相对不变，便形成了古今传承的诸多方剂。这主要是用于学习记忆和学术交流，但是在实际的临证中，往往对使用的方剂做些相应的调整，为的是使方剂的功效充分针对病机而已。一般说来，对方剂药物组成的调整，称作"方剂加减"；对方剂药物剂量的调整，称作"方剂进退"。现多统称"加减"习以为常了。

（一）

方剂的功效是众多药物配伍协同作用的结果。而方剂最佳功效的发挥，却是药物剂量的配伍比例的妙不可言。故有云：方剂之秘在于剂量。此其秘非仅药物剂量秘而不宣，亦含剂量比例奥秘不言。

那么，方剂的剂量究竟多少为宜呢？其实回答是很简单的。能够使方剂发挥最佳功效的剂量便是适宜的。但是具体到临证处方时却又是很难的，尤其是面临各自不同的病者，不同的病证、病症、病程等诸多不可预见的因素，要想调整好处方，使方剂最大限度地发挥

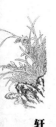

轩园医耘录
——医案得失与方药心悟

功效，真是难上加难。非博学多识，"铁杵磨针"不易为之。

那么如何调整方剂的适宜剂量呢？这就是要用心学习《方剂学》，潜心学习经典方剂（统称经方），虚心学习经验良方。不断地在临证中反复摸索，验证方剂剂量的适宜量。当然，在学习、摸索的过程中，也需要有一个参考剂量为依据，这就是教科书、药典所规定的剂量，也可称作常规量。

我们确立了常规量，也就容易认同方剂的剂量大与小。笔者愚见：理论上，方剂的剂量超出常规量的上限为大剂量；低于常规量的下限为小剂量。临证时，医者往往会在常规量的基础上，变通为浮动的经验量作为处方使用。不知这样认识是否牵强，姑且谓之，有待匡正。

问题又出来了。近代方剂，一般时方剂量较容易掌握使用。经典方剂的剂量，则甚是不易掌握使用。这不仅仅是个古今度量衡不对等的问题，而且还涉及诸多复杂的因素。

在度量衡研究没有出现较为公认的折算数值的年代，人们习惯沿用明、清以来的数值。即汉代一两为今一钱（3g），后又云二钱（6g）、三钱（9g）者不一。于是带来了方剂古、今剂量折算的困惑，因而也影响了经典方剂的学习、使用、研究、创新等工作的进展。

（二）

近年，上海的柯雪帆教授研究得出：汉代一两为今 15.625g 的古今度量衡折算数值，有待公允。如此算来，汉代方剂的剂量（后简称"汉量"）折半即可为今量。那么，今后使用经方是否按原剂量折半计算即可呢？对这个问题还应从多个方面考量，方可认识得较为全面些。

在教科书、药典尚未认可上述折算数值的情况下，轻易倡之，应该是不合法典的，这是常理。少数医家学验博硕，临证中反复用汉量，甚或超汉量地使用某些药物，且取得令人瞩目的成绩。这也是在一个方面表现出中医药界"实践出真知""学术争鸣"的活泼氛围。

近来，有医者提出回归汉量。更有意思的是，似乎在以方剂的剂量大小论英雄。好像回归汉量可更好地传承经典一样，这应该不是一码事。曾有谓中医的知识越古老越好，这不可一概而论。时代向前进，事物在发展，这是规律。之所以认为中医知识越古老越好，是因为我们没有很好地完整地传承下来，所以也就没有较多的实质性突破或创新性发展，仍在古老的知识圈里逗留。这不能怪我们近代医家无能，因为这不仅是个学术传承问题，还有它的历史原因，更有政治、哲学、教育的问题。

因此引起一系列反思：现今使用经方，究竟有无必要用汉量或折半量呢？

自汉代以后，历代医家使用经方者，大多也没有按汉量或其折半计算使用，同样也取得可嘉的效果（文献资料可查）。现今医者，大多恪守教科书、药典的常规量使用经方，也取得满意的效果。那么，这就有商讨的

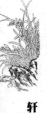

余地了。

若汉代方剂，按原量折半计算，全面提高药物剂量。那么，唐、宋至清的时方的药物剂量，现今又大多原量使用，也取得同样不菲的成绩，这是否也应成为认真讨论的课题？若如此这般地经方汉量折半而时方原量使用。岂不形成经方、时方，药物同用现今药材，药物剂量却天壤之别，同时用于现今的病证，又同样取得可信的效果？这不能不引起我们的思考。当然，经方的药物配伍相对严密、精练，功效靶向较为集中。而时方的药物组织相对庞繁，功效靶向此较宽泛。这恐怕与药物剂量的差别也有一定的关联。

是否可这样认为：方剂的剂量大小不应是方剂功效良否的唯一指标。当然，药物的剂量在方剂功效上的作用不容否认。但更重要的是药物剂量的配伍比例。如针对病机，对同一首方剂中的某味（或几味）药物，改变其剂量配伍比例，则方剂的功效明显改变（这在经方使用中表现得尤为突出）。所以，为了提高疗效，我们不能仅机械地提高药物的剂量，应根据辨证调整剂量比例。再者，要判断方剂的疗效良否，除了方剂自身因素，还有诸多的不可预见因素（如煎服法、服药将息、饮食禁忌等），虽不是主导的，但也是不容忽视的。

（三）

暂且不论方剂的剂量大与小孰为良。从以下几个方面思考，可略知古、今剂量差别原因之一二。

第一，古今人们的体质、体能是不同的。

方药心悟篇

看一下博物馆展出的冷兵器都重在几十斤。今天的人们有几个能玩得起来，可是我们的先祖们，却能手持兵器，策马扬鞭奋战沙场。可以想象得出他们人高马大，体硕力壮，是今天的人们无法比拟的。古今人们的生活环境、饮食水平、卫生条件等差别也是巨大的。可想而知，亦就形成了古、今人们在体质、体能诸方面的巨大差别。

我们知道，人类的进化是由低俗向高雅不断进行的。由于劳动、生活等环境的不断改善，人们的体质、体能亦从粗壮、耐劳不断进化为体美、安逸。不言而喻，人们的耐疲劳、耐治疗、耐药等程度也在不断地下降（从近几十年疾病谱的变化，可见一斑）。

第二，古今药材的品质、修治、炮制等方面不尽相同。

古时药材多为天然野生的，气华较为丰满，其有效成分含量亦较高。近代的药材大多人工栽培，由于生长的土壤、环境、年限满足不了药材的生长需要（更有"拔苗助长"的情形），其有效成分含量相对下降。但是由于环境污染、人工施肥、农药除虫等不利因素的增加，其非药效的负面成分却上升，这是不争的事实。看一下蔬菜，大棚种植、露天栽培、天然野生三种不同生长条件所产生的同一种蔬菜。我们用简单的"口尝"办法就可得知其大不相同，何况再经先进的理化检测，那就更明白了。

汉代的修治工具简陋，常以"㕮咀"办法将药材破碎。而我们今天则按一定的规制切成饮片。以这样的修

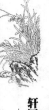

治差别，对于等量的药物用相同的煎煮法及时间，其滤出的有效成分应该是有区别的。

中药的炮制，在汉代以前是粗简的（从㕮咀法就可见一斑），大多生用其药。唐宋以后则逐渐形成较规范的炮制工艺。药物按不同功用采取不同的炮制，与生用的药物的功效是有区别的。

第三，古、今药物的煎服法亦不尽相同。

汉代一剂中药水煎一次（当然，煎煮时间及要求亦因治疗目的不同而要求不同），即滤出药液，分为日三服或日再服甚或顿服等不同服法。而我们今天的煎服法，是一剂中药水煎两次（虽然第二次的滤出液较前次逊色，但也有一定量的有效成分），混合其两次滤出液，分为日三服或日再服。不容否认，古、今不同的煎服法，所得到的药效亦不尽相同。

通过一定的温度、时间才可能充分滤出药物有效成分。药物剂量与水量，煎煮器皿及其容量等关联的问题与药效的滤出率，同样是存在一定关系的，也是应考虑在内的因素。

那么可以这样认为：同剂量的方剂，采用古今不同的煎煮法，所得到的有效成分是不相同的。进一步假设：汉量折半的㕮咀等法的药物，煎煮一次，比对现代等量药物，煎煮两次，所滤其的有效成分，可否认为折半的剂量再折半呢？回答如果尚可，这个折算数值有望接近于常规量的上限甚或为浮动的经验量。

以上诸如此类的可比及不可比的因素，基本可以看作古、今方剂的剂量相差悬殊的不容忽视的因素。如此

方药心悟篇

看来，教科书、药典所规定的方剂药物剂量，作为常规量使用是较适宜的。临证中，依据病证变化做一些经验量的浮动调整，应看作因证制宜，既符合中医辨证论治的原则性，又体现其灵活性。

至于回归汉量或超汉量发挥式地处方用药，不宜倡之。抛除药物剂量过大的风险不论，仅因药物剂量的提高就会增加患者的经济负担。当然，特殊的必用的病证需大剂量的，另当别论。

方剂的药物剂量调整，确实是一门深奥的学问。很难从几个方面进行说明，因为中药组方本身既有药物配伍，又有剂量比例，所以药物的七情变化，所产生的功效神妙莫测。限于笔者才疏学浅，文中错误实属难免，还望医家不吝赐教。

跋

是书名曰"轩园"者，盖有说焉。

胶东名医刘凤吉先生（字竹轩，1880—1953），系余之先父赵孟蕡先生（字蕡园，1917—1992）之授业恩师。二位先生早年悬壶东北三省，晚年返里，造福乡梓，胶东地域，医名有声，生前均有医著，尚未面世。

余之家母宋振家先生（1928—），先为教书育人，后习医临床，中医妇科颇有声名。退休赋闲，已望米寿之尊。是书成稿，思索命名。一日，家母云，书成当有怀恩。灵机一动，敬录二位先生之字讳名之。

怀祖德，秉父志，医道耘作耳。或可有云"钓誉"之巧，但却绝无"扯旗"之嫌。见仁见智而已，是之为记。

赵学道谨记

2015 年 12 月 9 日

参考文献

[1] 中国中医研究院广州中医学院.中医大辞典 [M].北京：人民卫生出版社，1995

[2] 冯世纶.经方传真 [M].北京：中国中医药出版社，1994

[3] 范中林医案整理小组.范中林六经辩证医案选 [M].沈阳：辽宁科学技术出版社，1984

[4] 王子接.绛雪园古方选注 [M].上海：上海科学技术出版社，1982

[5] 柯琴.伤寒来苏集 [M].上海：上海科学技术出版社，1978

[6] 曹颖甫.经方实验录 [M].上海：上海科学技术出版社，1979

[7] 刘渡舟.新编伤寒论类方 [M].太原：山西人民出版社，1984

[8] 南京中医学院伤寒教研组.伤寒论译释·上册 [M].上海：上海科技技术出版社，1980

[9] 尤在泾.金匮要略心典 [M].上海：上海人民出版社，1975

[10] 尤在泾.伤寒贯珠集 [M].上海：上海科学技术出版社，1978

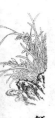

轩园医耘录
——医案得失与方药心悟

[11] 张锡纯.医学衷中参西录 [M].石家庄：河北人民出版社，1977

[12] 陈修园.金匮方歌括 [M].上海：上海科学技术出版社，1980

[13] 陈修园.长沙方歌括 [M].上海：上海科学技术出版社，1982

[14] 张有俊，张葆萱等.经方临证集要 [M].石家庄：河北人民出版社，1983

[15] 卢崇汉.扶阳讲记 [M].北京：中国中医药出版社，2010

[16] 中国中医研究院.岳美中医案集 [M].北京：人民卫生出版社，1978

[17] 南京中医学院伤寒教研组.伤寒论译释·下册 [M].上海：上海科学技术出版社，1980

[18] 彭子益.圆运动的古中医学 [M] 北京：中国中医药出版社，2010

[19] 谭日强.金匮要略浅述 [M].北京：人民卫生出版社，1980

[20] 湖南省中医药研究所.《脾胃论》注释 [M].北京：人民卫生出版社，1976

[21] 北京中医学院中药方剂教研组.汤头歌诀白话解 [M].北京：人民卫生出版社，1986

[22] 许济群.方剂学 [M].上海：上海科学技术出版社，1988

[23] 许叔微.普济本事方 [M].上海：上海科学技术出版社，1978

[24] 孙洽熙.黄元御医学全书 [M].太原：山西科学技术出版社，2012

[25] 卢崇汉.卢氏药物配合阐述 [M].上海：上海科学技术文献出版社，2012

[26] 吴佩衡.吴佩衡医案 [M].北京：人民军医出版社，2009